KOMPENDIUM

DER

PSYCHIATRIE

FÜR

STUDIERENDE UND ÄRZTE

VON

DR. MED. OTTO DORNBLÜTH

NERVENARZT IN FRANKFURT A. M.

ZWEITE VÖLLIG UMGEARBEITETE AUFLAGE

MIT ZAHLREICHEN ABBILDUNGEN

LEIPZIG

VERLAG VON VEIT & COMP.

1904

Vorwort.

Die Psychiatrie beginnt, die ihr zukommende Stellung in der Ausbildung des Arztes einzunehmen. Der Besuch der psychiatrischen Klinik ist nunmehr für die Studierenden verbindlich geworden, und der § 45 der Prüfungsordnung vom 28. Mai 1901 bestimmt: „Die Prüfung in der Irrenheilkunde wird von einem Examinator in der Irrenabteilung eines größeren Krankenhauses oder in einer Universitätsklinik abgehalten und ist an einem Tage zu erledigen. In Gegenwart des Examinators hat der Kandidat einen Geisteskranken zu untersuchen, die Anamnese, Diagnose und Prognose des Falles sowie den Heilplan festzustellen, den Befund sofort in ein vom Examinator gegenzuzeichnendes Protokoll aufzunehmen und hierauf in einer mündlichen Prüfung auch an anderen Kranken nachzuweisen, daß er die für den praktischen Arzt erforderlichen Kenntnisse in der Irrenheilkunde besitzt.“

Nachdem so von den angehenden Ärzten das Studium der Psychiatrie verlangt wird, werden sich auch die Praktiker dieser Aufgabe nicht mehr entziehen können, wenn sie nicht zurückbleiben wollen. Es ist leider nicht zu bestreiten, daß zahlreiche Geisteskranke die Aussicht auf Heilung verlieren, ihre Familie schädigen oder durch Selbstmord enden, weil der befragte Arzt den Zustand unrichtig beurteilte und nicht die richtigen Mittel vorschlug. Es ist ferner nicht zu verkennen, daß das ärztliche Ansehen manchen Stoß bekommen hat, weil Ärzte vor Gericht oder in der Praxis verkehrte Urteile über krankhafte oder gesunde Geisteszustände abgegeben haben. Dazu kommt noch, daß ein richtiges Urteil über die zahllosen Grenzzustände und über die so verbreiteten Neurosen mit ihren psychischen Eigentümlichkeiten nur durch psychiatrische Vorbildung gewonnen werden kann.

Um die Art Geisteskranker und den ärztlichen Verkehr mit ihnen kennen zu lernen, ist der Besuch der psychiatrischen Klinik unentbehrlich; ein gesichertes Urteil für den einzelnen Fall läßt sich aber nur durch das Studium eines systematischen Lehrbuches gewinnen. Daß dazu ein kurzes Buch mit knappen und klaren Schilderungen oft besser ist als ein umfangreiches Lehrbuch, das die feinsten spezialistischen Beobachtungen wiedergibt, dürfte unbestreitbar sein. In der ausführlichen Behandlung der für die Praxis so wichtigen Grenzzustände sowohl, wie in einer auf die ärztliche Praxis berechneten Darstellung der Therapie sucht unser Buch den Ansprüchen des Arztes besonders gerecht zu werden.

Frankfurt a/M., Januar 1904.
Bockenheimer Anlage 2. O. D.

Inhalt.

Erstes Buch.

Allgemeine Psychiatrie.

I. Einleitung.

Unter Psychiatrie versteht man die Lehre von den Geisteskrankheiten und ihrer Behandlung. Sie ist im Grunde ein Teil der inneren Medizin, denn die geistigen Vorgänge und ihre Störungen sind an ein Organ des Körpers, an das Gehirn, ebenso gebunden wie die wesentlich durch körperliche Zeichen sich äußernden Gehirnkrankheiten im engeren Sinne. Die Geisteskrankheiten nehmen aber insofern praktisch eine andere Stellung ein, als ihre Äußerungen sich vorzugsweise auf psychischem Gebiet abspielen, also nicht den gewöhnlichen Methoden der inneren Medizin zugänglich sind, und ferner dadurch, daß ihre Behandlung in vielen Fällen gerade wegen der Störung des geistigen Lebens ganz andere Vorkehrungen und die Trennung von den körperlich Kranken erfordert. Trotzdem muß die wissenschaftliche und menschliche Auffassung der Geistesstörungen streng daran festhalten, daß es sich dabei um Krankheiten handelt, die sich im Wesen nicht von anderen, körperlich greifbaren Leiden unterscheiden.

Nach den gehirnphysiologischen Erfahrungen der letzten Jahrzehnte kann es keinem Zweifel unterliegen, daß die geistigen Vorgänge besonders an Teile und Veränderungen der Großhirnrinde gebunden sind. Insbesondere ist anzunehmen, daß die Hinterhauptwindungen der Gesichtswahrnehmung, die Schläfenwindungen der Gehörswahrnehmung, die Zentralwindungen und die Scheitellappen den Bewegungsvorstellungen

(Erinnerungsbildern der Bewegungs-, Haut- und Muskelgefühle und ihrer Lokalisation) als Sitz dienen. Geschmack und Geruch, die für die geistigen Vorgänge von geringerer Bedeutung sind, verknüpfen sich mit Rindenfeldern der Gehirnbasis. Unzählige Assoziationsfasern verknüpfen die verschiedenen Gebiete und Schichten zu einem gemeinsamen Wirken als Organ der geistigen Vorgänge.

Von großer Wichtigkeit für die Theorie der normalen und der krankhaften Geistestätigkeiten ist jedenfalls das Sprachzentrum und seine Beschaffenheit, da sicher die meisten Menschen in Sprachvorstellungen denken. Hier gilt aber ganz besonders, was für die gesamte materielle Erklärung des Denkens und seiner Störungen nie außer acht gelassen werden sollte, daß es sich dabei immer nur um Theorien handelt, die bei aller Wahrscheinlichkeit und bei allem wissenschaftlichen Werte doch keine wirkliche Erklärung für das Beobachtete geben können. Die Psychiatrie als eine Wissenschaft bedarf dieser Aufstellungen und wird dadurch gefördert, die fortschreitende Erkenntnis der geistig kranken Menschen und ihrer Behandlung muß auch unabhängig davon durch klinische Beobachtung und durch reine Erfahrung herausgebildet werden.

Eine scharfe Grenze zwischen Geistesgesundheit und Geisteskrankheit gibt es ebensowenig wie zwischen den entsprechenden Körperzuständen. Wie niemals zwei Menschen körperlich völlig gleich sind, und wie kein Maß geschaffen werden kann, um jemand als körperlich normal zu erweisen, so sind auch bei möglichst gleicher geistiger Anlage und Ausbildung die größten Verschiedenheiten möglich. Was bei geistig Hochgebildeten als grobe Abweichung vom Normalen und als klaffende Lücke betrachtet werden muß, kann bei Ungebildeten als durchaus regelrecht erscheinen, und noch größer sind die Verschiedenheiten, wenn an Stelle des ruhigen Denkens die Affekte den Geist beherrschen. Man soll sich daher hüten, jede Abweichung von der bisherigen Erfahrung oder von dem Gewohnheitsbilde ohne weiteres als abnorm oder gar als krankhaft hinzustellen, auch wenn der erfahrene Beobachter geistiger Persönlichkeiten Anklänge an Krankhaftes wahrnimmt. Nur durch Mißbrauch solcher Beobachtungen wird man z. B. das Genie wegen seiner mannigfachen Eigentümlichkeiten dem Irren an die Seite stellen

In der Praxis ist eine willkürliche Trennung zwischen gesund und krank nicht zu entbehren; sie ist Sache der Erfahrung und des Taktes, also nicht durch bestimmte Regeln zu erlernen und daher dem Unkundigen nicht jedesmal als berechtigt nachzuweisen. Zu große Bestimmtheit in derartigen subjektiven Ansichten hat manchem Irrenarzte den nicht ganz irrigen Vorwurf zugezogen, sein Gebiet unrechtmäßig ausdehnen zu wollen. Mit gutem Grunde stellt daher die neuere Psychiatrie ein eigenes Gebiet der „Grenzzustände" auf.

II. Geschichtlicher Überblick.

Geistesstörungen sind zu allen Zeiten vorgekommen und beobachtet. Das Alte Testament berichtet sie von Saul und von Nebukadnezar, die griechischen Dichter erzählen ihr Vorkommen bei Ajax, Ödipus, Orestes, bei den Töchtern des Königs Proitos, die von Juno irrsinnig gemacht waren; die Skythen glaubten sich eines Tages in Weiber verwandelt. Im allgemeinen betrachtete man das Irresein als Folge göttlicher Strafen oder teuflischer Einwirkungen. Hippokrates, 460—377 v. Chr., leitet zuerst die Seelenstörungen aus körperlichen Ursachen her und bringt sie mit Krankheiten des Gehirns in Verbindung; bei ihm finden sich „Manie" und „Melancholie" als allgemeine Bezeichnungen für Irresein; seine Behandlung besteht in Diät, Gymnastik, kalten Übergießungen, Verabreichung von Alraunwurzel (Atropa Mandragora), Helleborus u. s. w. Asklepiades, Cälius Aurelianus, Celsus, Galenos u. A. beschreiben die einzelnen Formen des Irreseins genauer; Asklepiades erwähnt die psychische Behandlung und verwirft eingreifende Mittel, Celsus kennt die Halluzinationen und die Wahnvorstellungen, er wie Cälius Aurelianus legen Wert auf Individualisieren und auf psychische Therapie. Im Mittelalter gingen alle diese Errungenschaften verloren, die Irren galten als Besessene und wurden eingesperrt oder der Teufelsaustreibung unterworfen. Den größten Teil der Besessenen, die der Folter und dem Scheiterhaufen unterworfen wurden, bildeten übrigens nicht die eigentlichen Irren, sondern Kranke mit *grande hystérie*, wie sich aus den Protokollen der Hexenprozesse und aus gleichzeitigen Bildwerken ersehen läßt. Ruhige Geisteskranke wurden an manchen Orten in besonderen Anstalten untergebracht. Im 16. Jahrhundert tritt FELIX PLATTER, Professor in Basel, gegen die Einsperrung der Geisteskranken und für die psychische Behandlung auf, aber zu derselben Zeit herrscht noch weithin die grausame Verfolgung derjenigen Irren, die sich nach den abergläubischen Vorstellungen des Mittelalters in ihrem Wahn für Werwölfe halten. Erst das 18. Jahrhundert bringt große Fortschritte; 1751 wird in London die erste öffentliche Irrenanstalt errichtet, zahlreiche Privatanstalten, meist unter Schülern CULLENS (1712—1790), folgen nach; in Frankreich ertrotzt PINEL (1755—1826) unter persönlicher Gefahr vom Nationalkonvent im Jahre 1792 die Erlaubnis, die Irren von ihren Ketten und von dem Zusammenleben mit den Verbrechern zu befreien. ESQUIROL (1772—1840) wurde sein würdiger Nachfolger. Die Bestrebungen dieser erleuchteten Ärzte Englands und Frankreichs riefen auch in Deutschland eine neue Zeit in der Psychiatrie wach, REIL (1759—1813) und LANGERMANN (1768—1832) reformierten theoretisch und praktisch, und REILs Schüler HORN und CHR. FR. NASSE setzten das Werk im 19. Jahrhundert fort. Hervorragende Förderung erfuhr das humane Irrenwesen weiterhin durch FOVILLE, FALRET und MOREL in Frankreich, SCHRÖDER VAN DER KOLK in Holland und Belgien, CONOLLY, den Urheber des *no-restraint*-Systems, der Irrenbehandlung ohne Zwang, in England, DAMEROW, JACOBI, FLEMMING und besonders GRIESINGER (1817—1868) in Deutschland. Mit den Arbeiten dieser Männer wurde zugleich die rein psychologische Auffassung der Geisteskrankheiten (z. B. als Folge der Sünde, HEINROTH, oder als gewucherte Leidenschaften, IDELER) und die Behandlung der Irren durch Einschüchterung (LEURETS *Traitement moral*) endgültig zugunsten der modernen Anschauungen beseitigt.

Von den zuletzt genannten Irrenärzten ragt GRIESINGER am meisten in unsere Zeit hinein. Seine „Pathologie und Therapie der psychischen Krankheiten“ (4. Aufl. 1876) bildet die Grundlage der heutigen Lehren. Die wichtigsten neueren Lehrbücher sind:

v. KRAFFT-EBING, Lehrbuch der Psychiatrie. 7. Aufl. 1903.

KRAEPELIN, Psychiatrie. 7. Aufl. 1903. 2 Bände.
SCHÜLE, Klinische Psychiatrie. 3. Aufl. 1886.
ZIEHEN, Psychiatrie. 2. Aufl. 1902.
WERNICKE, Grundriß der Psychiatrie. 1894—96.
WEYGANDT, Atlas und Grundriß der Psychiatrie. 1902.
HOCHE, Handbuch der gerichtlichen Psychiatrie. 1901.
CRAMER, Lehrbuch der gerichtlichen Psychiatrie. 3. Aufl. 1903.
Vgl. ferner STÖRRING, Vorlesungen über Psychopathologie. 1901.

III. Ursachen der Geistesstörungen.

Bei den Geistesstörungen tritt es für den Arzt noch deutlicher als bei körperlichen Leiden hervor, daß er nicht mit der Krankheit, sondern mit dem kranken Menschen zu tun hat. Gerade dadurch ist die Psychiatrie für jeden Arzt unentbehrlich, daß sie ihn mehr als jedes andere Fach der Medizin darauf hinweist, ja ihn geradezu durch Zwang dazu bringt, in dem Kranken den ganzen Menschen zu studieren und bei der Behandlung jeden Augenblick sein gesamtes leibliches und geistiges Befinden zu berücksichtigen.

Auch bei der Erforschung der Ursachen des Irreseins ist diese Wahrheit unverkennbar. Wie alle Krankheiten, so stellen auch die des Geistes das Ergebnis äußerer Schädlichkeiten und innerer Anlage dar, wobei je nach dem Einzelfall der eine oder der andere Faktor überwiegt. Für die Geisteskrankheiten hat nun die Erfahrung die größere Wichtigkeit der inneren Ursachen, also der ganzen Anlage des betreffenden Menschen, erwiesen. Man stellt sie als persönliche und als allgemeine Veranlagung (Prädisposition) den äußeren Ursachen gegenüber, die ihrerseits geistig oder körperlich einwirken können.

1. Persönliche Veranlagung.

Die Anlage zu geistiger Erkrankung wird am meisten durch die Vererbung bestimmt. Am seltensten so, daß bestimmte

Krankheiten sich von den Eltern oder Vorfahren auf die Nachkommen übertragen, sondern meist in der Weise, daß die Nachkommen ein weniger widerstandsfähiges Gehirn oder Nervensystem auf die Welt mitbringen. In diesem Sinne überträgt sich erfahrungsgemäß eine Vererbung, besser eine erbliche Veranlagung auf die Nachkommen nicht nur von Geisteskranken, sondern auch von konstitutionell Nervenkranken (mit Epilepsie, Hysterie, Migräne, konstitutioneller Neurasthenie usw.), von Menschen mit auffallenden Charakteren, mit Neigung zu Verbrechen oder zu Selbstmord, und ebenso gefährdend für die geistige Widerstandskraft der Nachkommen sind Trunksucht und Syphilis der Vorfahren, letztere bis in die dritte Generation! Die Vererbung erfolgt entweder direkt von einem der Eltern, auch wenn bei ihnen die deutliche Störung usw. erst später ausbricht, oder mit Überspringung derselben von einem der Großeltern her. In letzterem Falle findet sich nicht selten eine der aufgezählten Abweichungen bei Geschwistern des Vaters oder der Mutter, als Hinweis darauf, daß die Anlage auch in dieser Generation vorhanden, aber durch irgendwelche Umstände nicht (oder noch nicht) zur Äußerung gekommen ist. So ist also bei der Aufnahme der Erblichkeitsverhältnisse eine Nachforschung auch über die Seitenverwandten wertvoll, wenn sie verständig ausgenützt wird.

Schädigend für die Erzeugten wirken außerdem Schwächezustände der Eltern zur Zeit der Zeugung, insbesondere zu großer Altersunterschied, zu jugendliches oder zu vorgerücktes Alter, chronische Krankheiten wie Diabetes usw., Tuberkulose, schlechter Ernährungszustand durch Not oder überstandene schwere Krankheiten u. dgl. mehr; ebenso erklärlicherweise auch Not, Kummer u. dgl. der Mutter während der Schwangerschaft. Ob die Blutsverwandtschaft der Eltern an sich schädlich wirkt, ist streitig, sicher ist sie doppelt gefährlich, wenn krankhafte Anlagen von beiden Seiten zusammenfließen, und bewirkt dann oft fortschreitende Entartung.

Jede der verschiedenen Abweichungen, die wir vorhin aufgeführt haben, kann bei den Nachkommen irgend eine Form der geistigen Störung, ebensowohl aber auch Nervenkrankheiten, verbrecherische, Trunk- und Selbstmordneigungen usw. hervorrufen. Man bezeichnet das als Transformation der Vererbung. Bei der gleichartigen Vererbung kehren die Krankheiten mit primären krankhaften Affekten (Manie, Melancholie) gern in derselben Form bei den Nachkommen wieder, ebenso wie die belastete Deszendenz von Kranken mit intellektuellen Psychosen (Paranoia) vorzugsweise an Paranoia erkrankt.

Die Wirkung der Vererbung, die sich bei etwa 40% der Geisteskranken nachweisen läßt, ist trotzdem keine zwingende. Auch das Kind zweier geisteskranker Eltern kann geistig gesund bleiben. Es kommt wohl darauf an, wieweit die Krankheit der Eltern als in der Konstitution liegend betrachtet werden muß, oder ob sie sich mehr als nicht vererbbare erworbene Schädigung darstellt. Durchsichtiger ist es, daß bei Gesundheit des Vaters und Abnormität der Mutter oder umgekehrt das Kind gesund bleiben kann, indem der Einfluß des gesunden Teils überwiegt. Im allgemeinen scheint der Einfluß des Vaters bei der Vererbung krankhafter Anlagen größer zu sein und besonders die Töchter zu bedrohen.

Die erbliche Anlage verrät sich bald gar nicht, bald in der verschiedensten Art. Ist sie erkennbar, so spricht man von erblicher Belastung, bei hohen Graden von erblicher Entartung, Degeneration. Zu den leichteren Formen gehören das nervöse Temperament (reizbare Schwäche in geistiger und körperlicher Beziehung, Disharmonie des Gemütslebens, krankhafte Depression oder Reizbarkeit, periodische Stimmungsschwankungen, Neigung zu Angst- und Zwangszuständen), die Neigung zu Trunk, Ausschweifungen, Sonderbarkeiten, zu den schwereren Erscheinungen die großen Neurosen, die sexuellen Perversionen, die ungleichen Begabungen, das Fehlen des moralischen Sinnes usw., das manisch-depressive Irresein und die Grenzzustände sowie das große Gebiet der Dementia praecox, ferner die Selbstmordneigung, die Idiotie und die Imbezillität. Die schwersten Formen führen durch soziale Wirkungen oder durch die körperliche Unfähigkeit zum Erlöschen der Familie und damit zum Aufhören der Vererbung.

Die erbliche Belastung pflegt sich auch durch körperliche Zeichen, sogenannte Degenerationszeichen, zu verraten, die zwar auch ohne geistige Zeichen der Belastung vorkommen, aber immerhin als Hinweis und im Verein mit den psychischen Äußerungen von Wert sind. Dazu gehören Asymmetrie des

Schädels oder Gesichts, auffallende Form des Schädels, fliehende Stirn, übermäßig starke Entwickelung des Oberkiefers oder des Unterkiefers, Vorspringen der Jochbeingegend, sehr unregelmäßige Zahnstellung, flacher oder zu stark gewölbter Gaumen, ungleich hohe Anheftung, henkelförmiges Abstehen, zu grobe Bildung der Ohrmuschel, Fehlen ihres Läppchens, ihres Randes u. dgl. m., allgemeines körperliches Zurückbleiben (Infantilismus), mangelhafte Haarbildung, abnorm späte Menstruation, Ungleichheit der Pupillen, Irisflecken, Kolobom, angeborener Nystagmus, essentieller Tremor usw.

Das Zustandekommen dieser körperlichen Zeichen ist ebenso wie das Wesen der erblichen Belastung noch ganz unklar. Von Theorien der letzteren wären die zu nennen, wonach die verminderte Widerstandsfähigkeit auf vererbter zu geringer Blutversorgung des Gehirns beruht, und eine zweite, wonach es sich um angeborene leichtere Erschöpfbarkeit der Zentralorgane handelt.

Neben der Vererbung ist von großem Einfluß auf die persönliche Veranlagung die Erziehung im weitesten Sinne. Man darf trotz aller Einwürfe annehmen, daß Erziehung und Gewöhnung gegen erbliche Anlagen oft im guten Sinne unendlich machtvoll sind. Leider wirken am häufigsten beide in schädlicher Richtung zusammen, weil die Erzeuger der krankhaften Anlage zugleich die Erzieher sind. Abnorme Eigenschaften der Erzieher gefährden vor allem durch planloses Wechseln zwischen Strenge und Nachgiebigkeit die Bildung eines ruhigen, gefestigten Charakters, sie unterwerfen schon das Kind, den werdenden Menschen, Affekten und Gemütsbewegungen, die ihm schädlich sind, und beeinträchtigen das Gleichmaß der Arbeit, das für die gesunde geistige Ausbildung unentbehrlich ist.

Sehr wichtig ist als Unterabteilung der Erziehung auch die körperliche Gewöhnung. Unzweckmäßige Ernährung, mangelnde Hautpflege, übermäßiges Warmhalten, ungenügender Schlaf schädigen die gesunde Entwicklung des Gehirns und des Nervensystems und untergraben damit die Widerstandsfähigkeit.

2. Allgemeine Veranlagung.

Ein allgemeiner Einfluß auf die Zunahme der Geisteskrankheiten wird herkömmlich der Zivilisation zugeschrieben, oder wie das Schlagwort meist lautet: dem rastlosen Streben und Vorwärtsdrängen unserer Zeit. Dagegen spricht zunächst ziemlich gewichtig der Umstand, daß in allen Ländern, wo Zählungen der Irren zuverlässig durchgeführt sind, ihre Verhältniszahl gegenüber der gesunden Bevölkerung ziemlich die gleiche ist, nämlich etwa 3 auf 1000. Dieser Satz hat sich nicht nur fast genau übereinstimmend für die meisten Kulturländer ergeben, sondern z. B. auch für Montenegro, wo außer den Schäden der Überkultur noch der Alkoholismus, eine sichere Ursache zahlreicher Geisteskrankheiten, wegfällt. Eine bestimmte Entscheidung, ob die Irrenzahl stärker wächst, als die der Gesunden, ist schon deshalb unmöglich, weil aus früherer Zeit keine erschöpfenden Zählungen vorliegen. Die Zunahme der Anstalten darf dafür nicht verwendet werden, denn sie beruht teils auf der wachsenden Fürsorge für Kranke und Schwache, die schon wegen der modernen Lebensverhältnisse dringend geboten ist — die Irren werden heutzutage viel leichter gemeinfährlich als früher bei der Abgeschlossenheit der einzelnen Orte —, teils auf dem Schwinden des Vorurteils gegen die Anstalten. Es ist wohl wahrscheinlich, daß die stärkeren Anforderungen, die die heutige Welt an den Einzelnen stellt, durch bessere Ernährung und Lebensweise in ihrer schädlichen Wirkung wieder ausgeglichen werden.

Ebensowenig Bestimmtes läßt sich über den Rasseneinfluß sagen, nur das dürfte feststehen, daß die Juden, wie überhaupt die orientalischen Völker, etwas mehr zu geistigen Störungen veranlagt sind, und daß diese bei ihnen besonders zu ungünstigen Ausgängen, chronischer Verwirrtheit usw., neigen.

Klima und Jahreszeit sind ohne durchgreifende Bedeutung, wo sie sich nicht etwa mit krankmachenden äußeren Einflüssen verbinden.

Weit wichtiger ist die Beziehung zwischen Krankheitanlage und dem Alter und dem Geschlecht. Das Kindesalter besitzt, wenn man von den angeborenen Entwicklungshemmungen und von den schweren Erkrankungen der ersten Jahre absieht, einen gewissen Schutz gegen geistige Erkrankungen, obwohl von diesen zumal Melancholie, Manie, hysterische und epileptische Störungen öfters vorkommen. Die Zeit der Pubertät ist um so gefährlicher, namentlich für die erblich Veranlagten. Die unbestimmten Empfindungen und Stimmungen dieser Zeit gehen nicht selten in ausgesprochene Erkrankungen über, zumal in Dementia praecox. Auch manisch-depressive sowie hysterische und epileptische Störungen beginnen oft in der Pubertät. Das der Geschlechtsentwicklung eigentümliche Auftreten von teils physiologischen, teils pathologischen Stoffwechselprodukten macht Intoxikationen des Zentralnervensystems sehr naheliegend. Die erbliche Belastung äußert sich häufig in verfrühter Geschlechtsentwicklung, und es ist klar, daß in jüngerem Alter die Folgen z. B. der Onanie bei Knaben, der Chlorose oder der auch körperlich erschöpfenden Menstruation bei den Mädchen um so schwerer sein müssen. Die Menstruation ist außerdem auch bei gesunden Erwachsenen fast stets mit Störungen des geistigen Befindens, zumal des gemütlichen Gleichgewichts, verbunden.

In der Blütezeit zeigt sich ein gewisser Unterschied in dem Verhalten der Veranlagung zu geistiger Erkrankung bei beiden Geschlechtern. Beim Weibe ist die Gefährdung am größten etwa vom 25.—35. Jahre, beim Manne vom 35.—45., entsprechend der verschiedenen Lage des Höhepunkts der Erwartungen, Leistungen und Schädigungen. Die Frau ist hier gefährdet durch Enttäuschungen, Liebeskummer, Schwangerschaft, Wochenbett usw., der Mann durch die Schädlichkeiten des Lebens und des Berufs. Für das Weib beginnt eine neue üble Zeit mit den Wechseljahren, die große körperliche und geistige Umwälzungen bringen. Beide Geschlechter sind endlich einer neuen allgemeinen Veranlagung unterworfen um das 60. Jahr herum, wo bei vielen die Beschwerden und Schwächen des Alters sich zeigen. Im ganzen ist die Zahl der geistigen Erkrankungen bei beiden Geschlechtern ziemlich gleich.

Ähnlich wie die veranlagenden Einflüsse des Alters und Geschlechts sich wesentlich durch bestimmte Vorgänge erklären, die sich an die verschiedenen Zeiten und Umstände zu knüpfen pflegen, ist auch der Einfluß der verschiedenen Berufsarten hauptsächlich von Eigentümlichkeiten abhängig, die in mehr oder weniger lockerem Zusammenhange damit stehen. Manche Stände sind mehr als andere anstrengender Geistes- oder Körperarbeit im Verein mit Kränkungen, Verantwortungsgefühl oder Sorgen ausgesetzt, bei anderen sind daneben Ausschweifungen, Trunk und Syphilis geradezu herkömmlich, wieder anderen Zweigen wenden sich vorzugsweise zarte oder nervös beanlagte Menschen zu. Dadurch erklärt sich ohne weiteres, daß Bankiers, Großkaufleute, Offiziere und Soldaten, Erzieherinnen, Künstler usw. verhältnismäßig viel Erkrankungen liefern.

Viel Staub hat in neuerer Zeit die Frage der Überbürdung der Schüler aufgewirbelt, worin Einzelne die Ursache häufiger Erkrankungen sehen wollten. In dieser Schärfe war die Behauptung übertrieben, bei den vorgeführten Fällen spielten erbliche Belastung und üble äußere Einflüsse eine sehr große Rolle. Immerhin ist es zweifellos, daß die Schule mit ihren im ganzen sehr pedantisch-philologischen Vorschriften und der noch viel zu geringen Berücksichtigung der Hygiene, der körperlichen Erholung usw. viel mehr Unheil in bezug auf die geistige Gesundheit der Schüler anstiften würde, wenn diese nicht als Sicherheitsventil gegen Überanstrengung die Unaufmerksamkeit besäßen. Deshalb sind auch Kinder im Einzelunterricht, wo das Aufmerken bis zu einem gewissen Grade erzwungen werden kann, viel mehr gefährdet. Kräpelin weist sehr richtig darauf hin, daß die 200000 Geisteskranken in Deutschland doch alle einmal Schulkinder gewesen sind. Gewiß wäre bei manchen davon ein schonenderer Unterricht heilsam gewesen!

3. Äußere Ursachen.

Die äußeren Ursachen der Geisteskrankheiten zerfallen in körperliche und geistige.

Unter den körperlichen Ursachen stehen obenan die Gehirnkrankheiten, allerdings nur dann, wenn sie (z. B. die Entzündung der Pia oder multiple Erkrankungsherde) ausgedehnte Ernährungstörungen in der Gehirnrinde hervorrufen oder durch allgemeine Drucksteigerung (Gehirntumoren) die Gehirntätigkeit stören. Örtliche Erkrankungen des Gehirns ohne

Fernwirkung können ohne Einfluß auf die Geistesverrichtungen bleiben. Im ganzen sind die Kopfverletzungen wichtiger. Sie veranlassen häufig Geisteskrankheiten, entweder, indem sie chronische Entzündungen der Pia oder der Hirnrinde bewirken, oder indem sie auf unbekannte Art die Tätigkeit der Nervenzentren und der Gefäße des Gehirns stören. Die Erkrankung kann sich direkt an die Verletzung anschließen oder durch eine längere Zwischenzeit mit geringen Erscheinungen (Kopfschmerz, Reizbarkeit, Kongestionen) davon getrennt sein. Die Krankheitbilder, die danach auftreten, gehören meist zur Epilepsie, zum arteriosklerotischen Irresein oder zur Dementia paralytica, in leichteren Fällen zur Schreckneurose.

Häufig verbinden sich Geisteskrankheiten mit Nervenkrankheiten, Migräne, Neuralgie usw., doch darf man dabei die letzteren nicht schlechthin als Ursache betrachten. Vielmehr entspringen beide dann meist aus derselben Ursache, vgl. die Abschnitte Neurasthenie und Hysterie.

Eine wichtige Ursache geistiger Störungen bilden akute körperliche Krankheiten, vor allem akute Infektionskrankheiten: Typhus, Gelenkrheumatismus, Pneumonie, Influenza, Kopfrose, Malaria, Pocken, Kindbettfieber usw. Abgesehen von der Betäubung und der traumhaften Verwirrtheit der Fieberdelirien kommen bei manchen der genannten schon im Vorläuferstadium, aber gelegentlich auch bei allen ohne direktes Verhältnis zur Höhe des Fiebers geistige Störungen vor, die man demnach außer auf die Herzschwäche und den Säfteverlust auf die Vergiftung mit Bakteriengiften beziehen darf. Auch in ihren Erscheinungen sind diese Störungen nicht ohne Ähnlichkeit mit Vergiftungen, zumal durch Alkohol, Kokain, Chloroform, Jodoform, Blei, Kohlendunst, Absinth usw. Außer den Fieberdelirien und den Vergiftungspsychosen, die im Beginn und auf der Höhe oder bei kritischem Ende der Infektionskrankheiten vorkommen, gibt es auch Geistesstörungen, die erst nach dem Ablauf der akuten Krankheit einsetzen; sie sind als Erschöpfungspsychosen anzusehen. Eine ähnliche Stellung haben wohl die Geisteskrankheiten, die gelegentlich durch Entbehrungen, Hungern, Nachtwachen, verkehrte Kuren, oder auf dem Boden chronischer erschöpfender Krankheiten, Tuberkulose, Magen-, Herz-, Nierenleiden, Gicht, Diabetes, Karzinome usw.

und namentlich auch chronischer Erkrankungen der weiblichen Geschlechtsorgane, erwachsen. Bei der Syphilis handelt es sich entweder um anatomische Veränderungen in den Zentralorganen mit eigentümlichen Krankheitsbildern, die in einem besonderen Abschnitt eingehender behandelt sind, oder um Toxinwirkungen, wie z. B. bei der Dementia paralytica. $^1/_4$—$^1/_3$ der Anstaltskranken verdankt seine Krankheit dem Alkohol oder der Syphilis!

Die Vergiftungspsychosen bieten häufig gewisse klinische Verschiedenheiten, die mit verschieden lokalisierter Giftwirkung zusammenhängen dürften: so die Urteilschwäche bei Dementia paralytica, die sittliche Stumpfheit und Haltlosigkeit der Alkoholisten, die Teilnahmlosigkeit und Verkehrtheit bei Dementia praecox usw.

Unter den geistigen Ursachen der Psychosen sind namentlich Überanstrengung und Gemütsbewegungen zu nennen. In vielen Fällen wirken beide unheilvoll zusammen wie bereits S. 11 angedeutet ist. Im allgemeinen bewirken sie Geistesstörungen nur da, wo entweder erhebliche erbliche Anlage besteht, oder wo körperliche Ernährungstörungen mitwirken. Die Gemütsbewegungen sind meist solche, die längere Zeit einwirken, wie Kummer, Sorgen, seltener handelt es sich um plötzliche sehr heftige Affekte, Schreck u. dgl., die dann meist akute, seltener chronische Geistesstörungen hervorrufen: akute Verwirrtheit, Schreckneurosen.

Geistig bedingt sind auch die Psychosen durch Ansteckung, *Folie à deux*, *Folie communiquée*, wo durch Zusammensein mit einem Geisteskranken bei einem besonders dazu veranlagten Menschen eine Geistesstörung entsteht, meist Paranoia oder ein Grenzzustand.

Ein Gemisch von körperlichen und geistigen Einwirkungen erzeugt die recht häufigen Geisteskrankheiten der Gefangenen. In vielen Fällen erblich belastet haben sie Elend, Not, Angst vor der Entdeckung und die Beschwerden der Untersuchung, die Einsamkeit der Zelle bei ungewohnter Kost und ungenügender Bewegung, dazu noch Gram und Gewissensbisse zu ertragen, so daß also eine ganze Reihe von Schädlichkeiten auf sie einwirkt.

Die verschiedenen Ursachen des Irreseins, die wir kennen

gelernt haben, wirken in der Tat in der verschiedensten Weise zusammen. Selten wird eine Erkrankung durch eine einzelne Ursache hervorgebracht. Wo die erbliche Anlage fehlt, müssen die äußeren Einwirkungen, um Krankheit zu erzeugen, besonders schwer sein, wie dies z. B. bei den akuten Infektionskrankheiten zutrifft, die den Gesamtstoffwechsel und zugleich die Gehirnernährung so schwer schädigen. Bei erblich Veranlagten oder gar Belasteten genügen weit leichtere Einflüsse, bei erheblich Belasteten sind oft schon die normalen Anforderungen des Lebens, z. B. zur Zeit des Selbständigwerdens, des Militärdienstes, hinreichend, um Seelenstörungen zum Vorschein zu bringen.

Besonderer Sorgfalt bedarf es in vielen Fällen, um bei der Beurteilung der Entstehung einer Geisteskrankheit nicht Ursache und Wirkung zu verwechseln. Von Laien geschieht dies sehr häufig, indem z. B. die mit einer abnormen Geistesanlage oder mit dem Beginn einer ausgesprochenen Geisteskrankheit verbundene Neigung zum Trunk, zu Onanie und anderen geschlechtlichen Ausschweifungen, zu hochfahrendem Auftreten gegen Andere u. dgl. m. für die Ursache der späteren Krankheit gehalten wird. Wo derartige Neigungen im Beginn akuter Störungen auftreten, ist die Unterscheidung bei gewissenhafter Anamnese meist leicht, weil der Gegensatz zu dem früheren Verhalten in die Augen springt. Freilich wird er oft dadurch verschleiert, daß man annimmt, der Betreffende sei z. B. durch Gemütsbewegungen zum Trunk getrieben und durch Trunk geisteskrank geworden, während er in Wahrheit durch Gemütsbewegungen krank wurde und in der Krankheit zu trinken begann. Wo das abnorme Verhalten auf dauernder abnormer Geistesbeschaffenheit, insbesondere auf erblicher Belastung beruht, ist die Erkennung nur auf Grund irrenärztlicher Erfahrung möglich. Die Laien sind deswegen in diesen Fällen meist schwer von der Wahrheit zu überzeugen, um so mehr, da in allen Kreisen eine Unmasse von törichten Vorurteilen aufgespeichert ist. Ein wichtiges Beispiel geben hier die häufigen Fälle, wo die Umgebung die Krankheitsursache je nach dem — oft trügerischen — äußeren Schein in Onanie, geschlechtlicher Nichtbefriedigung oder übermäßigem Geschlechtsgenuß sucht, während in Wahrheit alle drei Erscheinungen oder zum mindesten ihre üblen Folgen nur der Ausfluß der abnormen Veranlagung sind.

Sehr oft trifft man es auch, daß die Angehörigen des Kranken in sehr bestimmter Weise irgend welchen Personen oder Vorfällen die Schuld beimessen, während es sich um von selbst entstandene Krankheiten, syphilitische Psychosen usw. handelt.

IV. Pathologische Anatomie und Chemie.

Eine pathologische Anatomie in dem Sinne, wie sie für die meisten körperlichen Krankheiten feststeht, ist für die Geisteskrankheiten noch zu schaffen. Für eine Reihe derselben ist anzunehmen, daß es sich um funktionelle Störungen handelt, d. h. um molekuläre Veränderungen in der Hirnrinde, die teils den heutigen Untersuchungsmethoden noch nicht zugänglich sind, teils in flüchtigen Hyperämien und Anämien bestehen, die mit dem Ablauf des Lebens verschwinden und deshalb durch keine Untersuchung festgestellt werden können. Die funktionellen Neurosen und Psychosen beruhen in letzter Linie auf nutritiven Störungen der funktionstragenden Nervensubstanz und insbesondere der zentralen Nervenzelle, und zwar sowohl in einer Schädigung der assimilatorischen als auch der dissimilatorischen (kraftverbrauchenden) Prozesse innerhalb der Nervenzelle. Nach bestimmten Untersuchungen glaubt BINSWANGER die ausgleichbaren funktionellen Schädigungen, die einem völligen Ausgleich zugänglich sind, auf Partialschädigungen der Bestandteile der NISSLschen Körper in der Zelle beziehen zu können; je schwerer die Schädigung und je unvollkommener die Konstitution der Nervenzelle und je größer der Widerspruch zwischen Ansprüchen und Wiederersatz, um so schwerer ausgleichbar sind die Veränderungen. Vielleicht seien bei den bleibenden funktionellen Störungen der schweren Erschöpfung nicht nur die NISSLschen Körper, sondern auch die funktionstragende Nervensubstanz im engeren Sinne, das Neurosoma HELDS, mitbeteiligt, aber auch hier könne es sich nur um Partialschädigungen handeln, weil die Funktion nur herabgemindert, nicht aber aufgehoben und dauernd vernichtet sei. Bei noch stärkeren Einwirkungen kann die ganze Nervenzelle ergriffen werden und können nicht nur die NISSLschen Granula, sondern die ganze Zelle zerstört werden, was BINSWANGER speziell für das Delirium acutum nachgewiesen hat. Insbesondere können die syphilitischen Toxine alle Grade von Veränderungen bewirken, von Partialschädigungen, die das Bild der Neurasthenie bis zu verwickelten Paranoiafällen ergeben, bis zu den schweren Degenerationen bei viszeraler und zerebraler Syphilis und Dementia paralytica, und zwar können bei der langdauernden, oft schubweise erfolgenden Einwirkung syphilitischer Toxine auf das Nervensystem die verschiedensten Grade der Schädigung nebeneinander vorkommen (Neurasthenie neben bleibenden Herdsymptomen, reflektorischer Pupillenstarre, Aufhebung des Patellarreflexes u. dgl. ohne fortschreitenden Verlauf).

Für die *Dementia paralytica*, die *arteriosklerotischen Störungen*, die *Dementia senilis* und für die *Idiotie* liegen schon heute zahlreiche pathologisch-anatomische Befunde vor, die bei diesen Krankheiten besprochen werden sollen. Endlich finden sich grobe Veränderungen, die schon für das bloße Auge sichtbar sind, bei allen länger bestehenden und mit Verblödung verbundenen Geisteskrankheiten. Zunächst an den Umgebungen des Gehirns, am Schädel in Gestalt von Exostosen oder von allgemeiner Verdickung, an der Dura mater als Verwachsung mit dem Schädeldach, zumal an den Nähten, oder als chronische Pachymeningitis. Wichtiger noch sind die Veränderungen der weichen Hirnhaut. Diese ist getrübt, hyperämisch oder zellig infiltriert, wäßrig oder sulzig verdickt, die größeren Gefäße sind oft strotzend gefüllt. Diese Veränderungen sind meist in der Gegend der Sylvischen Spalte und an der Konvexität des Gehirns am stärksten. Nicht selten besteht erhebliche Ansammlung klarer oder leicht getrübter Flüssigkeit im Subduralraum und in den Gehirnhöhlen. Die weiche Haut ist in vielen Fällen mit der Gehirnrinde verwachsen und nicht ohne Abreißung von Rindenteilchen abzulösen, andre Male ist sie nicht verlötet und gerade wegen ihrer Verdickung leicht abziehbar. Auch die Plexus chorioidei sind oft verdickt und getrübt, das Ependym der Ventrikel, zumal des vierten, verdickt und mit zahlreichen ganz feinen, nur im spiegelnden Licht erkennbaren Körnchen besetzt oder durch gröbere in eine sich rauh anfühlende Fläche verwandelt. In der Gehirnmasse wechseln die Festigkeit und der Blutgehalt; punktförmige Blutergüsse und Erweiterungen der perivaskulären Räume, wodurch ein eigenartiges, siebähnliches Aussehen, *état criblé*, entsteht, sind häufig, ebenso umschriebene Veränderungen der Färbung und der Festigkeit. Die Gehirnwindungen sind häufig deutlich atrophisch, wie sich aus der Verbreiterung der Furchen und minder sicher bei der Betrachtung ihrer Schnittflächen ergibt; oft ist die Rinde blaß und die Zeichnung ihrer Schichten verwischt. Dabei kann sie erweicht oder von vermehrter Festigkeit sein. Die mikroskopische Untersuchung hat besonders für die Dementia paralytica arteriosclerotica und senilis, für einzelne Formen von Idiotie, für das Delirium tremens und anscheinend auch für die Dementia praecox bestimmte Befunde ergeben, doch stehen wir hier noch im Anfang der Kenntnisse. Der anatomische Befund gestattet bisher nur in den angeführten Krankheiten die Diagnose der Krankheitsform. Starke Veränderungen der Gehirnoberfläche in der eben geschilderten Art machen das Vorherbestehen einer schweren Geisteskrankheit sehr wahrscheinlich, dagegen schließt ein anscheinend normaler Befund nicht aus, daß der Betreffende bis zu seinem Tode geisteskrank gewesen ist.

Die Versuche, aus allgemeinen Stoffwechselbeobachtungen einen Einblick in die chemischen Vorgänge des Gehirns von Geisteskranken zu gewinnen, haben bisher nichts Bestimmtes ergeben. Sowohl über die physikalische als über die chemische Beschaffenheit des Blutes haben die Forscher die verschiedensten Erfahrungen veröffentlicht, und ebenso ist es mit den Harnuntersuchungen, zumal auf Harnstoff und Phosphorsäure, gegangen. Es wird damit auch jedenfalls erst dann Besseres zu erzielen sein, wenn eine gewisse Einigkeit über die Abgrenzung der einzelnen Formen erzielt sein wird; es ist natürlich sehr wahrscheinlich, daß die verschiedenen Krankheiten darin sehr voneinander abweichen werden.

V. Die allgemeinen Erscheinungen der Geisteskrankheiten.

Das einheitliche und in seiner Tätigkeit tatsächlich unteilbare Seelenleben kann man sich zum Zweck der Betrachtung und Erforschung in Teile zerlegt denken. Die herkömmliche Einteilung zerlegt die geistigen Vorgänge in Wahrnehmung, Vorstellen und Streben. Die Sinneseindrücke werden aufgenommen und gedeutet, mit vorhandenen Vorstellungen verknüpft und je nachdem wieder wachgerufen, unter wechselnder Gefühlsbetonung, und schließlich werden die Vorstellungen in Willensantriebe und Handlungen umgesetzt. In jedem dieser Gebiete können krankhafte Störungen auftreten.

1. Störungen der Wahrnehmung.

Unter normalen Verhältnissen ruft nur die spezifische Reizung des Sinnesorgans und höchstens ausnahmsweise die mechanische, elektrische u. s. w. Reizung des Sinnesnerven im Sinneszentrum eine Empfindung und im Bewußtsein eine Wahrnehmung hervor. Der Schein einer im Gesichtskreis befindlichen Kerze wird im Sehzentrum gesehen und vom Bewußtsein wahrgenommen, die elektrische Reizung des Sehnerven oder ein Druck auf den Augapfel rufen ebenso eine Lichtempfindung hervor. Nach einer älteren Anschauung haben die Empfindungen in den subkortikalen Zentren, die Wahrnehmungen und die Erinnerungsbilder in der Rinde ihren Ort; nach der gegenwärtigen Anschauung werden alle Empfindungen und Erinnerungsbilder in der Rinde selbst niedergelegt und aufbewahrt, man nimmt aber doch eine örtliche Trennung für sie an, wahrscheinlich nach den verschiedenen Schichten der Rinde. Wernicke unterscheidet die Empfindung als kortikal, die bewußte Wahrnehmung als transkortikal. Wie man sich aber diese Lokalisation vorstellen mag, jedenfalls ist eine Trennung zwischen dem Sinneseindruck und seinem Erinnerungsbilde, der latenten Sinnesvorstellung, notwendig. Auch unter den krankhaften Verhältnissen, die hier in Frage kommen, wird diese Unterscheidung deutlich. Es kommen nämlich Halluzinationen, d. h. Sinneswahrnehmungen ohne äußeren Reiz, unter Umständen auch nach völliger Zerstörung der peripheren Organe, bei völliger Erblindung, Taubheit u. s. w., in dreierlei Art vor. Zunächst in Form einer krankhaften Erregung des Empfindungszentrums in der Rinde: Perzeptionshalluzination, wobei auf die Wahrscheinlichkeit dieses Sitzes hinweisen: die Beschränkung auf ein Sinnesgebiet, die Unabhängigkeit von den gegenwärtigen Vorstellungen des Betreffenden, dem sie sofort als etwas Fremdes, Abnormes auffallen; häufig beschränken sie sich auf ziemlich elementare Wahrnehmungen Beim Geistesgesunden finden sie sich zuweilen in dem Übergangszustand zwischen Wachen und Schlaf als sogenannte hypnagogische Halluzinationen; in manchen Fällen werden sie durch Reizzustände im peripheren Sinnesorgan: Glaskörpertrübungen, Hyperämie der Netzhaut, chronische Entzündungen des Mittelohrs, experimentell durch Druck auf den Augapfel (z. B. bei Deliranten) usw. hervorgerufen und treten dann zuweilen einseitig auf. Die kortikal bedingten pflegen sich aber nicht wie die peripher erzeugten auf subjektive Lichterscheinungen und Geräusche zu beschränken, sondern sich als Bilder, Worte u. dgl. zu äußern. Dabei haben sie genau dieselbe Deutlichkeit wie die wirklichen Sinneswahrnehmungen und können daher nur durch Beobachtung und logische Schlüsse als äußerlich unbegründet erkannt werden.

Die zweite Art der Halluzinationen stellt Erinnerungsbilder von besonderer Lebhaftigkeit dar, die wahrscheinlich durch eine zentrifugale Reizung, ein Mitschwingen des kortikalen Empfindungszentrums bewirkt wird. Die Halluzination wird hier also auf psychologischem Wege vermittelt, sie ist nicht mehr rein physiologisch-mechanisch begründet. Deshalb entspricht sie weit mehr als die Perzeptionshalluzination dem augenblicklichen Denkinhalt. Jeder Affekt begünstigt solche lebhaften Reproduktionen.

Eine dritte Art, die nur uneigentlich dazu gerechnet wird, stellt in Wahrheit keine Sinnestäuschungen dar, sondern Vorstellungen, die sich jedoch durch ihre große Lebhaftigkeit von den gewöhnlichen Vorstellungen für das Gefühl der Betreffenden deutlich unterscheiden. Man bezeichnet diese (transkortikalen) Erscheinungen als psychische oder Apperzeptions- oder auch als Pseudohalluzinationen. Sie pflegen sich ganz nach dem Inhalte des Denkens zu richten und mehrere oder alle Sinnesgebiete gleichzeitig zu umfassen. Sie stehen der Art nach zwischen den eigentlichen Halluzinationen und den bloß reproduktiven Vorstellungen; sie haben die Deutlichkeit wirklicher Wahrnehmungen, werden aber von intelligenten Kranken deutlich davon unterschieden. Von den normalen Vorstellungen unterscheiden sie sich u. a. dadurch, daß sie ohne das Gefühl eigener innerer Tätigkeit und unabhängig vom Willen auftreten.

Die Unterscheidung der drei Arten ist in Wirklichkeit nur unvollkommen möglich, ihre krankhafte Bedeutung wohl auch nicht wesentlich verschieden. Wenn bei den beiden ersten die sinnliche Deutlichkeit überwiegt und ihre kritische Scheidung von den gleichzeitigen wirklichen Eindrücken erschwert, also die Verfälschung des Urteils erleichtert, so hat bei den Pseudohalluzinationen die Übereinstimmung mit dem Denkinhalt dieselbe Wirkung. Gerade die Undeutlichkeit der Sinneseindrücke erhöht hier die Schiefheit der Wahrnehmung.

Neben den Halluzinationen steht, zuerst durch Esquirol (vgl. S. 4) davon unterschieden, die Gruppe der Illusionen, wobei ein tatsächlicher Sinnesreiz verfälscht in das Bewußtsein tritt. Manchmal wird etwas gesehen, gehört usw., was nicht da ist, bei höheren Graden wird etwas, was da ist, nicht gesehen, und dazu etwas nicht Tatsächliches hinzu gesehen oder gehört. Illusionen kommen im Bereich des Gesunden überall da leicht vor, wo ein undeutlicher Sinneseindruck mit einem gewissen Affekt oder mit anderweitig begründeter ungenauer Beobachtung, z. B. bei Ermüdung, zusammentrifft. Vorzüglich dargestellt hat Goethe die Illusionen des Knaben im Erlkönig.

Eine scharfe Scheidung zwischen Halluzinationen und Illusionen ist praktisch nicht durchführbar, beim Gehör und beim Gesichtsinn noch am ehesten; beim Geschmack-, Geruch-, Tastsinn und bei den Gemeingefühlen läßt sich nicht ohne weiteres erkennen, ob eine abnorme Empfindung, z. B. Kotgeschmack, halluziniert wird, oder ob er auf einen Mundkatarrh zurückzuführen ist und eine illusionäre Verkennung des bekannten pappigen Geschmacks vorliegt. Besonders schwer wird auch die Trennung von den Pseudohalluzinationen, die sich mit wahnhaften Auslegungen untrennbar verbinden.

Halluzinationen kommen bei Geistesgesunden viel seltener vor als Illusionen, verhältnismäßig am häufigsten wohl in der zweiten Form, als Vorstellungsbilder von plastischer Lebhaftigkeit, wie sie namentlich von Künstlern auch willkürlich hervorgerufen werden können (optisch oder akustisch). Hierher dürfte Goethes bekannte Selbstvision im hechtgrauen Anzug auf dem Weg nach Sesenheim zu rechnen sein: „Ich sah, nicht mit den Augen des Leibes, sondern des Geistes, mich mir selbst denselben Weg, zu Pferde wieder entgegen kommen, und zwar in einem Kleide, wie ich es nie getragen: es war hechtgrau mit etwas Gold. Sobald ich mich aus diesem Traum aufschüttelte, war die Gestalt ganz hinweg." Dagegen dürfte Luthers Teufelsvision als Pseudohalluzination aus dem Kreise lebhafter Vorstellungen heraus in einem durch Askese und Arbeit überreizten Gehirn zu betrachten sein. Jedenfalls bleiben Halluzinationen und Illusionen bei Gesunden vereinzelt und ohne dauernde Herrschaft; bei geistig Abnormen dagegen gewinnen sie meist einen unwiderstehlichen Einfluß auf das ganze Denken. Dazu trägt viel bei, daß sie meist bei einem schon bestehenden krankhaften Zustande der Vorstellungen und ihrer Gefühlsbetonung auftreten, der die Kritik ähnlich beeinträchtigt, wie unter normalen Verhältnissen eine Erwartung oder eine Gemütsbewegung die ruhige Beobachtung stört. So treten z. B. leicht Gehörshalluzinationen auf, wenn ein Kranker ein paar Menschen miteinander sprechen sieht, ohne sie verstehen zu können. Bei vorhandener Erregung der Zentren, zumal bei Erwartungsspannung, kann jeder Sinneseindruck eine Halluzination bewirken. Die Disposition für Halluzinationen wird allgemein gesteigert durch Gemütsbewegungen, Anspannung der Aufmerksamkeit (beides zusammen z. B. in der Gefängnishaft), Erschöpfung, besondere Erregung der Zentren (z. B. Vergiftung mit Kokain, Atropin), im Fieber usw.

Von den Sinnestäuschungen — so bezeichnet man Halluzinationen und Illusionen gemeinsam — sind die Gehörstäuschungen am häufigsten. Sie treten verhältnismäßig selten als elementare Täuschungen: Geräusche, Sausen, Klingen, Knall usw. auf, häufiger als komplexe Täuschungen, als „Stimmen", wie sie von den Kranken sehr oft bezeichnet werden. Sie bestehen in einzelnen Worten, meist zunächst beleidigender oder aufregender Art, oder in ganzen Sätzen, zuweilen von verschiedenen Stimmen gesprochen, so daß der Kranke die Unterhaltung verschiedener Personen zu hören glaubt. Illusionen schließen sich in denselben Formen an die gewöhnlichen Geräusche des täglichen Lebens, an die Stimmen der Vögel und anderer Tiere.

Die Stimmen sind bald laut, bald im gewöhnlichen Gesprächston, bald flüsternd, so daß ein Hinhorchen nötig wird. Bald scheinen sie unmittelbar vor dem Ohr (und zwar nur vor einem Ohr) zu entstehen, bald aus weiter Ferne, von Gott usw. zu kommen; durch Ausdeutung oder durch eigentümliche Nebenempfindungen werden sie in den Ofen, hinter das Schlüsselloch, unter den Fußboden, in den Leib oder in andere Teile des Kranken verlegt und in der verschiedensten Weise wahnhaft verwertet (vgl. unten). Die elementaren Täuschungen haben meist viel weniger Beziehung zum Vorstellungsinhalt als die komplexen.

Gesichtstäuschungen (Visionen) sind im ganzen seltener. Auch hier kommen alle Arten vor, von den einfachsten Funken- und Lichterscheinungen bis zu den umständlichsten, theaterähnlichen Darstellungen. Wie beim Gehörsinn verhalten sich beim Gesichtsinn die Halluzinationen auch insofern verschieden, als sie manchmal gerade bei gespanntem Hinsehen oder Horchen auftreten, andere Male nur dann, wenn die Augen verschlossen oder die Ohren verstopft werden. Dem Inhalt nach sind sie oft erschreckend, nicht selten aber auch beglückend, zumal in religiösem Sinne. Die Illusionen des Gesichtsinns äußern sich häufig in Personenverwechslung.

Geschmackstäuschungen kommen gleich den physiologischen Empfindungen dieses Sinnes am häufigsten mit Geruchstäuschungen vereinigt vor, während letztere mindestens ebenso oft allein auftreten. Alle Arten der normalerweise durch äußere Reize bewirkten Empfindungen werden als Halluzinationen oder als Illusionen beobachtet, meist mit unangenehmem Charakter.

Die Täuschungen im Gebiet des Gemeingefühls bieten ebenfalls die größte Mannigfaltigkeit. Wie schon erwähnt, sind Halluzinationen und Illusionen hier besonders schwer zu trennen. Die Kranken fühlen Berührungen ihrer Haut in sehr verschiedener Weise, z. B. Streichen mit einer lebenden oder einer Totenhand, Zwicken, Stechen, Kriechen von unsichtbaren Tieren; es wird ihnen in den Mund oder ins Ohr gespieen, Sand in die Augen gestreut, Schlangen kriechen ihnen im Schlund oder im Leibe herum, die Eingeweide werden zerschnitten, der Same wird ihnen abgezapft, der Beischlaf mit ihnen vollzogen, unter

Wollust- oder Schmerzgefühl, die Körperöffnungen oder einzelne Körperteile sind verschwunden; sie fühlen sich mit elektrischen Strömen durchzogen oder anderswie gepeinigt. Höchst eigentümlich sind die sogenannten Reflexhalluzinationen, Kahlbaum, wobei z. B. durch eine normale Gesichtswahrnehmung halluzinatorische Mitempfindungen in einem andern Sinnesgebiet auftreten; die Kranken fühlen sich mit der Suppe „ausgefüllt", von der Dampfmaschine „zerdreht" usw. Beachtenswert ist auch das sogenannte Gedankenlautwerden, wobei dem Kranken alles, was er denkt oder liest oder sagen will, gleichzeitig oder, wie Viele angeben, schon vorher vorgesprochen oder auch nachgesprochen wird; die Erscheinung wird nach A. Cramer auf Halluzinationen im Muskelsinn der Sprachorgane bezogen, um so glaubhafter, da meistens in Sprachvorstellungen gedacht wird. Zum Teil machen die Kranken nur nachträglich den Schluß auf das Lautwerden ihrer Gedanken, weil sie die Vorgänge wahnhaft zu ihren Gedanken in Beziehung setzen.

Die Beobachtung der Sinnestäuschungen erfordert eine gewisse Übung. Nicht immer sind die Kranken geneigt, darüber Auskunft zu geben, sie verheimlichen und verleugnen sie aus verschiedenen Gründen, etwa weil sie ihnen selbst noch unklar oder unerklärt erscheinen, oder weil sie aus Erfahrung wissen, daß man die Zustände für krankhaft hält, auch wohl, weil die Stimmen selbst Schweigen darüber geboten haben. Dann gibt oft das Benehmen Hinweise: auffallendes Spähen oder Horchen, verzückter oder gespannter Ausdruck bei Gesichts- und Gehörstäuschungen, Verdecken des Gesichts bei Geruchstäuschungen, häufiges Ausspeien bei Geschmackstäuschungen, eigentümliche Stellungen und Bewegungen bei Störungen des Gemeingefühls. Gehörshalluzinanten erwidern den „Stimmen" häufig mit Schimpfworten oder in Sätzen, woraus man den Inhalt des Gehörten entnehmen kann.

Aber auch wo die Kranken selbst von Sinnestäuschungen berichten, muß man mit dem Urteil vorsichtig sein, weil unter Umständen tatsächliche Vorgänge oder auch Träume zugrunde liegen können. Der Beobachter hat stets die Verpflichtung, objektiv und ohne vorgefaßte Meinung zu prüfen. Eine Geisteskrankheit liegt nur vor, wenn zweifellose Sinnestäuschungen als normale Beobachtungen verwertet werden und keine Belehrung angenommen wird.

2. Störungen der Verstandestätigkeit.

Die Grundlage aller geistigen Vorgänge bildet die im vorigen Abschnitt in physiologischer und pathologischer Hinsicht besprochene Tätigkeit der Sinnesorgane. Nihil est in intellectu, quod non prius fuerit in sensu. Der Sinnesreiz mag noch so flüchtig sein, der dadurch in der Großhirnrinde hervorgerufene Eindruck bleibt aufbewahrt, als eine materielle Veränderung, die beliebige Zeit schlummern, aber dann durch ähnliche Reize oder durch zufällige oder absichtliche Ideenassoziationen erweckt werden kann. Die meisten äußeren Dinge wirken nicht auf ein Sinnesorgan allein, sondern zugleich auf mehrere. Eine Persönlichkeit, die wir kennen lernen, prägt sich uns nicht nur nach ihrem Aussehen, also durch den Gesichtsinn, ein, sondern auch nach dem Klange ihrer Sprache, nach dem Gefühl ihres Händedrucks, und sie bleibt zugleich verbunden mit dem Ort, wo wir sie kennen lernten, und mit den Mitteilungen, die wir über sie erhielten; sie kann auch für uns dauernd in Verbindung treten mit den Erinnerungen an einen Ort, wohin sie reisen wollte oder wovon sie uns sprach, sie hat uns vielleicht durch ihre Kleidung, durch Eigentümlichkeiten des Ausdrucks oder der Haltung usw. an irgend jemand erinnert. Diese Andeutungen zeigen, wie verschiedenartige Verknüpfungen schon ein zufälliger Eindruck haben kann. Von allen diesen Anknüpfungspunkten kann später der Eindruck wieder wachgerufen werden; eine ähnliche Stimme, die wir irgendwo hören, kann uns die ganze Situation wieder ins Gedächtnis rufen, die dem ersten Eindruck zugrunde lag. Es ergibt sich daraus, daß erstens die Erregungen verschiedener Sinneszentren eng miteinander verbunden werden und bleiben, und zweitens, daß sich an Sinneseindrücke alsbald geistige Funktionen anschließen. Ungenaue und flüchtige Eindrücke werden regelmäßig durch Verknüpfung mit ähnlichen oder verwandten Erinnerungsbildern ergänzt. So verbessern wir beim Lesen unmerklich die Druckfehler, wir ergänzen halbgehörte Sätze eines Redners nach dem Sinn, natürlich um so vollkommener, je vertrauter uns der behandelte Gegenstand ist. Wo dagegen die zum Verständnis nötigen Assoziationen fehlen, ist die Möglichkeit irriger Auffassungen vorhanden. Die gesunde Geistestätigkeit befähigt zu genauen Wahrnehmungen, weil ihr die Eigenschaft der Aufmerksamkeit zukommt. Man versteht darunter nicht etwa eine besondere Geistesfunktion, sondern nur die erfahrungsmäßige Erscheinung, daß gewisse Eindrücke und Vorstellungen zeitweise im Vordergrund der Beobachtung und des Denkens stehen, entweder durch ihre hervorragende Deutlichkeit, als auffallende Teile des Gesamtbildes, oder durch den besonderen Gefühlston, der sie uns annähert und verwandte Assoziationen wachruft. Wir sehen z. B. im Straßengewühl der Großstadt entweder die auffallenden Erscheinungen, hören die lautesten Geräusche usw., wir können aber, wenn es uns genehm ist, bestimmte weniger auffallende Dinge beobachten und aus dem allgemeinen Lärm etwa die Klänge einer leise ertönenden Melodie heraushören. Ohne eine solche Auswahl würden wir beständig der Spielball trügerischer Wahrnehmungen und unangenehmer, für uns gleichgültiger oder störender Eindrücke sein. Jede stärkere Ermüdung bringt Zustände, die daran erinnern, insbesondere die Unfähigkeit, logischen Auseinandersetzungen zu folgen; der Ermüdete überhört wichtige Teile der Darstellung und wird durch jede unbedeutende Störung abgelenkt. In Erschöpfungspsychosen, bei der manischen Ideenflucht, bei akuten Vergiftungen mit Gehirngiften ist die Fähigkeit zur Konzentrierung der Aufmerksamkeit völlig verloren gegangen und damit die richtige Beurteilung der äußeren und inneren Vorgänge schwer gestört; dasselbe tritt ein, wenn durch organische Erkrankungen, wie bei Dementia paralytica, die Assoziationsbahnen untergehen, die den normalen Zusammenhang der Vorstellungen ermöglichen.

Die in ihrem Wesen noch völlig dunkle Umwandlung physiologischer Reize in psychische Vorgänge und die damit verbundene Wahrnehmung des Auftretens von Empfindungen, Vorstellungen, Gefühlen und Willensregungen nennen wir Bewußtsein. Aus der Gesamtheit der Organ- und Lagegefühle und der Lust- und der Unlustempfindungen des Organismus ergibt sich das Bewußtsein der Körperlichkeit; aus der Erfahrungserkenntnis, daß die früher erlebten und durch die

Erinnerung erneuten geistigen Zustände demselben Subjekt angehören, resultiert das Bewußtsein der Persönlichkeit; diese beiden, die man auch als Selbstbewußtsein zusammenfaßt, stehen dem Bewußtsein der Außenwelt gegenüber, das die äußeren Vorgänge erfaßt. In gewissen Krankheitzuständen kann das Selbstbewußtsein aufgehoben sein, während das Bewußtsein der Außenwelt nicht erheblich gestört ist. Dadurch kommen dann scheinbar überlegte Handlungen zustande, die doch dem Bewußtsein des Handelnden fremd sind und auch nicht in die Erinnerung aufgenommen werden. Solche Dämmerzustände finden sich besonders bei Epilepsie und Hysterie und machen oft gerichtsärztliche Schwierigkeiten. Eine weitere Steigerung dieser Störung bezeichnet man als Bewußtlosigkeit; hier ist die Tätigkeit des Denkorgans völlig aufgehoben. es wird weder empfunden noch gedacht, und keine Willensregung tritt ein. Das Kennzeichen der Bewußtlosigkeit ist das nachträgliche Fehlen aller Erinnerungen für die betreffende Zeit, die Amnesie. Sie erstreckt sich oft auch noch auf die letzte Zeit vor dem Eintreten der Bewußtlosigkeit, so daß z. B. Erhängte, die wieder ins Leben gerufen werden konnten, oft gar nichts von ihren Selbstmordvorbereitungen wissen. Ebenso umfaßt die Amnesie des berauscht Gewesenen häufig auch die Zeit, wo der Betreffende noch ziemlich klar zu sein schien.

Bei gesundem Bewußtsein werden die Erinnerungen auch in verschiedener Deutlichkeit festgehalten. Das hängt einerseits, wie schon hervorgehoben wurde, von der Stärke des Eindruckes und seinem Gefühlstone ab, andererseits auch sehr wesentlich von dem Zustande des Gehirns. Die Fähigkeit des Gehirns, frische Eindrücke festzuhalten, nennt man, nach Wernicke, die Merkfähigkeit. Sie ist normalerweise größer in der Jugend als im Alter; krankhafte Störungen erleidet sie überall da, wo durch Zerfahrenheit der Assoziationen oder durch ungenaue Wahrnehmungen das Erinnerungsbild von vornherein matt aufgenommen wird. Insbesondere die chemische Schädigung des Gehirns durch Alkohol stört sehr die Merkfähigkeit, aber auch die gewöhnliche Ermüdung wirkt ungünstig darauf ein, zum Teil aus den eben genannten Gründen. Wiederholung der Eindrücke trägt sehr zur Festigung des Erinnerungsbildes und seiner Assoziationen bei; daher die Erscheinung, daß die in der Jugend erfahrenen und durch Wiederholen auswendig gelernten Vorstellungskreise bis in das späteste Alter geläufig bleiben: das Gedächtnis bleibt erhalten, auch wenn die Merkfähigkeit stark abnimmt. Das zeigt sich auch bei Krankheiten sehr deutlich; bei funktionellen Psychosen ist die Merkfähigkeit oft ganz aufgehoben, aber das Gedächtnis ungestört, soweit die Kranken zu Äußerungen zu bewegen sind; bei organischen Psychosen treten die Störungen des Gedächtnisses erst ein, wenn größere Teile des Assoziationsorganes zugrunde gegangen sind. Die geringeren Störungen der Merkfähigkeit äußern sich durch mangelhafte zeitliche Verknüpfung der Eindrücke; der Kranke weiß nicht mehr, ob er etwas Bestimmtes heute oder gestern erlebt oder erzählt hat usw. Indem dabei die Tatsachen gewissermaßen willkürlich geordnet werden, kommt es zu Entstellungen der Wahrheit, zu Erinnerungsfälschungen, ganz besonders, wenn Gefühlsbetonungen oder die Beteiligung der eigenen Persönlichkeit mitspielen, also die Wahrnehmung durch das Urteil mit beeinflußt wird. Wie es Gesunde gibt, die nach einem lebhaften Streit glauben, alles das gesagt zu haben, was ihnen in Wirklichkeit erst nachher als passende Antwort eingefallen ist, so wird unter krankhaften Verhältnissen noch in viel stärkerer Weise die Wirklichkeit mit den Zutaten der Einbildungskraft vermischt. Namentlich bei Dementia paralytica, im Delirium tremens, bei Psychosis polyneuritica und bei gewissen Formen von Paranoia und Dementia praecox kommt es dadurch zu den eigentümlichsten Konfabulationen. Auch eine Gruppe der Grenzzustände verdankt dieser Eigenart den Namen der Pseudologia phantastica, der pathologischen Lügensucht.

Zu den Erinnerungsfälschungen rechnet man auch die von Sander beschriebene Empfindung, ein eben stattfindendes Erlebnis schon einmal ganz ebenso durchgemacht zu haben. Die Erscheinung, die man auch als Doppeldenken bezeichnet, kommt bei Gesunden gelegentlich in Zuständen der Erschöpfung vor und ist bisher unerklärt. Daß sie auf ungleichzeitigem Denken beider Gehirnhälften beruhe, ist nicht anzunehmen. Unter krankhaften Verhältnissen kommt die Empfindung besonders ausgebildet bei Epileptischen und Hysterischen vor.

Wird der innere Zusammenhang des Vorstellungsablaufs

gestört, so entsteht Verwirrtheit, Inkohärenz. Eine Andeutung davon bringen vielfach schon unruhige Träume, namentlich bei Übermüdung oder im Fieber, ferner gehört dazu das zusammenhangslose Denken in manchen Rauschzuständen. Das Wesen der Verwirrtheit liegt darin, daß nicht wie im normalen Zustande bestimmte leitende Vorstellungen das Denken beherrschen, sondern daß der Zufall äußerer oder innerer Reize die Assoziationen bestimmt. Bei geringeren Graden ist oft noch ein gewisser Zusammenhang der aufeinander folgenden Vorstellungen nachweisbar, oder eine Bestimmung durch äußere Eindrücke. Bei dieser Ideenflucht ist vielfach die äußere Ähnlichkeit der Worte, der Gleichklang oder der Rhythmus bestimmend für die Aneinanderreihung. Das akute Auftreten von Verwirrtheit ist ganz besonders an eine mehr oder weniger schwere, oft rauschartige Trübung des Bewußtseins gebunden; unter Umständen wird sie durch massenhaft auftretende Halluzinationen oder durch krankhafte Affektzustände begünstigt, doch sind diese nicht immer dabei vorhanden. Oft bildet die Verwirrtheit einen Teilzustand der erwähnten Dämmerzustände, im allgemeinen ist aber eine erhöhte Ablenkbarkeit der Vorstellungstätigkeit dazu erforderlich. Infolgedessen verbindet sich die geistige Verwirrtheit gewöhnlich auch mit einer Unstetigkeit und regellosen Geschäftigkeit der Bewegungen.

Eine andere wichtige Störung des Vorstellungsablaufes ist die Denkhemmung. Es besteht dabei, oft von den Kranken selbst deutlich und schmerzlich empfunden, eine Verlangsamung der Wahrnehmung und der Assoziationen und eine Beschränkung des Denkens auf bestimmte Gebiete, die der wohl immer zugrunde liegenden trüben Stimmung entsprechen. Die Erschwerung des Denkens kann so weit gehen, daß der Kranke dem Beobachter als erheblich schwachsinnig oder gar blödsinnig erscheint, während mit dem Schwinden des depressiven Affekts alsbald ein völlig ungestörtes Denkvermögen wieder da ist. Bei Besprechung der Melancholie wird darauf zurückzukommen sein.

Bei den Erinnerungsfälschungen greifen die sonstigen Vorstellungen des Betreffenden in die Wahrnehmungen verändernd ein. Bei andern krankhaften Zuständen werden, wie ebenfalls schon angedeutet ist, wenig oder gar keine Assoziationen gebildet, hier muß also außer der Gedächtnisschwäche auch eine Urteilschwäche eintreten, da das Urteil, die Kritik ja nur in der Verknüpfung der gegenwärtigen Vorstellungen mit denen des Erfahrungschatzes besteht. Es ist ohne weiteres klar, daß jede Störung der Wahrnehmung, der Erinnerung und der Vorstellungverknüpfung das Urteil schädigen muß; am schwersten ist die Schädigung, wenn alle drei Arten von Störungen zusammenwirken. Jede gefälschte Wahrnehmung und noch mehr eine Halluzination muß zu falschen Vorstellungen führen, wenn sie nicht durch Überlegung und Urteil auf ihren richtigen Wert zurückgeführt wird. Wenn eine falsche Vorstellung infolge krankhafter Assoziationstörungen nicht berichtigt wird, während ihre Berichtigung nach den Fähigkeiten des Betreffenden im übrigen möglich wäre, so bezeichnet man sie als Wahnvorstellung. Daraus ergibt sich, daß man die falsche Vorstellung und die Wahnvorstellung nur durch die Beurteilung der ganzen Persönlichkeit, oft nur durch Kenntnis der tatsächlichen Verhältnisse unterscheiden kann. Wenn ein einfacher Mann sich einreden läßt, es sei möglich, durch irgend eine Vorrichtung die Schwerkraft aufzuheben, so ist das eine falsche Vorstellung; wenn ein Physiker dasselbe glaubt, so ist das eine Wahnidee. Ähnlich unterscheidet sich auch der Aberglaube von der Wahnvorstellung. Wenn endlich eine Frau die Untreue ihres Mannes behauptet, so kann nur die Erhebung der Tatsachen feststellen, ob das eine richtige, eine irrtümliche oder eine wahnhafte Auffassung ist. Oft ist daher die Beurteilung unendlich schwer.

Bei Geisteskranken kommen Wahnvorstellungen im Anschluß an Sinnestäuschungen oder an Erinnerungsfälschungen oder wohl am häufigsten als primäre Störungen der Vorstellungstätigkeit vor. Vermutlich begründet eine krankhafte Gefühlsbetonung (vgl. S. 33) bestimmter, umschriebener Gedankenreihen, die meist auf die eigene Persönlichkeit Bezug haben, diese Störung des Urteils. Das geschieht natürlich um so leichter, wenn ein allgemeiner Affektzustand oder eine Bewußtseinstrübung das klare Denken und die Kritik erschwert. Die in solchen Zuständen entstandenen Wahnvorstellungen verblassen und verschwinden daher gewöhnlich mit der Wiederkehr gesunder Überlegung. Wo dagegen die Wahnvorstellung bei klarem Bewußtsein auftritt und wegen der krankhaften Disposition des Gehirns nicht korrigiert wird, wird sie meist ein fester Bestandteil des Denkens, *fixe Idee*, mit derselben Gültigkeit wie der normale Erfahrungschatz, und es werden darauf andere Vorstellungen logisch aufgebaut, die wegen ihrer krankhaften Grundlage vielfach ebenfalls wahnhaft sein müssen. Man spricht dann von *Systematisierung des Wahns*. Daneben können die geistigen Verrichtungen, die nicht direkt mit den Wahnvorstellungen oder mit ihrer krankhaften Grundlage zusammenhängen, lange Zeit ziemlich ungestört einhergehen. Man glaubte ehemals, daraus eine „partielle" Geistesstörung ableiten zu dürfen. Indessen schreitet in solchen Fällen die wahnhafte Verfälschung des Denkens allmählich und in kaum merklichem Übergange auf andere Gebiete weiter, und es ist nie mit Sicherheit anzugeben, welche Urteilsreihen noch von dem krankhaften Einflusse frei sind. Dieser wird gewöhnlich auch noch dadurch verstärkt, daß neben den Wahnideen allmählich entsprechende Illusionen und (psychische oder zentrifugale) Halluzinationen als Folgeerscheinungen desselben krankhaften Gehirnzustandes aufzutreten pflegen.

Dem Inhalte nach unterscheidet man die beiden großen Gruppen der *depressiven* und *expansiven Wahnideen* oder den *Kleinheits-* oder *Beeinträchtigungswahn* und den *Größenwahn*. Zu jenem gehören besonders die *hypochondrischen* Vorstellungen, die sich auf krankhafte Zustände des eigenen Körpers richten, ferner der *Versündigungswahn*, der besonders bei Melancholie, aber auch bei anderen Formen vorkommt, weiterhin der *Verfolgungswahn*, wobei der Kranke sich körperlich oder in seinen ganzen Lebensverhältnissen feindlich beeinflußt glaubt. Aus allgemeinem Argwohn bilden sich dabei allmählich immer klarere Verfolgungsideen hervor; zunächst werden die Verfolgungen meist in natürlicher und nicht ohne weiteres als krankhaft erkennbarer Art geschildert (Verleumdungen, Schädigungen im Geschäftsleben, Verhöhnungen durch Gebärden, Zeitungsartikel usw.), dann aber werden sie schon weniger glaubhaft auf ganze Gruppen, auf Freimaurer, Jesuiten usw. bezogen, und endlich werden zur Erklärung der krankhaften Empfindungen und Vorstellungen ganz geheimnisvolle Vorgänge angenommen: die Feinde wirken durch Magnetismus, Elektrizität, Telephonieren und Hypnose aus der Entfernung ein (Telepathie), Raum und Zeit usw. spielen keinerlei hindernde Rolle mehr. Vergiftungen, Samenabtreibung, Schwängerung, körperliche Quälereien aller Art werden auf solche Weise vermeintlich gegen den Kranken ausgeübt; er glaubt sich ganz oder teilweise verwandelt usw. — Der Verfolgungswahn findet sich als flüchtige Erscheinung zumal bei den Erschöpfungs- und Infektions- und Intoxikationspsychosen, fixiert dagegen am besten ausgeprägt bei der Paranoia. Eine häufige Form des Beeinträchtigungswahnes ist der Eifersuchtswahn, der besonders beim chronischen Alkoholismus eine wichtige Rolle spielt.

Der Größenwahn kann sich ebenfalls auf die körperliche oder die geistige Persönlichkeit des Kranken oder auf seine gesamten Verhältnisse beziehen. Er glaubt je nachdem, sehr stark, aller körperlichen Vorzüge voll zu sein, Weiber rühmen sich ihrer zahlreichen und schönen Kinder, die Abgänge der Kranken sind golden, ihre geistigen Leistungen unerreicht. Allgemeinere Überschätzungsvorstellungen spiegeln ihnen hohe Abkunft, großen Reichtum, wichtige Lebensstellungen vor, viele glauben Graf, Fürst, Millionär, Feldmarschall, Kaiser, Weltverbesserer, Christus, Gott und endlich Obergott zu sein. Daneben zeigt sich gesteigerte Unternehmungslust, von unüberlegten Ankäufen bis zum Plane von Mondbahnen u. dgl. Sehr schneidend ist oft der Gegensatz zwischen diesen Vorstellungen, womit unendliche Prahlerei getrieben wird, und dem hilflosen Körper- und Geisteszustand der Kranken. Größenvorstellungen kommen bei Manie als Ausfluß des Affekts, als fixierte Teile des Denkens besonders bei Paranoia, Dementia praecox und Dementia paralytica vor.

Häufig verbinden sich Größen- und Kleinheitsideen in derselben Person; der Kranke glaubt sich wegen seiner besonderen Stellung und Bedeutung verfolgt usw. Auf der Grenze beider Arten und je nach dem Einzelfall mehr als Beeinträchtigung oder als Vorzug aufgefaßt steht die bei Weibern häufige Vorstellung, schwanger zu sein, die bald auf feindliche Notzucht, bald auf unwiderstehliche Reize der eigenen Person, bald auf übernatürliche, göttliche Einflüsse zurückgeführt wird. Eine Einsicht für das Krankhafte des Wahns besteht nie, im Gegenteil, die meisten Wahnkranken halten sich für völlig gesund, viele für gesünder als je.

Eine andere Form von krankhafter Assoziationstätigkeit sind die Zwangsvorstellungen. Es handelt sich dabei um Vorstellungen, die sich gegen den Willen und die Überlegung unter dem Gefühl lästigen Zwanges in das Bewußtsein eindrängen. Unter normalen Verhältnissen kommen vorübergehend Andeutungen davon vor, z. B. in dem störenden Haften eines erschreckenden Vorfalls oder einer Melodie, die man nicht wieder loswerden kann, in dem Bedenken, ob man beim Verlassen des Hauses die Tür sicher zugeschlossen habe, in dem Gedanken, bei einer feierlichen Handlung lachen zu müssen, in einer Gesellschaft mit irgend einer Vernachlässigung der Kleidung erschienen zu sein u. dgl. m. Während beim Gesunden lästige Erinnerungsbilder durch Ablenkung, störende Besorgnisse oder Einfälle durch die Überlegung alsbald beseitigt werden, genügt gegenüber den krankhaften Zwangsvorstellungen weder der Wille noch die Einsicht in das Fremdartige der Erscheinung. Die Kranken sagen mit Recht, daß sie die Vorstellungen für lächerlich, für unbegründet usw. halten, aber sich doch nicht davon losmachen können. Der Versuch, einer Zwangsvorstellung nicht nachzugeben, bestraft sich gewöhnlich durch lebhafte Angst- oder Unlustgefühle. Der Inhalt knüpft sich oft an ein bestimmtes Erlebnis (vgl. S. 35, Intentionspsychosen) oder an mehr oder weniger unbestimmte Empfindungen des Unbehagens (Schwindelgefühl auf Höhen, Gefühl der Hilflosigkeit im geschlossenen Eisenbahnwagen, der persönlichen Kleinheit in einem menschengefüllten großen Saal u. dgl. m.), an allgemeine abergläubische Meinungen oder verbreitete Befürchtungen. Oft ist der Ausgangspunkt vollkommen unklar, namentlich in gewissen Fällen, wo die Zwangsvorstellung in dem Auftreten an sich sinnloser Erinnerungsbilder, Wörter und Wortgruppen oder in zwecklosem Fragen oder Grübeln besteht. Freud will in den Zwangsvorstellungen jedesmal verwandelte, aus der absichtlichen psychischen Verdrängung wiederkehrende Selbstvorwürfe sehen, die sich auf eine geschlechtliche, mit Lust ausgeführte Handlung aus der Kinderzeit beziehen. Auch andere Autoren finden darin stets einen Hinweis auf ein verdrängtes Schuldbewußtsein. Die Zwangsvorstellungen kommen zumal bei der Neurasthenie und bei gewissen hereditär Abnormen vor und werden bei deren Besprechung (im zweiten Buche) eingehender geschildert. Selten gehen sie im weiteren Verlauf in Wahnvorstellungen über. Gelegentlich kommt es zu Halluzinationen im Sinne der Zwangsvorstellung.

3. Störungen der Gefühlsvorgänge.

Krankhafte Affekte und Stimmungen.

Im Geistesleben des Gesunden werden alle Empfindungen und Vorstellungen von einem bestimmten Gefühlston der Lust oder Unlust begleitet, der sich im allgemeinen nach ihrem freundlichen oder feindlichen, fördernden oder hemmenden Verhältnis zu der Persönlichkeit des Menschen richtet. Bei den Empfindungen sind wir allerdings vielfach nicht in der Lage, den Grund anzugeben, weshalb sie uns Lust oder Unlust erregen, weshalb uns ein Akkord harmonisch, ein andrer dissonant klingt. Ebensowenig können wir es direkt ableiten, daß die sogenannten ethischen Gefühle, das Gefühl für Familie, für Ehre, Recht, Eigentum, Reinlichkeit, Ordnung usw., zu den angenehmen gehören. Jedenfalls besteht aber bei den meisten Menschen eine Übereinstimmung, ein „normales" Gefühl. Die Gesamtwirkung, die solche Gefühlstöne auf den Geist ausüben, bezeichnet man, wenn sie dauernd ist, als Charakter, wenn sie vorübergehend ist, als Stimmung, und die Schwankungen der Stimmung nach der Lust- oder Unlustseite nennt man Affekt.

Unter krankhaften Verhältnissen sind Stimmung, Charakter und Affekte vielfachen Abänderungen unterworfen. Die Stimmung kann gleichgültig und teilnahmlos sein, so daß Vorgänge ohne Eindruck bleiben, die sonst deutliche Gefühlstöne anregen. Die Gleichgültigkeit kann gegen alle Vorgänge der Außenwelt gleichmäßig bestehen, oder z. B. besonders die ethischen Gefühle betreffen, die auch unter normalen Verhältnissen von dem werdenden Menschen viel später erworben werden als die an das eigene Ich geknüpften (egoistischen) Empfindungen. Bei manchen Geistesstörungen, besonders bei Formen des angeborenen Schwachsinns, kommen die ethischen (altruistischen) Gefühle gar nicht zur Entwicklung[1]; bei anderen verschwinden sie zuerst, eher als die eigentlichen Verstandeskräfte, wenn Geistesschwäche sich ausbildet, so besonders bei der Dementia paralytica und beim chronischen Alkoholismus.

In anderen Fällen ist die Stimmung wechselnd, sie wird nicht, wie beim Gesunden, durch ein gewisses Gleichmaß ausgezeichnet, sondern sie ist jedem flüchtigen Eindruck unterworfen. Die angeborene Neigung zu schnellem Stimmungswechsel, der ja auch dem Kinde eigen ist, das Mißverhältnis zwischen dem Anlaß und der Stärke und Dauer des Affektes, kennzeichnet wiederum den geistig nicht voll oder abnorm Entwickelten (angeborenen Schwachsinn, Hysterie). Erworben findet sie sich bei vorübergehenden geistigen Erschöpfungszuständen (z. B. bei Neurasthenie, nach akuten Geisteskrankheiten) und bei schwererem geistigen Verfall, wo das geschwundene Gedächtnis die Erinnerung an die kurz vorhergehende Stimmung und ihre Begründung schnell fahren läßt (Dementia paralytica).

Dem Stimmungswechsel verwandt und deshalb annähernd denselben Krankheitsformen eigen ist die krankhafte Reizbarkeit, die Neigung, auf geringe Anlässe mit schweren Affekten, zumal mit Ärger- und Zornausbrüchen zu antworten. Immer ist sie das Zeichen einer krankhaften Gehirnverfassung. Mehr als irgend einer Störung ist sie der Epilepsie eigen, aber auch Neurasthenie, Alkoholismus, Manie und Dementia paralytica bringen die Neigung dazu.

Während die geschilderten Stimmungsveränderungen im gesunden Leben ziemlich viel Berührungspunkte haben, finden sich unter krankhaften Verhältnissen dauernde, geistig nicht begründete, also primäre Affekte, denen auf gesundem Gebiet nur die auf bestimmten Ursachen beruhende freudige oder traurige Stimmung gegenübergestellt werden können. Immer sind die Affekte von großem Einfluß auf den Vorstellungsablauf; er steht entweder einseitig unter der Herrschaft der seiner Färbung entsprechenden Vorstellungen, oder er wird gehemmt und unter-

---

[1] Man hat solche Formen als *Moral insanity*, moralisches Irresein, bezeichnet; vgl. im zweiten Buch das Kapitel Grenzzustände.

brochen. Die schmerzliche, deprimierte Stimmung, psychische Depression, kann natürlich auch sekundär, durch unangenehme Empfindungen oder Vorstellungen bedingt sein, häufig ist sie aber rein primär, d. h. entweder ganz unbegründet oder doch nach Maß und Dauer durch den angeblichen Anlaß nicht genügend erklärt. Dabei kann sie so tief gehen, daß sämtliche äußeren Eindrücke, auch die sonst angenehmen, nur Unlust erzeugen (vgl. Melancholie). Umgekehrt kommt eine krankhaft heitere, gehobene, expansive, Stimmung vor, die ebenfalls sekundär, z. B. durch eingebildetes Glück, Selbstüberschätzung u. dgl. begründet, aber auch wieder rein primär sein kann (vgl. Manie). Erfahrungsgemäß schlägt sie leicht, wenigstens vorübergehend, in Zorn um, also in einen Unlustaffekt, während die schmerzliche Verstimmung häufig in den ihr innig verwandten Affekt der Angst übergeht oder darin Ausdruck findet. Die Angst ist eine außerordentlich häufige und sehr wichtige krankhafte Erscheinung. Im Gegensatz zu dem ihr sonst nahestehenden Affekt der Furcht ist die Angst (im psychiatrischen Sinne) nicht durch äußere Einwirkung oder durch Vorstellungen hervorgerufen, sondern sie erscheint von selbst und unerklärt, so daß die Kranken sagen: ich weiß selbst nicht, wovor ich Angst habe, ich sehe ja ein, daß meine Angst grundlos ist u. dgl. m. Aber dadurch wird das beklemmende Gefühl nicht geringer. Meist verbindet es sich mit einer Empfindung von Enge (daher das Wort Angst) in der Magen- oder Herzgegend: Präkordialangst, andere Male wird die Angst in den Kopf oder in den Schlund, in den Rücken, in den Unterleib verlegt oder gar nicht lokalisiert. Sie verbindet sich mit dem Gefühl der Herzschwäche und des Versagens der Beine, mit allgemeiner Unruhe, zuweilen mit unregelmäßigem Puls, meist mit Blässe der Haut, die weiterhin in Röte übergehen kann, mit unregelmäßiger, gepreßter Atmung (Zwerchfelltiefstand), oft mit Unfähigkeit zu denken und zu sprechen usw. Die Besonnenheit kann dadurch völlig aufgehoben werden; Selbstmord, Gewalttaten, Brandstiftung im Angstaffekt sind auch bei sonst besonnenen Kranken nicht selten und erscheinen den Laien dann oft unerklärlich. Die Angst kommt entweder in Anfällen, oder sie besteht mehr dauernd und dann mit weniger ausgesprochenen körperlichen Erscheinungen. Eine regelmäßige

Begleiterin ist sie bei der Melancholie und bei der akuten Verwirrtheit, aber auch ohne ausgesprochene geistige Störung findet sie sich als häufiges und wichtiges Zeichen bei der Neurasthenie. Hier tritt sie entweder rein, in der geschilderten Weise, auf, oder in Verbindung mit bestimmten Vorstellungen, so daß z. B. jemand, der sich auf einem gepflasterten Wege den Fuß verstaucht hat, nun dauernd bei jedem Betreten einer gepflasterten Straße von der Angst, zu fallen, überkommen wird: Intentionspsychosen nach L. MEYER. Vgl. auch die Besprechung der Zwangszustände im Abschnitt Grenzzustände.

4. Störungen des Wollens und Handelns.

Die motorische Seite des Seelenlebens ist von dem Vorstellungsleben untrennbar, ein eigenes Organ des Willens besteht nicht. Manche Forscher sind sogar der Meinung, daß die willkürlichen Bewegungen nichts weiter darstellen als ein Lebendigwerden von Bewegungsvorstellungen. Jedenfalls hängen sie innig mit dem Verhalten der Assoziationen zusammen. Das äußert sich zunächst darin, daß die Beschleunigung des Vorstellungsablaufs regelmäßig mit allgemeiner Unruhe, mit einer erleichterten Auslösung von Bewegungen und Handlungen, Bewegungsdrang, die Hemmung der Ideenassoziation oder mangelhafte Ausbildung dagegen mit Herabsetzung der Willensantriebe, mit Verminderung und Verlangsamung der gewollten motorischen Äußerungen einhergeht. Die typischen Beispiele für diese beiden Fälle geben die Manie und die Melancholie. Bei der Verwirrtheit ist das Verhalten je nach dem begleitenden depressiven oder lebhaften Affekt verschieden. Die höchsten Grade der psychomotorischen Hemmung, bis zur völligen Willenlosigkeit, Abulie, finden sich da, wo das Vorstellungsleben fast ganz aufgehört hat, beim sogenannten Stupor, der zumal die Katatonie und die höchsten Grade der angeborenen oder erworbenen Geistesschwäche begleitet, aber auch bei Melancholie und als zeitweilige Erscheinung auch bei Epilepsie und in den schlafähnlichen Zuständen der Hysterie vorkommt. Bei dem ausgesprochenen Stupor fehlt die Neigung zu Bewegungen ganz. Der Kranke sitzt oder liegt möglichst regungslos, läßt den Unterkiefer hängen und den Speichel zum Munde herauslaufen und muß wie ein Kind gewartet werden. Hebt man seinen Arm auf, so läßt er ihn wie tot zurückfallen.

In anderen Fällen ist die Regungslosigkeit mit einer gewissen dauernden Spannung der Muskulatur verbunden: Katatonie. Der Körper kann dadurch die verschiedensten Haltungen annehmen, deren einzelne trotz aller Unbequemlichkeit Wochen und Monate lang festgehalten werden: Haltungsstereotypie. Äußere Einwirkungen auf die Gliederstellung begegnen deutlichem Widerstande: Negativismus, ebenso die Anregung zur Nahrungsaufnahme und zur Verrichtung der Bedürfnisse. Zuweilen zeigen die Glieder dagegen *flexibilitas cerea*, sie lassen sich ohne Widerstand in jede beliebige Stellung bringen und verharren darin, bis man ihnen eine andere gibt oder bis Ermüdung sie herabsinken läßt. Diese Beeinflußbarkeit, die man auch als Befehlsautomatie bezeichnet, erinnert an die Suggestibilität der Hypnotisierten. Die Augen sind geschlossen oder ausdruckslos ins Weite gerichtet eder verdreht, die Lippen rüsselartig vorgeschoben, Schnauzkrampf; sprachliche Äußerungen sind häufig nicht zu erzielen, Mutazismus. Die Starre wechselt zeitweise mit rhythmischen oder einförmig fortgesetzten seltsamen Bewegungen, Bewegungsstereotypie, unsinnigen Handlungen, stundenlangem Deklamieren sinnloser Sätze: Verbigeration. Angefangene Bewegungen werden oft plötzlich unterbrochen oder anders beendigt als beabsichtigt. Es handeit sich hier eben nicht um ein Fehlen der Willensantriebe, sondern um innerliche Gegenbefehle, bei deren Ausbleiben die Handlungen frei von statten gehen. Reste dieser Bewegungen findet man vielfach als krankhafte Manieren bei alten verblödeten Katatonikern, so z. B. klopfendes Vorstellen eines Fußes, Scheuern bestimmter Teile, Ausrupfen der Haare usw. Verwandte Erscheinungen finden sich als Zwangsbewegungen bei erblich Belasteten vgl. den Abschnitt Grenzzustände, die sich als zwangsmäßig dadurch kennzeichnen, daß sie dem Betreffenden als krankhaft erscheinen, aber doch nicht unterdrückt werden können; sie sind entweder gar nicht mit bestimmten Vorstellungen verbunden: *Maladie des tics*, oder ein Ausfluß von Zwangsvorstellungen (s. S. 32). Endlich gibt es noch triebartige (impulsive) Handlungen, die namentlich bei erblich

Belasteten auf dem Boden krankhafter Affekte (lebhafter Geschlechtstrieb, Heimweh, menstruelle Reizung) mit unklarer treibender Vorstellung aufschießen; sie bestehen besonders häufig in Notzucht, Brandstiftung, Diebstahl, Selbstmord. Leichtere Andeutungen derartiger Triebe finden sich häufig bei Idioten und außerdem besonders unter dem Einfluß von Ärger, Zorn, Menstruationsaffekt usw. bei erblich Belasteten, in Angstanfällen auch bei anderen Kranken in Gestalt einer anscheinend unüberwindlichen Neigung zum Nägelkauen (Onychophagie), zu Verletzungen der Haut an den Nagelrändern, zum Wundkratzen des Gesichts und der Ohren.

Auch bei den Trieben des normalen Lebens, dem Nahrungstrieb und dem Geschlechtstrieb, kommen krankhafte Abweichungen vor. Der Nahrungstrieb ist bei zahlreichen Geistesstörungen herabgesetzt, indem entweder das Gefühl für Hunger und Durst fehlt (nicht selten bei Dementia paralytica, bei Manie) oder wegen Überempfindlichkeit des Magens vorschnell das Sättigungsgefühl eintritt (gelegentlich bei Hysterie, Neurasthenie, Melancholie). Die Nahrungsverweigerung (Sitophobie), die eine wichtige Erscheinung bei vielen Psychosen ist, beruht aber nur in der Minderzahl der Fälle auf vermindertem Nahrungstrieb, sondern meist auf Wahnvorstellungen: die Kranken glauben, das Essen nicht wert zu sein, es nicht bezahlen zu können, damit vergiftet zu werden usw. Im Gegensatz dazu findet sich bei Neurosen häufig ein krankhafter Heißhunger (Bulimie), der ganz plötzlich auftritt, sehr schnell gestillt wird, aber ebenso schnell wiederkehrt. Bei geistigen Schwächezuständen fehlt häufig das Sättigungsgefühl, so daß die Kranken essen, solange sie etwas haben, auch ungenießbare und ekelhafte Dinge. Auch ein übermäßiges Verlangen nach Reizmitteln, besonders Alkohol und Tabak, ist hierher zu rechnen. Als dritte Abweichung des Nahrungstriebes sind seine Perversionen zu erwähnen, die sich andeutungsweise schon bei nervösen Bleichsüchtigen und Schwangeren sowie bei Hysterischen als Gelüste (Picae) nach ungenießbaren oder schlecht riechenden Stoffen äußern; bei Geisteskranken kann die Verkehrung bis zum Kotessen (Skatophagie) gehen, namentlich bei Blödsinnigen und bei stark verwirrten Kranken mit Manie oder Amentia.

Auch der Geschlechtstrieb kann nach dreifacher Richtung verändert sein. Er ist herabgesetzt bei angeborenem Fehlen, ferner bei Melancholie; gesteigert bei psychischen Erregungszuständen, z. B. bei der Manie, im Anfange der Dementia paralytica und bei manchen Schwachsinnigen. Bei Männern äußert sich diese Satyriasis durch Aufsuchen liederlicher Weiber, Onanieren und widernatürliche Unzucht, bei Weibern durch zärtliche Blicke, Putzsucht, zweideutige Reden, Vorbringen von bedenklichen Klatschgeschichten, geschlechtliche Verdächtigung der Umgebung, Verlangen nach gynaekologischer Beratung oder Untersuchung, bei schwerer Störung durch unanständige Berührungen, Entblößungen, Onanie, Auflösen der Haare und Waschungen mit Speichel oder Urin. Nicht selten bildet religiöse Schwärmerei einen Ausdruck für unbestimmte sexuelle Triebe. Endlich kann der Geschlechtstrieb Verkehrungen (Perversionen) erfahren. Nach den neueren Forschungen, um die von Krafft-Ebing besondere Verdienste hat, kann man etwa folgende Formen unterscheiden. Zunächst richtet sich der Trieb, wie normal, auf das andere Geschlecht, aber die volle Befriedigung wird nicht durch den Beischlaf allein erreicht, sondern durch gleichzeitiges Quälen des Opfers, Peitschen, Beißen usw., bis zum Lustmord, Sadismus, oder diese Handlungen allein rufen Wollust hervor. Die Handlungen der Zopfabschneider, Mädchenstecher usw. beruhen auf solchen Perversionen. In anderen Fällen wird die Wollust erhöht, wenn der Betreffende vor dem Beischlaf oder stattdessen von der Geliebten mißhandelt wird, Masochismus. In wieder anderen erregt es den Perversen, wenn er seine Geschlechtsteile vor Weibern entblößt, Exhibition, oder wenn er weibliche Kleidungsstücke ansieht oder berührt, Fetischismus. Bei der zweiten Hauptgruppe ist der Geschlechtstrieb auf das eigene Geschlecht gerichtet, konträre Sexualempfindung. Trotz körperlich normaler Geschlechtsentwicklung fühlt der Kranke sich nach seinem ganzen Denken als Angehöriger des anderen Geschlechtes, der Mann als Weib, das Weib als Mann; zuweilen entspricht die äußere Körperform (abgesehen von den Geschlechtsteilen) diesen Vorstellungen in gewissem Grade. Umarmungen, gegenseitige Onanie, Päderastie und bei Weibern Tribadie sind die Äußerungen dieser angeborenen oder bei erblicher Belastung erworbenen Verkehrung.

Bei dem engen Zusammenhang zwischen Vorstellungen und Bewegungen ist es ohne weiteres klar, daß sich die krankhaften Vorstellungen in allen Ausdrucksbewegungen des Irren geltend machen müssen. Da wir die psychischen Vorgänge nicht direkt beobachten können, sind wir ja überhaupt bei der Beurteilung fast ganz auf das angewiesen, was die motorische Seite des Geisteslebens uns verrät. Die Äußerungen, die von den allgemeinen Störungen der Assoziation abhängen, haben wir kennen gelernt; die bei den einzelnen Krankheitsformen vorkommenden, die durch den Inhalt der Vorstellungen bedingt werden, werden bei den einzelnen Krankheitsformen genau geschildert. Die Physiognomie ist bei vielen Krankheiten höchst bezeichnend, so daß sie ein wichtiges Hilfsmittel für die Diagnostik bildet. Spannung, Teilnahmlosigkeit, heitere und trübe Stimmung, Mißtrauen, Angst, Selbstüberschätzung usw. sprechen sich sämtlich in den Gesichtszügen aus. Die Schilderung der einzelnen Krankheiten nimmt darauf entsprechende Rücksicht.

Die Sprache und die Schrift geben, abgesehen von ihrem Inhalt auch in ihrer Form viele wertvolle Hinweise. Der überstürzten Redeweise des Maniakalischen (Logorrhoe) entspricht seine Schrift, die sich nicht Zeit läßt, die einzelnen Worte vollständig zu machen, und schließlich ganz zusammenhangslos wird; zugleich äußert sich der ungestüme Bewegungsdrang in fortwährendem Unterstreichen, Einrahmen von Worten, Besudeln des ganzen Schriftstücks mit Tintenstrichen und Schnörkeln usw. Melancholische und trübe gestimmte Verwirrte kommen wegen der geistigen Hemmung weder zu zusammenhängendem Sprechen noch zum Schreiben, bringen höchstens einige Sätze unter Stocken und Zögern heraus und kommen im Schreiben noch weniger weit. Weiter haben die Schriftstücke der Kranken mit Hebephremie, Katatonie, Paranoia, Dementia paralytica, Imbezillität und Idiotie ebenso wie ihre Reden viel Besonderes, was im zweiten Buch genauer beschrieben wird. Eine eigentümliche Abweichung in der Form der Sprache stellt die bereits erwähnte, gewöhnlich mit den Erscheinungen der Katatonie verbundene Verbigeration dar, wobei sinnlose Wörter oder Sätze in pathetischer Weise immer wieder vorgetragen werden. Ähnliche Erscheinungen kommen bei paralytischer Demenz vor. In der Verwirrtheit werden vielfach neugebildete Wörter gebraucht, die zum Teil Verstümmelungen richtiger Worte, zum Teil völlig fremde Bildungen sind und zum Teil jedenfalls zur Bezeichnung besonderer, dem Gesunden unverständlicher Vorstellungen dienen.

VI. Die allgemeinen körperlichen Erscheinungen bei Geisteskrankheiten.

Nicht selten kann man beim ersten Anblick eines Menschen aus seinem ganzen Äußeren und aus der Umgebung, die er sich geschaffen hat, erkennen, daß er geisteskrank ist. In den meisten Fällen hat der Arzt nicht die Gelegenheit, den Kranken unbemerkt in seinem Verhalten zu studieren, er findet vieles, was bezeichnend wäre, sorgfältig von den Angehörigen „in Ordnung gebracht", und er ist wegen der Vorgeschichte auf die teils absichtlich, teils durch schlechte Beobachtung gefälschten Schilderungen der Umgebung angewiesen. Aus diesem Grunde hat man schon lange nach objektiven, greifbaren Zeichen des Irreseins gesucht, um so mehr, da das Urteil noch durch die Gefahr der Simulation von Geistesstörung erschwert wurde. Körperliche Erscheinungen, die das Vorhandensein geistiger Erkrankung sicherstellten, gibt es nun nicht, aber immerhin gewähren die objektiven Verhältnisse manchen wichtigen Anhalt und müssen daher genau gekannt sein, schon deshalb, weil vorhandene Veränderungen die Ursache der Störungen sein und für die Behandlung maßgebend werden können.

Zunächst finden sich, wie schon S. 7 angedeutet ist, bei zahlreichen Geisteskranken, jedenfalls verhältnismäßig viel zahlreicher als bei Gesunden und erblich normal Veranlagten, die sogenannten Entartungszeichen. Der Schädel kann im Sinne der Vergrößerung oder der Verkleinerung bedeutende Abweichungen vom normalen Mittel zeigen; die Vergrößerung kann durch Hydrokephalie verursacht sein, wobei das Schädeldach wie aufgeblasen über dem verhältnismäßig kleinen Gesichte aufragt, oder durch Rachitis, wobei die Stirn breit und steil erscheint und nach vorn vorspringt. Dabei kann das Gehirn wesentlich kleiner sein als normal, weil der Zwischenraum durch vermehrte Zerebrospinalflüssigkeit ausgefüllt wird, oder es ist zwar groß, aber mit spärlicher Rindenfaserung versehen, wie das bei Idiotie vorkommt. Im Gegensatz dazu kann der Schädel recht klein sein, ohne daß die geistige Entwicklung wesentlich leidet; man sieht die höchsten Grade von Mikrokephalie, wobei der Schädel dicht hinter und über den Ohren wie abgeschnitten ist und anscheinend kaum die Hälfte des normalen Gehirns einschließen kann, zuweilen bei Idioten mit leidlichen geistigen Fähigkeiten. Trotzdem sind die Größenveränderungen des Schädels, ebenso wie Asymmetrie desselben, unverhältnismäßige Entwicklung des Ober- oder des Unterkiefers, enge Wölbung oder völlige Flachheit des Gaumens, Hasenscharte, starke Unregelmäßigkeit der Zahnstellung, Ausbleiben eines Teils der Zähne, Mißbildungen der Ohrmuschel, Kolobom und eingestreute Pigmentflecke der Iris u. a. m. Zeichen einer minder vollkommenen Körperbildung, die häufig in mangelhafter Geistesanlage ihr Gegenspiel hat.

Unter den Veränderungen des übrigen Körpers haben eine ähnliche Bedeutung: der Kropf, dessen Einfluß auf die Gehirnernährung in den letzten Jahren so deutlich erkannt ist, die rachitischen Gliederverkrümmungen, starke Abweichungen des Wachstums, Zwergwuchs, Albinismus, überzählige Finger oder Zehen, angeborene Verwachsungen derselben, Mißbildungen der Geschlechtsorgane, Verharren des Uterus auf kindlicher Stufe, Fehlen der weiblichen Brüste, weibische Brustbildung bei Männern, Bartwuchs bei Weibern, abnormer Haarwuchs (bei Spina bifida) usw.

Der allgemeine Ernährungszustand hat innige Beziehungen zum geistigen Befinden. Bei der Besprechung der Krankheitsursachen (vgl. S. 12) ist das deutlich hervorgetreten. Von besonders schwerer Bedeutung sind die körperlichen Schwächezustände, wenn sie mit nervösen Störungen einhergehen, mit Anästhesien oder Hyperästhesien der Sinne, mit Neuralgien und vasomotorischen Störungen, weil diese sämtlich die Grundlage von abnormen Vorstellungen werden oder sich zu geistigen Störungen steigern können (vgl. Hysterie). Ebenso lehrreich ist die Feststellung des Körpergewichts, das bei akuten

Geisteskrankheiten regelmäßig sinkt und erst dann wieder ansteigt, wenn entweder die Genesung oder der Übergang in Verblödung eintritt. In der Erregungszeit der periodischen Manie steigt das Körpergewicht nicht selten, im Gegensatz zu dem regelmäßigen Gewichtsverlust bei akuten manischen Erregungszuständen. In chronischen Psychosen wechselt das Gewicht nach äußeren Verhältnissen, ähnlich wie beim Gesunden, nur die Dementia paralytica zeigt gewöhnlich längere Zeit eine Gewichtszunahme, die weiterhin unaufhaltsam dem Gegenteil Platz macht.

Die Körperwärme zeigt bei verschiedenen Geisteskrankheiten Abweichungen vom normalen Verhalten, die nicht durch äußere oder zufällige Einflüsse erklärt werden können. Sie ist im allgemeinen bei der Melancholie etwas herabgesetzt, mit oft wenig ausgesprochenem Abendmaximum, wogegen durch Angstanfälle Nebenmaxima bewirkt werden. Bei Manie ist die Temperatur auf der Krankheitshöhe um etwa 0,5 ° erhöht. Bei der akuten Verwirrtheit fehlt oft das Abendmaximum, die Höhenschwankungen sind ziemlich ausgedehnt, unregelmäßige Nebenmaxima oft vorhanden, auch ohne besondere Affekte oder Erregungen. Die hysterischen Geistesstörungen verhalten sich fast ebenso. Im Stupor ist die Temperatur meist herabgesetzt. Bei den schweren Fällen von Kollapsdelirium, die auch als Delirium acutum bezeichnet werden, kommt hohes Fiebes vor, bei Hysterie und bei Dementia paralytica finden sich zeitweilige Steigerungen zu mittleren Fiebergraden, im Anschluß an paralytische Anfälle auch hohes Fieber oder umgekehrt tiefe Senkungen, bis 30 ° C. im After ohne tötliche Vorbedeutung, vor dem Tode bis 23 ° C.

Der Puls ist an Zahl meist normal, im Stupor häufig verlangsamt, bei Stupor- und Depressionszuständen ist er oft gespannt, bei der paralytischen Demenz im Endstadium schlaff und dikrot. Im Affekt kommt eine geringe Spannung vor, die nur sphygmographisch nachweisbar ist.

Die Veränderungen des Harns nach Menge und Beschaffenheit stehen nicht fest. Eiweiß findet sich gelegentlich im Harn (ohne Nierenkrankheit oder Stauungen) nach epileptischen Anfällen, im Delirium tremens und bei Dementia paralytica, hier besonders nach paralytischen Anfällen. Zuckergehalt des Urins ist nicht häufiger als bei geistig Gesunden.

Die Menstruation setzt während akuter Geisteskrankheiten gewöhnlich aus, oft erscheint sie mit der Besserung wieder, manchmal erst nach vollendeter Heilung. Bei den chronischen und den unheilbaren Fällen zeigt sie meist keine Störung.

Die Speichelabsonderung ist zuweilen vermehrt, der Nachweis ist aber schwierig, und der Speichelfluß, der bei Stuporösen und Blödsinnigen häufig vorkommt, meist nur die Folge davon, daß die Kranken alles ausfließen lassen.

Die Verdauung und auch die Darmentleerung zeigen namentlich bei den Depressions- und Verblödungszuständen häufig Störungen, die wiederum auf die Krankheit ungünstig einwirken. Die Nahrungsverweigerung hat gewöhnlich akute Dyspepsie mit fauligem Mundbelag und üblem Geruch zur Folge.

Der Schlaf leidet bei akuten Psychosen meist erheblich; bei chronischen kommen fast nur durch Affekte Störungen vor.

Wichtige Befunde ergibt für manche Fälle der Gebrauch des Augen- und des Ohrenspiegels, allerdings nicht für die Psychose an sich, sondern insofern, als Störungen der peripheren Sinnesorgane die Ursache von Sinnestäuschungen sein können (vgl. S. 19).

Über die elektrodiagnostischen Ergebnisse bei Geisteskranken ist noch nichts Bestimmtes zu sagen. Man hat den Leitungswiderstand, die Empfindlichkeit und die Erregbarkeit bald vermindert, bald erhöht gefunden, ohne daß allgemeine Sätze darüber aufgestellt werden könnten.

Die Sehnenreflexe folgen den bekannten neurologischen Verhältnissen; als funktionelle Störungen findet man nicht selten Steigerung des Kniephänomens bei akuter Verwirrtheit, Hysterie, Neurasthenie, Fußklonus bei Epilepsie. Die Hautreflexe fehlen oft in stuporösen und depressiven Zuständen, einseitig zuweilen bei Hysterie. Von bedeutendem Wert ist das Verhalten der Pupillen. Ungleichheit der Pupillen kommt vorübergehend bei vielen Geistesgesunden vor; tritt sie dauernd auf, ohne daß Verschiedenheiten der Augen selbst daran schuld wären, so handelt es sich nicht selten um hereditäre Abnormität, ein Entartungszeichen; andererseits kommt Pupillendifferenz auch bei Katatonie und bei Dementia paralytica vor, ohne dafür bezeichnend zu sein. Auffallend weit sind die Pupillen nicht selten bei akuter Verwirrtheit und bei Katatonie, sehr eng in manchen Fällen von paralytischer Demenz, namentlich wenn gleichzeitig Tabes dorsalis besteht. Reflektorische Pupillenstarre, d. h. Ausbleiben der Verengerung und Erweiterung auf Lichteinfall oder Verdunkelung, oft bei erhaltener Verengerung auf Konvergenz der Augen, kommt bei Dementia paralytica, chronischem Alkoholismus, Gehirnsyphilis und ausnahmsweise bei multipler Neuritis vor. Nicht selten besteht dabei zunächst ein Unterschied, je nachdem man die Lichtreaktion direkt oder indirekt (durch wechselnde Beleuchtung des anderen Auges) prüft; die indirekte Reaktion kann länger bestehen, aber auch eher aufgehoben sein als die direkte. Herabsetzung der Reaktion bis zur Undeutlichkeit kommt vorübergehend bei allen akuten Geisteskrankheiten vor. Die bei Untersuchung mit der WESTIENschen Lupe bei Gesunden stets nachweisbare Pupillenunruhe, die feinen Schwankungen der Pupillenweite — dadurch bewirkt, daß jeder sensorische Reiz und jeder psychische Vorgang eine geringe Erweiterung hervorruft — fand BUMKE bei manchen Hysterischen und Manischen gesteigert, aber auch bei Gesunden individuell sehr verschieden, bei Dementia praecox und Katatonie in den verschiedensten Stadien ganz aufgehoben, nur selten trat nach starken Schmerzreizen die normale reflektorische Erweiterung ein; dagegen war die Licht- und Akkommodationsreaktion erhalten.

VII. Die Untersuchung der Geisteskranken.

Bei der Vornahme der Untersuchung wird es einen wesentlichen Unterschied machen, ob sie einen wissenschaftlichen Zweck hat und demnach sämtliche Hilfsmittel der Diagnostik (Kraniographie, Sphygmographie, den ganzen neurologischen Untersuchungsapparat usw.) heranzieht, oder ob sie dem praktischen Zwecke dient, den Geisteskranken und seine Leiden kennen zu lernen. Das Kompendium muß seine Aufgabe auf den praktischen Zweck beschränken.

Der Arzt hat sich dem Kranken stets unter richtiger Angabe seines Berufes zu nähern. Gerade bei unzugänglichen

Geisteskranken tut man am besten, nicht mit seiner Absicht zurückzuhalten. Man sagt dann vielleicht, man sei zur Untersuchung aufgefordert und werde ja leicht die Wahrheit feststellen, sei der Betreffende krank, so werde man ihm zu helfen suchen, andernfalls werde man für seine Gesundheit eintreten.

Ob man die körperliche Untersuchung vor oder nach Feststellung des geistigen Befundes vornehmen will, richtet sich nach dem Einzelfall. Manche Kranke gewinnen Ruhe und Vertrauen, wenn sie den Arzt zunächst an die Prüfung des Aussehens, der Zunge, des Pulses usw. gehen sehen, anderen ist das alles so unangenehm, daß man sich darauf beschränken muß, während des Gesprächs das Äußere recht genau aus der Entfernung wahrzunehmen und nachträglich so viel wie möglich genau festzustellen. Selbstverständlich muß der Verkehr immer den gesellschaftlichen Gewohnheiten des Kranken angemessen sein.

Die Betrachtung richtet sich zunächst auf den Gesamteindruck, ob dieser von dem Aussehen und Verhalten anderer Menschen desselben Standes, Alters und Geschlechts abweicht, nach der körperlichen oder nach der geistig mehr beeinflußten Seite. Dazu gehören einerseits Haltung, Gang, Größe usw., andererseits Gesichtsausdruck, Gebärden, Sprechweise, Ordnung und Sauberkeit in der Kleidung (und Umgebung), Verhalten gegen den Arzt und dessen Aufforderungen, Reaktion auf irgend welche Reize.

Weiterhin wird die Schädel- und Gesichtsform unter Beachtung der Entartungszeichen (vgl. S. 7), das Verhalten der Augenbewegungen, der Pupillen, der Gesichtsinnervation (ob gespannt, zuckend, schlaff, symmetrisch), der Zunge (ob gerade ausgesteckt, zitternd, zuckend), der Gesichtsfarbe (bleich, gerötet) festgestellt und darauf geachtet, ob Störungen der Sprachartikulation, des Sehens und des Hörens vorliegen. Bei abweichendem Befunde hat dann eine genauere Untersuchung einzusetzen.

Vom weiteren körperlichen Befunde soll stets die Untersuchung des Pulses (und der Arterienwand), des Kniephänomens, des Halses (Kropf) vorgenommen werden, womöglich auch die des Herzens, der Lungen, des Urins. Wo Krampf- oder Lähmungserscheinungen, Athetose usw. vorliegen, ist ein genauerer neurologischer Status praesens zu erheben. Die Geschlechtsteile untersucht man, namentlich bei weiblichen Kranken, nur auf dringenden Anlaß hin. Über Stuhlentleerung, Menstruation, Nahrungstrieb (nötigenfalls auch über den Geschlechtstrieb), Hunger, Durst, Schlaf, Schmerzen, Beschwerden unterrichtet man sich durch Fragen an den Kranken und getrennt davon an seine Umgebung.

Die geistige Untersuchung soll womöglich ein Gesamtbild des psychischen Zustandes etwa nach den Richtungen geben, die der Schilderung der allgemeinen geistigen Erscheinungen im 5. Abschnitt zugrunde gelegt sind. Es würde aber unzweckmäßig sein, sich einem bestimmten, wohl ausgearbeiteten Schema anzuvertrauen. Man arbeitet ja nicht mit einem toten Gegenstand, sondern man verhandelt mit einem Kranken, noch dazu mit einem geistig abnormen, oft reizbaren, empfindlichen, mißtrauischen und verschüchterten Menschen, den ein unbescheidenes Ausfragen verstimmt und stutzig macht. Man muß versuchen, seine überlegten und planmäßig die verschiedenen Seelengebiete streifenden Fragen in das Gewand einer leichten Unterhaltung zu bringen, die durch Teilnahme und Interesse geleitet erscheint und gelegentlich auch durch gelindes, vorsichtiges Anzweifeln der bestehenden Ansichten, Kenntnisse und Urteile des Untersuchten seine Äußerungen lebhafter macht. Je besser man dies versteht, um so mehr wird man von dem Vorstellungsinhalt erfahren.

Der einzuschlagende Weg ist natürlich verschieden je nach dem Bildungsgrade des zu Untersuchenden, je nach der Art wie man bei ihm und den Seinigen eingeführt ist usw. Bei den weniger gebildeten Kranken, die die Mehrheit bilden, fragt man nach Herkunft, Alter, Lebensgang, Stellungen, Einnahmen, Familienverhältnissen, Datum, Jahreszeiten, Wohnung, Einzelheiten seines Wohnortes, staatlichen, geschichtlichen und literarischen Personen und Werken, religiösen Begriffen u. dgl. m., bei höher Gebildeten sucht man ebenfalls zunächst einen nicht gerade mit der Krankheit zusammenhängenden Gesprächstoff zu finden, vielleicht aus welcher Gegend der Betreffende stamme, wie lange er am Ort sei, über frühere Begegnungen mit ihm, über Dinge seiner Neigung oder seines Berufs u. dgl. m. Man gewinnt aus diesen Gesprächen zunächst eine Übersicht über den Bildungsgrad, das Erinnerungsvermögen, die Merkfähigkeit, und den allgemeinen Ablauf der Vorstellungen (ob gehemmt oder beschleunigt, zusammenhängend, abschweifend usw.), oft auch über die Stimmung, den gegenwärtig herrschenden Affekt, über die ethischen Gefühle (gegen die Angehörigen, das Vaterland usw.). Überall wo man etwas Auffallendes oder Abnormes entdeckt, muß man sogleich oder später nachfassen um dadurch die Störung und ihren Umfang genau festzustellen. Bemerkenswert ist, daß viele Geisteskranke sich schriftlich freier äußern als mündlich, wodurch der schon bedeutende formelle Wert der Schriftstücke noch erhöht wird.

Oft ergibt sich schon bei den anscheinend gleichgültigen Fragen und Antworten ein Hinweis auf Krankheitsbewußtsein, krankhafte Empfindungen und Vorstellungen. Wenn nicht, so pflegt dies beim Eingehen auf die nähere Vergangenheit und auf die Gegenwart nicht auszubleiben. Die direkte Frage „hören Sie Stimmen" ist fast immer ein Zeichen, daß der Arzt nicht zu untersuchen versteht; sie ist nicht unbedenklich, weil sie den Kranken oft zu Mißverständnissen, noch öfter zur Ableugnung und zur späteren Verheimlichung veranlaßt. Fragt man dagegen anscheinend harmlos nach dem Schlaf, der Nahrungsaufnahme, der Arbeitsfähigkeit, nach den Beziehungen zu Angehörigen und Fernerstehenden, nach der Zufriedenheit mit der Lebensstellung u. dgl. m., so sind damit für viele Sinnestäuschungen, Wahnvorstellungen und Zwangsvorstellungen Anknüpfungen gegeben. Den Erfahreneren leitet manche Besonderheit im Gesamteindruck auf bestimmte krankhafte Verhältnisse hin, andererseits erleichtert die Anamnese vielfach das Vorgehen, aber sie darf nie dazu veranlassen, nun geradenwegs auf den krankhaften Punkt loszustürzen. Wo der Kranke nicht Auskunft geben will oder kann, muß die Feststellung des objektiven Befundes und des Gesamteindrucks um so genauer sein. Jedenfalls läßt sich da nichts erzwingen. Wer einen Stuporösen rüttelt, um ihn zu lebhafterer Antwort anzuregen, verschließt ihm erst recht den Mund.

Die Anamnese stützt sich hauptsächlich auf die Angaben der Umgebung. Sie schildert die Heredität, besondere Zufälle bei der Geburt, die körperliche und geistige Entwickelung, berührt die Pubertät, zumal das Verhalten der Menstruation, und berichtet über besondere Krankheiten, Berufswahl, Charakterentwicklung, äußeres Schicksal, Leidenschaften, Eigentümlichkeiten usw., dann über die vermeintliche besondere Ursache der gegenwärtigen Krankheit, über ihren bisherigen Verlauf und über die Behandlung. Es kann nicht genug empfohlen werden, die oft absichtlich oder unabsichtlich falschen Berichte der Umgebung in aller möglichen Art nachzuprüfen, um die objektive Wahrheit festzustellen!

Das so gefundene Gesamtbild wird als Geisteskrankheit beurteilt, wenn es in eine der erfahrungsgemäß vorkommenden Krankheitsformen hineinpaßt. Die Unsicherheit des heutigen Standpunktes verrät sich allerdings darin, daß in Grenzfällen Zweifel über das Bestehen einer Geisteskrankheit vorkommen können.

VIII. Verlauf und Ausgänge der Geisteskrankheiten.

Der Verlauf der Geisteskrankheiten ist im Vergleich mit dem der körperlichen Krankheiten sehr verlangsamt. Abgesehen von manchen „transitorischen Störungen“, die sich an Epilepsie, Hysterie, Vergiftungen anschließen, dauern auch die akuten Psychosen Monate, selten nur einige Wochen lang. Dafür ist auch das Verhältnis zwischen Krankheitsdauer und Heilbarkeit anders; die akuten Geisteskrankheiten (Melancholie, Manie, primäre Verwirrtheit) können noch nach mehr als einjähriger Krankheitsdauer geheilt werden, die Melancholie sogar noch nach mehrjähriger Dauer.

Auch der Beginn ist nur selten plötzlich, selbst bei ganz schweren körperlichen oder geistigen Ursachen. Meist geht ein Vorläuferstadium vorher, in dem sich Reizbarkeit, Verstimmung, Mattigkeit, Arbeitsunfähigkeit u. dgl. einstellen. Diese Zeichen werden, auch wenn sie viele Wochen lang anhalten, meist nicht richtig gedeutet, und der dann oft plötzlich erfolgende Ausbruch der eigentlichen Krankheit kommt der Umgebung ganz überraschend. Auch die chronischen Krankheiten (Paranoia, Alkoholismus, Dementia paralytica) bereiten sich vielfach ganz ähnlich vor, wenn auch meist noch langsamer und mit etwas bestimmteren Krankheitzeichen im Vorstadium, und erscheinen dann durch eine plötzliche Steigerung der Erscheinungen zunächst als etwas ganz Neues und plötzlich eingetretenes.

Auf der Höhe der Krankheit ist der Verlauf meist ziemlich gleichmäßig, wenn auch geringe Nachlässe zwischendurch vorkommen. Erst gegen das Ende der akuten und heilbaren Psychosen pflegen die Schwankungen stärker zu werden, so daß sich z. B. bei der primären Verwirrtheit klare Stunden einschieben. Bei den chronischen Krankheiten wird dagegen der ziemlich gleichmäßige Verlauf oft durch Steigerungen (z. B. Erregungszustände, paralytische und epileptische Anfälle) unterbrochen. Völlige Intermissionen sind kennzeichnend für das manischdepressive Irresein. Der Nachlaß tritt bei den ganz **akuten** Störungen meist ebenso schnell ein wie der Beginn, bei den übrigen heilbaren Geisteskrankheiten fast immer ziemlich allmählich. Häufig gehen diese durch einen Erschöpfungszustand hindurch, wo das geistige Leben ziemlich darniederliegt und bald depressive, bald gehobene Affekte den Kranken beherrschen, bis schrittweise das gewohnte Gleichmaß der Stimmung und der geistigen Vorgänge wieder hergestellt wird. Dieser Ausgang in Heilung tritt durchschnittlich in etwa 40% aller Geisteskrankheiten ein, und bei etwa 75% der Geheilten ist die Genesung eine dauernde. Neben dem Zurücktreten der abnormen Erscheinungen ist die volle Einsicht in das Krankhafte des überwundenen Zustandes das sicherste Zeichen wirklicher Heilung. Mangelnde „Krankheitseinsicht“, Unzufriedenheit mit der Verbringung in die Anstalt, Abneigung gegen die damit verknüpften Personen, Furcht vor dem Zurücktreten in die Welt sind im allgemeinen Zeichen einer unvollkommenen Genesung; ganz gewöhnlich finden sie sich häufig in der Zwischenzeit periodischer Störungen.

Die Aussichten auf Heilung hängen wesentlich von der Art der Erkrankung und bis zu einem gewissen Grade von der Ätiologie ab. Erbliche Anlage ist zuweilen ein prognostisch günstiges Zeichen, die Krankheit geht in solchen Fällen oft besonders schnell vorüber, vielleicht, weil wegen der erblichen Anlage verhältnismäßig geringe Ursachen hingereicht haben, sie hervorzurufen; um so verhängnisvoller ist sie, wenn die Krankheit nicht durch äußere Ursachen, sondern nur durch die erbliche Anlage hervorgerufen wurde (Dementia praecox, Paranoia usw.). Die chronischen Psychosen werden nur selten geheilt, zuweilen tritt allerdings noch ganz unerwartet nach Kopfverletzungen oder nach schwerem Infektionsfieber (Gesichtsrose, Typhus) Heilung ein.

Häufig ist die Genesung nicht ganz vollkommen, Heilung mit Defekt; es bleibt bei übrigens normalem Verhalten und bei voller Einsicht für die überstandene Krankheit eine geringe Urteilschwäche, namentlich aber eine Beeinträchtigung der ethischen Gefühle und eine gewisse Reizbarkeit und leichtere Ermüdbarkeit zurück. Fernerstehenden kann die Abweichung von dem früheren Verhalten ganz entgehen, aber die Angehörigen oder die Berufsgenossen merken den Unterschied gegen früher.

Tritt keine Heilung ein, so kann bei bestimmten chronischen Geistesstörungen der Zustand jahre- und jahrzehnte lang ziemlich unverändert andauern stationär bleiben, z. B. bei Paranoia, Imbezillität, neurotischen Psychosen. In anderen Fällen und ebenso, wenn akute Krankheiten ungeheilt bleiben, stellt sich eine meist fortschreitende Abnahme der Geisteskräfte ein, sekundärer Schwachsinn, in schweren Fällen bis zu völligem Erlöschen der geistigen Tätigkeit, während die leichteren Fälle mit fließenden Übergängen an die Heilungen mit Defekt anstoßen. In allen diesen Fällen tritt das Ende der Krankheit erst mit dem Aufhören des Lebens ein.

Die mit Defekt Geheilten und die in mäßigem Grade schwachsinnig Gewordenen sind es, die zu der volkstümlichen Meinung geführt haben, daß die Heilung Geisteskranker selten Bestand habe. Sie sind in der Tat so viel weniger widerstandsfähig geworden, daß sie schon durch verhältnismäßig geringe Anstöße gefährdet werden und Rückfälle erleiden.

Ein weiterer Teil der Geisteskranken erleidet den Tod zu einer Zeit, wo völlige Heilung noch möglich wäre; am häufigsten durch Selbstmord, der bei allen mit traurigem Affekt oder mit Sinnestäuschungen oder mit Wahnvorstellungen verbundenen Geistesstörungen als dauernde Gefahr über den Kranken schwebt. $^1/_3$ aller Selbstmorde geschehen auf Grund krankhafter Geisteszustände. Auch Ernährungsstörungen durch Nahrungsverweigerung oder durch unausgesetzte Unruhe der

Patienten führen nicht selten zu ungünstigem Verlauf. Die Gehirnkrankheit selbst bringt nur in den schwersten Fällen von Delirium acutum, in vielen Fällen von Dementia paralytica und von Gehirnsyphilis und nicht selten bei Epilepsie den Tod mit sich.

Außerdem aber gibt es noch zahlreiche Wege, auf denen die Geisteskrankheiten das Leben bedrohen. In allen schwereren Bewußtseinstörungen liegt die Gefahr der Schluckpneumonie vor; bei erregten und unsauberen Kranken entstehen im Anschluß an unvermeidliche geringe Verletzungen sehr leicht gefährliche Phlegmonen; manche körperliche Krankheiten (Knochenbrüche, Bauchfellentzündungen, Brucheinklemmungen usw.) verlaufen ungünstig, weil die Kranken nicht zur Ruhe und zu zweckmäßigem Verhalten zu bewegen sind; endlich sind stuporöse, stumpfe und körperlich hilflose Kranke besonders der Infektion mit Tuberkulose ausgesetzt, umsomehr, weil die daran Erkrankten mit ihrem Auswurf nicht eben vorsichtig umgehen und dadurch die Übertragung sehr begünstigen. Ähnlich erklärt sich die Häufigkeit infektiöser Darmkatarrhe und Entzündungen in Irrenanstalten.

IX. Die Verhütung der Geisteskrankheiten.

Wie alle Krankheiten werden auch die Geistesstörungen am besten durch Bekämpfung ihrer Ursachen angegriffen. Nach den Ausführungen des dritten Abschnitts gibt es darunter mehrere besonders wichtige, und diese verdienen natürlich zuerst berücksichtigt zu werden: Alkoholismus, Syphilis und erbliche Anlage.

Der Kampf gegen den Alkoholismus, und zwar nicht nur gegen die ausgesprochene Trunksucht, sondern auch gegen die gefährlichen Trinksitten der Gegenwart und gegen den Alkoholgenuß im Kindesalter, ist ebenso die Pflicht jedes Arztes wie der Kampf gegen die Syphilis. Auf die Einzelheiten beider Fragen können wir hier nicht eingehen.

Die Erkenntnis der Wichtigkeit der erblichen Veranlagung hat den Gedanken auftauchen lassen, den Geisteskranken, den geisteskrank Gewesenen und den erblich Belasteten die Ehe zu verbieten. Das wäre, abgesehen von der zu bezweifelnden Durchführbarkeit und von der doppelt großen Gefährdung der unehelich erzeugten Nachkommenschaft ungerecht, weil zumal bei Verehelichung mit einer gesunden Persönlichkeit durchaus normale Kinder erzeugt werden können. Dagegen wird man bei bestehender oder eben überwundener Geisteskrankheit und bei schwereren Neurosen, weil sie den Keim der Entartung in sich tragen, von der Ehe abraten, um so dringender, wenn der andre Teil der zukünftigen Gatten etwa auch abnorme Anlagen zeigt. Darin liegt eine neue schwere Verurteilung derjenigen Ärzte, die in grober Verkennung des Wesens abnormer geistiger Anlage den Hysterischen und andern Belasteten die Heirat als Heilmittel empfehlen. Jede Neurose, zumal beim weiblichen Geschlecht, muß unbedingt vor der Ehe beseitigt werden, weil nachher die Aussichten wegen der größeren Pflichten und Erregungen und weiterhin wegen der bekannten Gefahren der Schwangerschaft, der Entbindung und des Wochenbetts viel schlechter werden.

Zweifellos ist es ferner, daß auch bei schwer belasteten Menschen die körperliche und geistige Gesundheitspflege die glänzendsten Erfolge erzielen kann. Sie werden leider in vielen Fällen gerade durch die abnormen Eigenschaften und den Unverstand der Eltern verhindert.

Die angeborene abnorme Veranlagung verrät sich oft schon im Säuglingsalter durch übergroße Unruhe, Weinerlichkeit, Schlaflosigkeit, Zusammenschrecken, Neigung zu Krämpfen, ohnmachtähnlichen Zuständen, Verdrehen der Augen u. dgl. Bei solchen Kindern soll die ganze Lebensweise streng geregelt werden. Wenn die Mutter nicht blutarm, elend, syphilitisch oder sonstwie in ihrer Ernährung gestört ist, kann und soll sie das Kind an ihrer Brust ernähren; der Einfluß der Gemütsbewegungen auf die Milchabsonderung verlangt allerdings, daß keine schwereren Affekte vorliegen. In solchen Fällen ist eine Amme oder künstliche Ernährung vorzuziehen. Strenge Regelmäßigkeit ist dabei notwendig. Kleidung und Zimmerluft sollen stets rein und nicht zu warm sein (das Zimmer zirka 18 ° C), weil die Erhitzung des Körpers Affekte und Empfindlichkeit begünstigt, den Schlaf stört usw. Im ersten Jahre sind täglich morgens ein Bad, anfangs 35 ° C, vom zweiten Vierteljahr ab 34 ° C warm, und abends eine etwas kühlere Waschung dringend wünschenswert; die Wirkung der Bäder und der übrigen Hautpflege auf nervöse Kinder ist durch nichts zu ersetzen. Gewaltsame Abhärtung durch zu kalte Bäder, Duschen, Waschungen schadet dagegen sehr. Lärm, laute Musik, beunruhigende Liebesbezeugungen durch Fremde, Schütteln und Rütteln auf dem Arm, in der Wiege oder im Wagen sind für Säuglinge durchaus schädlich, ebenso späterhin für belastete Kinder körperliche Überanstrengungen, geistige Getränke und Kaffee, Schreck, Angst, z. B. Einsperren ins Dunkelzimmer oder grobe Züchtigungen, Mangel an Schlaf — das erschöpfbare belastete Gehirn bedarf täglich einige Stunden mehr Ruhe als das gesunde; Schlaflosigkeit muß durch längere Bäder von 34—35 ° C bekämpft werden — und Lernanstrengungen vor dem Schulalter. Durch Gleichmäßigkeit, Festigkeit und stete Wahrhaftigkeit bei gleichzeitiger Güte und Geduld bildet der Erzieher den Charakter des Kindes, neben der Gesundheit die wesentlichste Mitgabe. Fehlen den Eltern diese Eigenschaften, so ist die Erziehung außerhalb des Elternhauses wünschenswert. Der Verkehr mit Altersgenossen, ohne beständige Aufsicht der Eltern, ist für die Abschleifung von Eigenheiten und für die rechtzeitige Gewöhnung in das Leben notwendig, aber dem Zusammenleben mit Vielen, wobei notwendig die Aufsicht leidet, ist Unterbringung in kleinen oder Einzelpensionen vorzuziehen, der Besuch einer größeren Schule dagegen ist wünschenswert. Einzelunterrricht bringt oft die Gefahr der Überbürdung näher (vgl. S. 11). Entwickelt sich der Verstand trotz guter Anleitung nicht dem Alter entsprechend, so ist zu unterscheiden, ob Erschöpfung vorliegt, wo dann am besten der Unterricht längere Zeit ausgesetzt wird, oder deutlicher Schwachsinn (vgl. 2. Buch, VII, 5); hier muß je nach dem Grade der Eintritt in eine Klasse für Schwachbefähigte, die man in den größeren Städten mehr und mehr begründet, oder in eine Idiotenanstalt erwogen werden. Häufig ist die Begabung und das Nichtkönnen nur einseitig, so daß die richtige Wahl der Schulart aus der Not hilft. Die Zeit der Geschlechtsentwicklung bedarf sorgfältiger Überwachung, praktischer Ablenkung der häufig phantastischen und mystischen Geistesrichtung, körperlicher Pflege und besonders wieder abhärtender Bäder und Waschungen. Mißachtete Chlorose u. dgl. zu dieser Zeit begünstigt das spätere Auftreten von Hysterie und Neurasthenie. Als Beruf sind Lebenszweige vorzuziehen, die von großen körperlichen Schädigungen frei sind und Überanstrengung und große Verantwortlichkeit möglichst ausschließen; die besonders gefährdeten Berufsarten (vgl. S. 11) sind zu vermeiden.

X. Allgemeine Behandlung der Geisteskranken.

Die erste Aufgabe des Arztes bei der Behandlung eines Geisteskranken bilden die Beseitigung der Ursachen und der fortwirkenden Schädlichkeiten, die Herstellung körperlicher und geistiger Ruhe, die Besserung des körperlichen Befindens nach den Grundsätzen der inneren Medizin. Wo in den häuslichen oder örtlichen Verhältnissen Quellen der Beunruhigung vorhanden sind, ist ein Ortswechsel ratsam, aber nur, wo er wirklich das Gewünschte schafft. Reisen mit ihren unvermeidlichen Anstrengungen und den meist geradezu schädlichen Zerstreuungen werden leider nur zu oft zum Schaden der Kranken verordnet. Namentlich bei Depressionszuständen wirken sie auf die Dauer immer schädlich. Von Kurorten und Heilanstalten sind alle die von vornherein ungeeignet, die großen Verkehr bieten oder körperlich angreifen (Kaltwasserbehandlung, schematische Stoffwechselkuren u. dgl.). In vielen Fällen ist es durch die Schwere der Erscheinungen den Angehörigen ohne weiteres klar, daß der Kranke einer Irrenanstalt übergeben werden muß; der Arzt hat die Pflicht, die vielfach noch herrschenden Vorurteile zu bekämpfen und, wenn er selbst noch solche hat, sich durch den Besuch guter Anstalten von den wirklichen Verhältnissen zu überzeugen. Es ist einfacher Aberglaube, daß eine Irrenanstalt von einer Herde tobender „Verrückter“ bevölkert sei. In Wahrheit bietet sie dem Kranken Ruhe, unscheinbare Aufsicht und damit größere Freiheit als das

Privathaus, sachverständige und wohlwollende Behandlung und alles übrige, wie es seinem Zustande entspricht. Das Ideal der Irrenheilanstalt ist die Ähnlichkeit mit einem guten Krankenhause.

Dem chronisch Kranken und dem unheilbaren oder geistig tiefstehenden Irren bietet die Anstalt Ablenkung und gute Gewöhnung durch Beschäftigung, Anregung, Verkehr und Vorbild; die von Geburt an Schwachsinnigen finden in besonderen Anstalten auch Ausbildung und Unterricht. Notwendig ist die Anstaltsbehandlung überall da, wo der Kranke sich selbst und seine Umgebung gefährdet, also in allen akuten Geistesstörungen, sofern sie nicht in wenigen Tagen oder Wochen verlaufen, und in chronischen Fällen bei Paranoiakranken mit schweren Wahnvorstellungen oder mit so verändertem Vorstellungsinhalt, daß dadurch ihr Verkehr in der Freiheit erschwert wird, ferner bei Paralytikern mit Erregung oder mit erheblicher geistiger oder körperlicher Schwäche, endlich bei Hypochondrischen mit Lebensüberdruß. Imbezille und Idioten sollten regelmäßig so lange in Anstalten untergebracht werden, bis sie soweit wie möglich ausgebildet sind oder sich als harmlos erwiesen haben, weil gerade die unerzogenen höher stehenden Imbezillen die sichersten Rekruten der Verbrecher- und Landstreicherarmee sind.

Die Verbringung in die Anstalt wird erleichtert, wenn man dem Kranken ruhig aber bestimmt die Notwendigkeit vorstellt oder durch Achtungspersonen, den Arzt usw., vorstellen läßt. Im Notfall erspart der Hinweis auf eine bereitstehende Übermacht von Helfern häufig die tatsächliche Gewaltanwendung. Für die Dauer der Überführung können Narkotika (s. u.) sehr wertvoll sein.

Unter den übrigen Hilfsmitteln ist für akute Geisteskrankheiten und für die Erregungszustände chronischer Störungen die Bettbehandlung seit langer Zeit als das beste erkannt. Man läßt den Kranken wochen- und nötigenfalls monatelang in einem freundlichen Raume unter anderen Patienten und unter der nötigen Aufsicht und Bedienung das Bett hüten. Oft genügt das Mittel, um Beruhigung zu schaffen, häufig muß die Bettbehandlung durch Bäder oder durch Arzneimittel unterstützt werden. In manchen Fällen ist es besser und auch dem Kranken angenehmer, wenn er stunden- oder tageweise im Einzelzimmer isoliert wird. Die Isolierung ist früher viel mißbraucht worden; man sperrte den Irren in eine Zelle und kümmerte sich möglichst wenig um ihn. In guten Anstalten ersetzt man die Zelle durch ein Zimmer, das allerdings für schwere Aufregung- und Verwirrtheitzustände glatte Wände haben und ohne andere Möbel als Matratze u. dgl. sein muß, gut gelüftet und nach Bedarf mit Licht versehen und genügend beaufsichtigt wird, um dem Kranken das Gefühl der „Einsperrung" zu nehmen und seine Wünsche nach Möglichkeit zu befriedigen, und außerdem betrachtet man die Isolierung als Notbehelf mit der Verpflichtung, sie sobald wie möglich mit dem gemeinsamen Aufenthaltsraum zu vertauschen.

Als Bäder zur Beruhigung gibt man Vollbäder von 34 bis 32° C, viertel- oder halbstündig, bei Neigung zu Kopfkongestionen mit kalten Umschlägen auf den Kopf verbunden. Bei schweren Aufregungszuständen und bei schwerer Depression bewähren sich als bestes Beruhigungs- und Schlafmittel die Dauerbäder, mehrstündiges oder tagelanges Verweilen in lauem Bade, natürlich unter genauer Aufsicht, oder als Ersatz dafür feuchtwarme Einpackungen des ganzen Körpers. Die Dauerbäder haben sich in vielen Anstalten als ein vortreffliches Mittel erwiesen, die Isolierung so gut wie überflüssig zu machen! Halbbäder, Brausebäder, feuchtwarme Einpackungen und nasse Abreibungen des ganzen Körpers benutzt man im weiteren Verlauf und bei chronischen Krankheiten als mildes Anregungsmittel, bei bestimmten Anzeigen auch Sitzbäder. Alle angreifenden Wasserkurmethoden, kalte Bäder, kräftige Duschen usw. sind zu verwerfen.

Von Arzneimitteln sind zunächst die narkotischen Mittel zu nennen. Das älteste, das bei gewissen Krankheiten geradezu heilend wirkt, ist das Opium. Sein mildernder Einfluß auf trübe Affekte, Angstzustände, krankhafte Reizbarkeit, nicht selten auch auf motorische Erregungen, auf Schmerzen und Schlaflosigkeit macht es zu einem der wichtigsten Teile des irrenärztlichen Heilschatzes. Als Heilmittel wird es kurmäßig in fortgesetzten, allmählich steigenden und dann langsam wieder fallenden Gaben angewendet bei Melancholie, akuter Verwirrtheit, Hysterie, Epilepsie, Zwangszuständen, Neurasthenie, symptomatisch auch bei anderen Krankheiten. Die gebräuchlichsten

Formen sind Opium purum, Opiumtinktur, DOWERsches Pulver, Kodein[1] und Morphium.

Die Opiumkur und die Kodeinkur werden in der Weise vorgenommen, daß man regelmäßig über den Tag verteilte Gaben in allmählich steigender Größe gibt und nach Erreichung der für den vorliegenden Fall ausreichenden Gabe ebenso allmählich wieder mit der Dosis herabgeht. Es handelt sich also nicht um die gelegentliche Anwendung des Arzneimittels zum Zwecke der Beruhigung oder Schmerzstillung, vielmehr macht man von der durch alte Erfahrung festgestellten Wirkung des Opiums Gebrauch, daß es mit der Zeit eine Beruhigung, und zwar oft eine bleibende Beruhigung zumal der Teile des Gehirns hervorruft, die als Träger der krankhaften Affekte dienen. Mit der Beruhigung zugleich, oft ohne daß die Kranken irgend eine direkt narkotische Einwirkung merken, tritt eine Kräftigung und Gesundung des Zentralnervensystems ein. Daher der alte Spruch: Opium mehercle ac sedat ac excitat. Ob zugleich eine direkte trophische Wirkung ausgeübt wird, mag dahingestellt bleiben. Jedenfalls sind die Folgen der Kur für das Gehirn ausgezeichnet gute. Von den Opiumalkaloiden scheint nur das Kodein ebenso günstig einzuwirken, es steht aber dem Opium an Kraft der Wirkung nach und verdient daher besonders in den leichteren Fällen Anwendung. Auf das Morphium in systematischer Anwendung verzichtet man am besten ganz, da es die Gehirnernährung jedenfalls nicht fördert und immer die große Gefahr der Gewöhnung mit sich bringt, die bei Opium und Kodein bei verständigem Vorgehen nicht vorliegt.

Man gibt das Opium am besten in Pillen oder in Tablettenform, zunächst zu 0,05 pro dosi, morgens und abends eine Dosis, immer bei gefülltem Magen, also zum Schluß einer Mahlzeit. Bei kräftigeren Kranken kann man auch mit 0,1 anfangen. Jeden dritten oder vierten Tag legt man eine Pille oder Tablette zu, so daß bald dreimal, dann viermal, dann fünfmal täglich eine Pille genommen wird; dann läßt man dreimal täglich zwei nehmen (oder dreimal täglich eine von doppeltem Gehalt) usw. So fährt man fort, bis die Tagesgabe auf 1,0 Opium purum gestiegen ist. Gewöhnlich macht sich schon bei 0,5 ein lindern-

[1] DORNBLÜTH, Therap. Monatsh. 1889, Nr. 8.

der Einfluß auf die Beschwerden, die trübe Stimmung usw. geltend, aber es ist durchaus verfehlt, dann mit der Kur aufzuhören oder zurückzugehen. Die Heilwirkung beginnt, wenn es sich um die Höhe der Krankheit handelt, immer erst bei mindestens 1,0 pro die. Nur in der Nachlaßzeit einer Krankheit, z. B. einer Melancholie, oder bei einem leichteren Rückfall, kommt man manchmal mit 0,5 aus. Wer die Kuren regelmäßig auf so kleine Dosen beschränkt, lernt nie die eigentliche Kurwirkung kennen; darauf gründen sich viele absprechende Urteile, die man hier und da hört. In den meisten Fällen muß man bei Frauen auf 1,4, bei Männern auf 1,6 pro die steigen, um wirklich glatte Heilung ohne Rückschläge zu erzielen. Man erreicht diese Höhe gewöhnlich in 5—6 Wochen. Schnelleres Vorgehen bringt gewöhnlich einige Störungen des Appetits und des Befindens mit sich; die Kranken sind dann bei der höheren Dosis noch nicht genug an die vorige gewöhnt und bekommen eingenommenen Kopf, Müdigkeit, schlaffes Gefühl u. dgl., während bei langsamerem Vorgehen oft alle solche Nebenerscheinungen ausbleiben. — Bei vielen Kranken äußert das Opium seine stopfende Wirkung gar nicht oder nur in den ersten Tagen; bei anderen muß man sie durch abendliche Gaben von Rhabarber, Phenalin, Cascara sagrada oder durch morgens verabreichtes Bitterwasser usw. ausgleichen. Die Verstopfung führt oft auch Übelkeit und sogar Erbrechen mit sich und muß daher sorglich bekämpft werden. Treten doch solche Zufälle ein, so geht man für einen oder mehrere Tage um ein geringes in der Dosis zurück. Niemals darf man aus solchem oder aus einem anderen Grunde plötzlich das Opium aussetzen, denn dann treten Durchfall, Angegriffenheit, Ziehen und Schmerzen in den Gliedern, Schlaflosigkeit usw. auf. Kranke mit besonderer Empfindlichkeit, bei denen Schwindelgefühl, Eingenommenheit usw. auftreten, läßt man zweckmäßig die Opiumkur im Bett gebrauchen, was ja oft auch ohnehin zum Heilplan gehört. Die meisten Menschen können aber die Kur sehr wohl im Umhergehen durchführen, viele sogar, wenn es ihr sonstiges Befinden erlaubt (wie z. B. die Kranken mit Zwangsvorstellungen) ihrer gewohnten Tätigkeit nachgehen, so wenig greift die Kur bei der fortschreitenden Gewöhnung in den Allgemeinzustand ein. Am ehesten findet man zu Anfang Schwierigkeiten, aber mit etwas

Geduld und langsamem Vorgehen kann man sie wohl ausnahmslos überwinden. Bei Kranken, die weder Pillen noch Tabletten schlucken können, gibt man die Tinctura Opii simplex, mit dreimal täglich 10 Tropfen (= 0,05 Opium purum) beginnend, ganz in derselben Weise. Die subkutane Anwendung von Extractum Opii aquosum ist wegen der Zahl und Menge der Einspritzungen nicht zu empfehlen. Nur bei widerstrebenden Kranken rate ich, mit Morphium- oder Kodeineinspritzungen zu beginnen und zur innerlichen Anwendung von Opium oder Kodein überzugehen, sobald durch die fortschreitende Kur der Widerstand gelöst ist. — Ist man zu der höchsten Tagesdosis gelangt und hat über die schon vorher eintretende Beruhigung hinaus einen freien, ruhigen Zustand erreicht, der vielleicht ein wenig durch die etwas müde und apathisch machende Wirkung der großen Dosis getrübt ist, so geht man ebenso allmählich, wie man gestiegen ist, mit der Medizin zurück. Ich bin öfters in sehr schweren und hartnäckigen Fällen auf 2,0 Opium pro die gestiegen, halte es aber jetzt für zweckmäßiger, nicht über 1,6 hinauszugehen und lieber auf dem halben Rückwege oder einige Wochen nach Ablauf der ersten Kur ein zweites Ansteigen folgen zu lassen. Das hat sich namentlich bei jahrelanger Melancholie, bei Zwangsvorstellungen von jahrzehntelanger Dauer und schweren eingewurzelten Neurasthenien bewährt. — Manchmal werden die Kranken während der Kur durch lebhaftes Träumen oder durch häufiges Zusammenzucken, besonders beim Einschlafen oder im Schlaf, belästigt. Man gibt dagegen zweckmäßig abends 1,5 Natr. bromatum in Wasser, Milch oder Baldriantee. Aber alle Beschwerden sind geringfügig im Vergleich mit den oft wunderbaren, in so kurzer Zeit eintretenden Dauererfolgen! Die meisten Kuren sind in drei Monaten völlig abgeschlossen.

Die Kodeinkur verläuft ganz entsprechend. Man beginnt hier mit 0,02 dreimal täglich und steigt jeden dritten oder vierten Tag um 0,02 und weiterhin um etwas größere Mengen, bis man auf 1,0 Codeinum phosphoricum pro die gekommen ist. Dann geht man wieder ebenso langsam zurück. Das Kodein hat vor dem Opium den Vorzug, daß es den Stuhlgang weniger beeinflußt und fast immer ganz unbemerkt vertragen wird. Aber wie gesagt reicht es in den schwereren

Fällen nicht aus. Auch verdient der höhere Preis für viele Fälle Beachtung. — Abgesehen von der kurmäßigen Anwendung eignet sich das Kodein sehr als gelegentliches Beruhigungsmittel, in Gaben von 0,03—0,05 ein oder mehrmals täglich.

Bei Aufregungszuständen werden die Opiate durch das Skopolamin (früher Hyoszin genannt) übertroffen. Nach dem Vorgange von SOHRT habe ich es 1887 in Deutschland eingeführt[1], und zahlreiche Beobachter haben es als ein sehr sicher wirkendes und bei vernünftiger Anwendung unbedenkliches Mittel erkannt. Schwerere Bewußtseinstörungen, Trockenheit im Halse, taumelnder Gang und Kollaps sind namentlich von solchen Beobachtern mitgeteilt worden, die das Skopolamin subkutan angewendet hatten. Man hat deshalb die subkutane Anwendung auf die seltensten Fälle zu beschränken, wo augenblickliche Einwirkung nötig und der Kranke nicht zum Einnehmen zu bewegen ist; als Dosis genügt meist 0,0002—0,0005 des offizinellen Scopolamin. hydrobrom. Die innerliche Verabreichung der fast geschmacklosen wässrigen Lösung bewirkt niemals andere Vergiftungserscheinungen als eine gewisse Trockenheit im Halse, die nach dem Aussetzen des Mittels oder bei kleineren Gaben alsbald verschwindet und ganz bedeutungslos ist. Besondere Empfehlung verdient das Skopolamin bei Manie und bei den Erregungen der Katatoniker, Epileptiker und Paralytiker, wo man es auch längere Zeit hindurch ohne Schädigung der Ernährung anwenden kann. Ein Schlafmittel für Gesunde ist es nicht. Man gibt innerlich 0,0003—0,0005—0,001—0,002 zweimal täglich. Als Ersatzmittel für das Skopolamin ist das Duboisinum sulfuricum, 0,001—0,002 subkutan, empfohlen worden, es hat aber keine Vorzüge davor.

Ein gutes Beruhigungs- und Schlafmittel für viele Fälle ist das harmlose Paraldehyd, wovon man 3,0—5,0—8,0 in einem Weinglas voll Wasser mit oder ohne Himbeersaft wohlgeschüttelt verabreicht; nur der üble Geschmack und Geruch, der sich in der Atemluft einen Tag lang erhält, hindern oft seine Anwendung. Der letztere Nachteil fehlt dem ebenfalls sehr wirksamen und unbedenklichen, aber schlecht schmeckenden Schlafmittel Amylenhydrat, das man zu 2,0—5,0 ebenso

---

[1] Berl. Klin. Woch. 1888, Nr. 49; Therapeut. Monatsh. 1889, Nr. 8.

wie Paraldehyd einnehmen läßt. Ohne üblen Geschmack und Geruch sind Sulfonal und Trional, zu 1,0—2,0—3,0 in heißen Flüssigkeiten gelöst besonders wirksam; bei dauernder Anwendung führen sie zuweilen zu lähmungsartiger Schwäche der Beine und zu Hämatoporphyrinurie (mit Rotfärbung des Harns), doch lassen sich die Gefahren vermeiden, wenn man beachtet, daß eine genügende Gabe oft noch für die folgende Nacht nachwirkt, und daß man gelegentlich mit dem Mittel wechseln muß. Die empfohlene Anwendung als Beruhigungsmittel bei akuten Psychosen, zu 0,5 viermal täglich, wird man am besten vermeiden. Viele Vorzüge vor den genannten Schlafmitteln hat das Dormiol, das in Gaben von 2,0—4,0 und mehr des Dormiolum solutum 1:1 in wässriger Lösung gegeben wird; es wirkt auch tagsüber beruhigend und ist ganz unschädlich. Von ausgezeichneter Wirkung als Schlafmittel und als Beruhigungsmittel ist das Veronal Merck, wovon man abends 0,5—1,0, ausnahmsweise auch 1,5—2,0 gibt, tags zur Beruhigung 0,25—0,5, als Pulver oder in Tablettenform. Als Schlafmittel bei einfacher Schlaflosigkeit ist das Hedonal zu empfehlen, 1,0—2,0 in Tabletten (zu 0,5 und 1,0).

Durch die genannten Mittel ist das Chloralhydrat aus den Irrenanstalten stark verdrängt worden, weil es im ganzen unsicherer wirkt, bei Herz- und Gefäßerkrankungen gefährlich ist und bei längerem Gebrauch Magenstörungen und Blutandrang zum Kopf, fliegende Gesichtsröte u. dgl. herbeiführen kann.

Dagegen haben die Bromsalze ihren Ruf als beruhigendes und schlafmachendes Mittel immer mehr befestigt. Das Brom setzt die Erregbarkeit der motorischen kortikalen und subkortikalen Zentren und, wie mir scheint, die Empfindlichkeit für gewisse undeutliche Organgefühle herab; auf die Affekte und die Vorstellungen an sich hat es nicht den Einfluß wie z. B. die Opiumpräparate. Darum versagt es bei den akuten Psychosen, bei rein geistigen Zwangsvorstellungen und bei manchen Angstzuständen, während es bei Reizvorgängen in den Geschlechtsorganen, bei Schlaflosigkeit durch unangenehme Empfindungen in den peripherischen Teilen, bei vielen neurasthenischen Zuständen und namentlich bei Epilepsie durch kein anderes Mittel übertroffen wird. Manchmal läßt es periodische Aufregungszustände gar nicht zur Entwicklung kommen; man gibt dann einige Tage lang große Dosen, 12,0—15,0 täglich, dann langsam weniger, während man bei den vorher genannten Zuständen zweckmäßig mit kleinen Gaben, 0,5—1,0—2,0 ein- oder mehrmals täglich, anfängt und nur beim Ausbleiben der Wirkung größere Mengen gibt. (Die kurmäßige Anwendung bei der Epilepsie ist im zweiten Buch IV, 5 geschildert.) Man verwendet meist Bromkalium. Besser ist, weil es bei gleicher Wirkung den Magen viel weniger angreift, das Bromnatrium, in reichlich Wasser gelöst; gut ist auch das Erlenmeyersche kohlensaure Bromwasser, das in 1000 Teilen 5,0 Bromkalium, 5,0 Bromnatrium und 2,5 Bromammonium enthält, und dasselbe in billigerer, bequemer mitzuführender Form: Sandows brausendes Bromsalz, wovon ein Meßglas 1,2 Bromkalium, 1,2 Bromnatrium und 0,6 Bromammonium enthält. Für längere Anwendung eignet sich sehr das Bromipin, in 10%iger Lösung tee- bis eßlöffelweise innerlich, in 33 1/3 %iger Lösung innerlich in Kapseln zu 2,0 oder subkutan gegeben. Es wird auch von Kindern sehr gut vertragen und meist gern genommen; es erzeugt niemals Vergiftungserscheinungen, auch keine Bromakne, und wirkt vorzüglich bei Epilepsie, bei nervösen Mißempfindungen, bei fortgesetzter Unruhe nervöser Kinder usw.

Ein wertvolles Schlafmittel, zumal bei verblödeten Kranken, ist der Alkohol, zumal in Form von Bier. Die dunklen, würzreichen, sog. schweren Biere (Kulmbacher, Nürnberger, Porter) wirken am besten, gewöhnlich genügt 1/2 oder 1 Flasche. Bei akuten Psychosen und bei Neurasthenie scheint es besser den Alkohol zu vermeiden.

Häufig entfalten die neueren Nervina, besonders Citrophen (1,0), Kryofin (0,5), Pyramidon (0,5), Acetanilid (0,5), Salipyrin (1,0) eine deutlich schlafmachende Wirkung, die namentlich zur Abwechslung mit anderen Mitteln ausgenutzt zu werden verdient.

Bei Myxödem und Kretinismus wirken die Schilddrüsenpräparate spezifisch.

Die Elektrizität hat bei Geisteskrankheiten noch nicht die genügende Prüfung erfahren. Wertvoll ist die Galvanisation des Kopfes mit (unfühlbaren) schwachen Strömen in den Erschöpfungszuständen nach akuten Psychosen; ich habe mich wiederholt überzeugt, daß die von den Kranken sonst angegebene Wirkung ausblieb, wenn ich die Elektroden in der gewohnten Weise anwendete, aber ohne Wissen der Kranken keinen Strom hindurchschickte. In denselben Zuständen und als Anregungsmittel bei Neurasthenischen, Hypochondern, Hysterischen usw. ist die allgemeine Faradisation oft wertvoll.

Gegen die Sinnestäuschungen ist bei der Verschiedenartigkeit ihrer Bedeutung kein bestimmtes Mittel anwendbar, aber auch im einzelnen Falle sind die Erfolge recht gering. Einseitige Halluzinationen, die vielleicht auf peripherischer Reizung beruhen, werden nicht selten auf regelmäßige Gaben von Kodein (0,02—0,04 zweimal täglich) geringer und namentlich für den Kranken weniger störend; in solchen Fällen wäre auch die Behandlung mit der galvanischen Anode zu versuchen, wenn man nicht wahnhafte Ausdeutung des Verfahrens zu scheuen hat. Manchmal wirken bei (psychischen?) Halluzinationen Acetanilid, Sulfonal und andere Mittel günstig ein.

Bei Nahrungsverweigerung ist die erste Verordnung die Bettruhe. Von vielem Zureden und Drängen ist zunächst abzusehen. Man läßt neben das Bett Getränke und zu den Mahlzeiten Speisen hinstellen; zuweilen ist es gut, wenn man die Speisen stehen läßt und dem Kranken Gelegenheit gibt, sie unbeachtet zu verzehren. Wenn der Kranke mehrere Tage nichts genossen hat, wenn trotz Reinigung der Mundhöhle übler Geruch auftritt und das täglich festgestellte Körpergewicht abnimmt, muß man mindestens Eingießungen von Wasser in größeren Mengen oder von Milch in den Darm oder subkutane Kochsalzinfusionen vornehmen. In den meisten Fällen, namentlich wo es sich nicht um sehr kräftige Kranke handelt, ist es nun aber besser, zur Ernährung durch die Schlundsonde zu greifen. Am bequemsten und am wenigsten gewaltsam ist es, ein weiches Kautschukrohr (JAQUES-Patent) durch die Nase einzuführen. Man ölt es gut ein und schiebt es langsam vor. Wenn die Spitze etwa den Zungengrund erreicht hat, benutzt man womöglich eine Schluckbewegung, um das Eindringen des Rohrs in die Mundhöhle oder in den Kehlkopf zu vermeiden. Daß der Magen erreicht ist, verrät sich dem am Epigastrium horchenden Ohr durch glucksende Geräusche beim Einblasen in das obere Rohrende. Das Eindringen in die Luftwege macht z. B. bei stuporösen Kranken wenig Erscheinungen (am sichersten sind noch die Veränderung des Stimmklanges und das Auftreten von Einatmungsgeräuschen an dem Rohr), während andererseits das Atemanhalten und Pressen, das manche Kranke im Widerstreben gegen das Verfahren durchführen, auch bei richtiger Sondenlage Kyanose, Husten usw. hervorbringen kann. Am besten spült man wenigstens vor der ersten Sondenfütterung den Magen aus. Je nach dem Zustande des Kranken gießt man nun zwei oder dreimal täglich durch einen Trichter lauwarme Milch, Milchkakao, Bouillon mit Ei, Kindermehlsuppen, Hygiama, zerkleinerte normale Kost und darnach etwas Wein, Salzsäurelösung usw. ein. Beim Herausziehen muß man das Rohr zudrücken, um nicht etwa die letzten Tropfen im Rachen auszuleeren. Von Zeit zu Zeit versucht man, den Kranken wieder zur natürlichen Eßweise zu bewegen, aber das gelingt oft erst nach Wochen oder Monaten. Bewirkt die Sondenfütterung regelmäßig Erbrechen, so bleibt nur das Nährklysma übrig.

Die Unreinlichkeit der Kranken, die vom einfachen Untersichlassen des Harns oder Stuhlgangs bis zu der Neigung zum Kotessen und Kotschmieren wechselt, sucht man durch reinliche Gewöhnung und regelmäßiges Erinnern an die Verrichtungen zu bekämpfen. Häufig wirkt für alle Formen als Ursache der Reiz von Kotanhäufungen im Dickdarm; sorgt man durch Rizinusöl und Darmausspülungen für tägliche Entleerung, so hören häufig Enuresis usw. auf, auch gegen die Verunreinigungen, die auf Blasen- und Darmanästhesie oder Lähmung beruhen, ist im ganzen wenig Besseres zu machen. Bei Blasenschwäche ist es wichtig, die Kranken regelmäßig etwa alle anderthalb Stunden zum Urinieren aufzufordern, damit keine Überdehnung der Blase und damit weitere Inkontinenz eintritt. In einzelnen Fällen nützt die sonst übliche Behandlung der Enuresis mit Blasenausspülungen, Ergotin, Atropin und vielleicht noch öfter die mit Antipyrin (1,0 dreimal täglich).

Die Neigung zum Kotschmieren ist übrigens ebenso wie die zu Zerstörungen der Kleidung usw. häufig nur die Folge fortgesetzter Isolierung und mangelnder Ablenkung. Bei leichter Beschäftigung und beim Zusammensein mit anderen ist die Gelegenheit dazu viel weniger günstig. Bettruhe und Dauerbäder sind oft sehr wirksam dagegen. Wo triebartige Handlungen dazu veranlassen, bringt oft das Hyoszin Besserung.

Die Onanie bekämpft man, wo sie selbständige Bedeutung hat und nicht als Begleiterin von Angst oder Bewußtseinstrübung auftritt, mit kühlen Sitzbädern (25 ° C, am besten vormittags) und mit kleinen Bromgaben.

Eine der schwersten, aber in zahllosen Fällen erfolgreiche Aufgabe der Irrenbehandlung ist die Verhütung des Selbstmordes (vgl. S. 51). Wo die Neigung dazu hervorgetreten ist, muß der Kranke Tag und Nacht beaufsichtigt werden. Es genügt nicht, daß etwa nachts ein Pfleger oder eine Pflegerin neben dem Kranken schlafe, sondern es muß wirklich gewacht werden. Ein Taschentuch, ein Strumpfband genügen, um sich damit zu erdrosseln, ein Riemen oder ein Hosenträger, um sich aufzuhängen, eine Glasscherbe oder ein Nagel, um sich die Adern zu öffnen, eine Handvoll Sand, Roßhaar od. dgl., um sich den Schlund auszustopfen. Man hat zeitweise geglaubt, durch Anlegen der Zwangsjacke (einer hinten zu schließenden Jacke, deren blind endigende Ärmel durch Bänder quer über die Brust gezogen und hinten zusammengebunden werden) den Selbstmord hindern zu können, aber auch damit sind Selbstbeschädigungen nicht auszuschließen: der Kranke rennt mit dem Kopfe gegen die Wand, beißt sich Zunge und Lippen ab usw. Die Zwangsjacke wäre daher in der Anstalt höchstens noch in solchen Fällen unentbehrlich, wo chirurgische Krankheiten die Ruhestellung verlangten (und Gipsverbände nicht ausreichen sollten): sie müßte dann zugleich am Bett befestigt werden. Ebenso trifft man die Zwangshandschuhe, feste lederne Handschuhe, die am Handgelenk mit Schrauben geschlossen werden, unzerreißbare, hinten zu verschraubende Kleider usw. um so weniger, je besser die Anstalt ist, und je weniger verwahrlost die Kranken dahin gelangt sind.

Die geistige Behandlung der Irren ist nicht weniger wichtig als die körperliche. Der Irrenarzt soll dem Kranken mit Güte und Geduld, aber auch mit strenger Aufrichtigkeit und voller Bestimmtheit gegenüberstehen, ihm nie mit unnötigen Forderungen und Einschränkungen entgegentreten, aber das Nötige und Geforderte planmäßig aufrecht erhalten. Man vermeidet zwecklose Erörterungen, macht aber gegebenenfalls kein Geheimnis daraus, daß man einen Kranken vor sich zu haben glaube, und spricht zum Trost und zur Beruhigung aus, daß man der erste sein werde, die vorhandene Gesundheit anzuerkennen. Wahnvorstellungen lassen sich nicht hinwegdisputieren und ausreden, man darf sie aber auch nicht anerkennen, wird also, wenn das Gespräch darauf kommt, seine ruhigen Zweifel äußern oder dem Kranken andeuten, daß er solche Mitteilungen von anderen jedenfalls früher auch bezweifelt haben würde u. dgl. Verspottung und Verhöhnung ist selbstverständlich verboten. Takt, Gemüt und Erfahrung werden für den einzelnen Fall die richtigen Regeln geben.

Akut Erkrankte bedürfen vor allem der Ruhe, wie schon mehrfach angedeutet ist. Dazu gehört auch, daß die gewohnten Beziehungen in persönlicher und geschäftlicher Richtung ganz abgebrochen werden, bis die sich anbahnende Genesung die vorsichtige Aufnahme des Brief- nnd Besuchsverkehrs gestattet. Auch der Arzt enthält sich in der ersten Zeit der eingehenden Einwirkung und beschränkt sich auf allgemeine Fürsorge, gelegentlichen Zuspruch usw. In der Rekonvaleszenz akuter Störungen und im ruhigen Verlauf chronischer Fälle ist seine geistige Hilfe um so wichtiger. Hier heißt es, den kranken Vorstellungen neuen Halt und neue Richtung geben, das Selbstvertrauen kräftigen oder umgekehrt die Einfügung in die gegebenen Grenzen fördern, zu Tätigkeit und Unterhaltung anregen. Die heutigen Irrenanstalten sind dafür mit zahlreichen Mitteln ausgerüstet. Besondere Abteilungen je nach dem Zustande und der gesellschaftlichen Eignung des Kranken, mannigfache Beschäftigung in allen Richtungen des Anstaltshaushalts oder in besonderen Tätigkeitszweigen (Werkstätten, Modelliersäle, Papparbeitereien usw.), namentlich aber in Landwirtschaft und Gartenbau, wofür die neueren Anstalten eigene Ländereien besitzen, sind in dieser Richtung besonders wichtig. Für Schwachsinnige der verschiedenen Grade verbindet man damit noch einen eigentlichen Schulunterricht, der sich ihrem Fassungsvermögen anpaßt, mit besonderer Rücksicht auf Handfertigkeit und Körperübung, weiterhin regelrechte Ausbildung in verschiedenen Handwerken, die ihnen auch nach der Entlassung aus der Anstalt einen gewissen Erwerb sichern. Sehr wichtig für die Anregung der Kranken sind auch Gesangstunden, gemeinsame Ausflüge und Vergnügungen.

Es ist immer wieder der Versuch gemacht worden, die Leistungen des Arztes in der Behandlung und Pflege der Geisteskranken zu verkleinern und diese Gebiete für den Seelsorger oder den Pädagogen zu fordern. Die Ausführung dieses Verlangens würde einen großen Teil der Erfolge vernichten, die das 19. Jahrhundert erzielt hat. Es ist durch tausendfältige Erfahrung zu belegen, daß der allein richtige Standpunkt, in dem Irren und in dem Epileptiker auch im chronischen Verlaufe den Kranken zu sehen, fast nur von psychiatrisch gebildeten Ärzten gewonnen und festgehalten wird; vom Standpunkte des Leiters hängt aber das ganze Wesen und Wirken der Angestellten ab. Dazu kommen dann noch die zahllosen, vielgestaltigen Anforderungen des körperlichen Wohles der Kranken und der allgemeinen Gesundheitspflege. Bei den höher stehenden imbezillen Kindern, die sich in ihrem Wesen den Gesunden annähern, ist die ärztliche Anstaltsleitung meines Erachtens nicht zu erstreben, soweit sie nicht krankhafte Richtungen im Sinne des hereditären Irreseins zu erkennen geben. Bei den tiefer stehenden, bildungsunfähigen oder wenig lernfähigen Idioten finden sich dagegen zahlreiche Gesichtspunkte, die den Arzt als Leiter der Anstalt begehren lassen.

Damit ist natürlich nicht ausgeschlossen, daß Geistliche an der geistigen Pflege unserer Kranken ernstlich teilnehmen. Die Höhestadien und die Erregungszustände der Krankheiten verbieten allerdings diese wie jede andere Einwirkung, aber die ruhigen Zeiten, die Perioden der Erschlaffung, die Stunden der Beängstigungen, des Zweifels, der Besorgnisse bieten dem einsichtsvollen Geistlichen, der sich Sachkunde erworben hat, in der Anstalt wie in der Gemeinde vollauf Gelegenheit zu wirklicher, helfender Seelsorge.

XI. Rechtliche Bedeutung der Geisteskrankheiten.

Es ist von vornherein klar, daß die Veränderungen des geistigen Lebens im Irresein die Beziehungen mit der Außenwelt vielfach verändern müssen. Die Unmöglichkeit, seine Handlungen oder Unterlassungen nach vernünftigen Gesichtspunkten zu regeln, ruft für den Kranken den Schutz des Zivilrechts herbei, ebenso wie für das Kind und für den Unmündigen; andererseits veranlaßt die Abhängigkeit der Handlungen von krankhaften Gefühlen, Vorstellungen und Trieben das Strafgesetz, den Geistesgestörten besonders zu betrachten und zu erklären: „Eine strafbare Handlung ist nicht vorhanden, wenn der Täter zur Zeit der Begehung der Handlung sich in einem Zustande von Bewußtlosigkeit oder krankhafter Störung der Geistestätigkeit befand, durch welchen die freie Willensbestimmung ausgeschlossen war“ (§ 51 des Strafgesetzbuchs für das Deutsche Reich).

Dem normalen Menschen wird aus gerechtfertigten praktischen Gründen die freie Willensbestimmung zugesprochen. Bei krankhafter Störung der Geistestätigkeit wird es auf deren Art ankommen, ob dadurch die freie Willensbestimmung ausgeschlossen ist. Die Entscheidung darüber steht dem Richter zu, aber der Arzt hat die Störung derartig zu beschreiben und klarzulegen, daß der Richter die nötige Grundlage für sein Urteil findet.

Bei den ausgesprochenen Geisteskrankheiten ist die Entscheidung ohne Schwierigkeit. Bei bestimmten chronischen Formen, z. B. bei der Paranoia, sind Irrtümer früher dadurch vorgekommen, daß man glaubte, die krankhafte Handlung jedesmal auf bestimmte Wahnvorstellungen zurückführen zu müssen, um die Unfreiheit zu erweisen. In Wirklichkeit ist das unmöglich, weil die Verbindungen der Vorstellungen überhaupt nicht klar vor Augen liegen, und unnötig, weil die Paranoia keine „partielle Seelenstörung“ ist, wie man zeitweise dachte, sondern ebenfalls eine allgemeine Krankheit des Geistes.

Die Zweifel kommen in den Fällen, wo Grenzzustände zwischen Geistesgesundheit und Krankheit vorliegen, ferner in den scheinbar freien Zwischenzeiten des periodischen Irreseins, in den langdauernden Nachlässen der Dementia paralytica, in den anfallfreien Zeiten der Epilepsie usw. Oft ist auch hier dem Laien die krankhafte Störung der Geistestätigkeit ohne weiteres klar, nicht aber, daß dadurch die freie Willensbestimmung ausgeschlossen werde. Es ist noch eine offene Frage, ob es zweckmäßig wäre, hier ein Gebiet der verminderten Zurechnungsfähigkeit einzuschieben, da mildernde Umstände nur bei bestimmten Verbrechen und Vergehen geltend gemacht werden können. Jedenfalls bleibt ja dem Richter im Strafausmaß ein weiter Spielraum. Der Arzt, der geborene Schützer des Kranken, darf sich in solchen Fällen nicht zu subjektiv geben, sondern er muß seine tatsächlichen Beobachtungen beibringen und dem Richter das Urteil überlassen. Der Fehler, daß der Arzt die Rolle des Verteidigers übernahm und womöglich nur aus der Eigentümlichkeit der Handlung und der Beweggründe das Krankhafte erweisen wollte, hat der guten Sache schon viel geschadet. Andererseits hat er die Verpflichtung, nötigenfalls den Richter darauf hinzuweisen, daß das Unterscheidungsvermögen für Recht und Unrecht noch nicht die freie Willensbestimmung einschließt, weil krankhafte Affekte, Vorstellungen und Triebe die normale Wirksamkeit jener Unterscheidung aufheben können. Bei Personen unter 18 Jahren läßt das Gesetz die Zurechnungsfähigkeit nur von der „zur Erkenntnis der Strafbarkeit erforderlichen Einsicht" abhängen, beachtet also die Fähigkeit zur Selbstbeherrschung und Willensbestimmung nicht, obwohl Verstand und Willensfreiheit durchaus nicht parallel zu laufen brauchen. Es muß eben in allen solchen Fällen individualisiert, der einzelne Mensch beachtet werden, und dazu hat beim heutigen Stande der Dinge besonders der Arzt mitzuwirken. Seine Aufgabe ist um so ernster, weil alljährlich in Deutschland viele Hunderte von Geisteskranken und Geistesschwachen verurteilt werden, deren Geisteszustand oft erst nach vieljähriger Haft der Umgebung klar wird.

Zur Feststellung des tatsächlichen Verhaltens hat der Arzt, wie bei jeder Untersuchung auf Geisteskrankheit (vgl. S. 45), einer genauen, von keiner vorgefaßten Meinung beeinflußten Befund aufzunehmen. Liegt die Handlung und die fragliche Geistesstörung in der Vergangenheit, so muß man sich nicht auf die gewöhnlich dürftigen Angaben der Akten beschränken, sondern mit Hilfe des Gerichts zeugenmäßige Aufklärungen über alle ärztlich wichtigen Punkte herbeischaffen. Genügen diese und der gegenwärtige Befund nicht, so ist es besser, das einzugestehen, als Phantasie- und Wahrscheinlichkeitsurteile abzugeben.

Der objektiv aufgenommene Befund ist auch das beste Schutzmittel gegen S i m u l a t i o n von Geisteskrankheit. Sie wird an Häufigkeit sicher weit überschätzt, weil Unerfahrenen ein so anderes Bild vom Irresein vorzuschweben pflegt, daß sie die wirklichen Erscheinungen dann nicht anerkennen wollen. Erfahrung in der Psychiatrie ist bei derartigen Beurteilungen um so notwendiger, weil nicht selten auch Geisteskranke und unzurechnungsfähige Belastete etwas dazu simulieren, also Simulation die Geisteskrankheit noch nicht ausschließt.

Die besondere Neigung für bestimmte Übertretungen, die einzelnen Krankheitformen zukommt, ist im zweiten Buche bei deren Schilderung berücksichtigt.

Die zivilrechtlichen Beziehungen der krankhaften Geisteszustände sind für das Deutsche Reich nunmehr durch das Bürgerliche Gesetzbuch geregelt. Die Vorschriften des Gesetzes beziehen sich einerseits auf die Geschäftsfähigkeit, andererseits auf die Deliktsfähigkeit. Bei der Geschäftsfähigkeit handelt es sich um die Geschäftsfähigkeit im allgemeinen, um die Ehefähigkeit und um die Testierfähigkeit.

Die Geschäftsfähigkeit im allgemeinen wird durch § 104 geregelt: „Geschäftsunfähig ist: 2. wer sich in einem die freie Willensbestimmung ausschließenden Zustande krankhafter Störung der Geistestätigkeit befindet, sofern nicht der Zustand seiner Natur nach ein vorübergehender ist.“ Und demgemäß heißt es im § 6: „Entmündigt kann werden: 1. wer infolge von Geisteskrankheit oder von Geistesschwäche seine Angelegenheiten nicht zu besorgen vermag.“ Unter Angelegenheiten sind dabei nicht nur Vermögensangelegenheiten zu verstehen, sondern sämtliche Beziehungen des Einzelnen zu seiner Familie, seiner Umgebung und seinem Vermögen. Die Entmündigung wegen Geisteskrankheit zieht Geschäftsunfähigkeit nach sich, die Entmündigung wegen Geistesschwäche nur beschränkte Geschäftsfähigkeit, sie stellt den Entmündigten dem Minderjährigen gleich, der das siebente Lebensjahr vollendet hat. Eine strenge Scheidung zwischen Geisteskrankheit und Geistesschwäche gibt das Gesetz nicht, sie ist auch tatsächlich undurchführbar (vgl. S. 3), man muß vielmehr den juristischen Folgezustand berücksichtigen und darnach erwägen, was für den Kranken nötig ist; es soll zu seinem Schutze immer nur das Nötige geschehen. Reicht die sogenannte kleine Entmündigung aus, so hat man sich darauf zu beschränken, und der Sachverständige hat zu überlegen, ob das der Fall ist. Der Unterschied der Wirkung beruht u. a. darin, daß der beschränkt Geschäftsfähige unter besonderen Verhältnissen eine Ehe schließen, zum Eid zugelassen und sein Testament widerrufen kann, während dem Geschäftsunfähigen diese Handlungen versagt sind. Das Entmündigungsverfahren wird durch die Zivil-Prozeß-Ordnung geregelt. Die Entmündigung erfolgt durch Beschluß des Amtsgerichts. Der Beschluß wird nur auf Antrag erlassen. Der Antrag kann von dem Ehegatten, einem Verwandten oder demjenigen gesetzlichen Vertreter des zu Entmündigenden gestellt werden, welchem die Sorge für die Person zusteht. Gegen eine Person, die unter elterlicher Gewalt oder unter Vormundschaft steht, kann der Antrag von einem Verwandten nicht gestellt werden. Gegen eine Ehefrau kann der Antrag von einem Verwandten nur gestellt werden, wenn auf Aufhebung der ehelichen Gemeinschaft erkannt ist oder wenn der Ehemann die Ehefrau verlassen hat oder wenn der Ehemann zur Stellung des Antrags dauernd außerstande oder sein Aufenthalt dauernd unbekannt ist. In allen Fällen ist auch der Staatsanwalt bei dem vorgesetzten Landgerichte zur Stellung des Antrags befugt. — Einspruch gegen den Entmündigungsbeschluß wird in Form der Klage gegen den betreffenden Staatsanwalt beim Landgerichte erhoben. — Die Entmündigung darf nicht ausgesprochen werden, bevor das Gericht einen oder mehrere Sachverständige über den Geisteszustand des zu Entmündigenden gehört hat. — Mit Zustimmung des Antragstellers kann das Gericht anordnen, daß der zu Entmündigende auf die Dauer von höchstens sechs Wochen in eine Heilanstalt gebracht werde, wenn dies nach ärztlichem Gutachten zur Feststellung des Geisteszustandes geboten erscheint und ohne Nachteil für den Gesundheitszustand des zu Entmündigenden ausführbar ist.

Eine wichtige Neuerung, die das Bürgerliche Gesetzbuch eingeführt hat, ist die Entmündigung wegen Trunksucht. Es heißt darüber im § 6: „Entmündigt kann werden: 3. wer infolge von Trunksucht seine Angelegenheiten nicht zu besorgen vermag oder sich oder seine Familie der Gefahr des Notstandes aussetzt oder die Sicherheit anderer gefährdet.“ Dadurch ist die Möglichkeit gegeben, Alkoholisten zu entmündigen und zur

Heilung zu zwingen, bevor eine ausgesprocheen Geisteskrankheit bei ihnen entstanden ist, vorausgesetzt, daß sie die Fürsorge für ihre Person, ihre Familie und für das öffentliche Wohl außer acht lassen. Da zur Entmündigung des Trunksüchtigen schon die Gefährdung anderer genügt, läßt sie sich oft schon durchführen, bevor z. B. die Eifersuchtsideen des Trinkers in Taten umgesetzt worden sind. — Wer wegen Trunksucht entmündigt ist, steht dem Minderjährigen gleich, der das siebente Lebensjahr zurückgelegt hat, er ist also beschränkt geschäftsfähig. Vor allem kann er auch gegen seinen Willen auf Bestimmung des Vormundes in einer Trinkerheilanstalt untergebracht werden, um geheilt zu werden. Zur Stellung des Antrags auf Entmündigung sind berechtigt der Ehegatte, Verwandte sowie der mit der Sorge für die Person beauftragte gesetzliche Vertreter, ferner in Preußen und wo sonst keine landesgesetzlichen Bestimmungen entgegenstehen, auch der Armenverband, dem die Fürsorge für den zu Entmündigenden im Falle seiner Hilfsbedürftigkeit obliegen würde. Damit ist also eine wichtige prophylaktische Erlaubnis gegeben.

Statt der Entmündigung kann unter Umständen eine Pflegschaft eintreten. § 1910 des Bürgerlichen Gesetzbuches sagt: „.... Vermag ein Volljähriger, der nicht unter Vormundschaft steht, infolge geistiger oder körperlicher Gebrechen einzelne seiner Angelegenheiten oder einen bestimmten Kreis seiner Angelegenheiten, insbesondere seine Vermögensangelegenheiten, nicht zu besorgen, so kann er für diese Angelegenheiten einen Pfleger erhalten. Die Pflegschaft darf nur mit Einwilligung des Gebrechlichen angeordnet werden, es sei denn, daß eine Verständigung mit ihm nicht möglich ist." Diese Einrichtung ist namentlich dadurch oft von großem Wert, daß sie es ermöglicht, Kranken, die in eine Anstalt kommen, ohne fürsorgende Angehörige zurückzulassen, schnell einen Vertreter zu geben, der ihre Angelegenheiten vor Schaden bewahrt.

Über die Ehefähigkeit gelten folgende für den Psychiater wichtige Bestimmungen:

§ 1325. Eine Ehe ist nichtig, wenn einer der Ehegatten zur Zeit der Eheschließung geschäftsunfähig war oder sich im Zustande der Bewußtlosigkeit oder vorübergehender Störung der Geistestätigkeit befand. Die Ehe ist als von Anfang an gültig anzusehen, wenn der Ehegatte sie nach dem Wegfalle der Geschäftsunfähigkeit, der Bewußtlosigkeit oder der Störung der Geistestätigkeit bestätigt, bevor sie für nichtig erklärt oder aufgelöst worden ist.

Die Ehescheidung wegen Geisteskrankheit unterliegt folgenden Bestimmungen:

§ 1569. Ein Ehegatte kann auf Scheidung klagen, wenn der andere Ehegatte in Geisteskrankheit verfallen ist, die Krankheit während der Ehe mindestens drei Jahre gedauert und einen solchen Grad erreicht hat, daß die geistige Gemeinschaft zwischen den Ehegatten aufgehoben, auch jede Aussicht auf Wiederherstellung dieser Gemeinschaft ausgeschlossen ist.

Unter der geistigen Gemeinschaft ist nach der überwiegend angenommenen Ansicht des Juristen LENEL das übereinstimmende Bewußtsein zu verstehen, daß man an dem Wohle des anderen Ehegatten und der Kinder interessiert sei, und der übereinstimmende Wille, diesem Wohle nach Kräften zu dienen.

Die Ausschließung der Aussicht auf Wiederherstellung dieser Gemeinschaft darf natürlich nur unter sorgfältigster Prüfung der Prognose im einzelnen Falle ausgesprochen werden, d. h. auf das Gutachten sehr erfahrener Fachärzte hin.

Die Testierfähigkeit ist bei Entmündigten durch die Entmündigung aufgehoben. Bei Nichtentmündigten kann es Aufgabe des Sachverständigen sein, nachzuweisen, ob der Testierende seiner Zeit den Zweck und die Bedeutung des Testaments erfassen und nach gesunden Erwägungen testieren konnte. Die Entscheidung kann sehr schwer sein, denn es ist nicht ausgeschlossen, daß auch ein Geistesgestörter zweckmäßig testieren kann. Es wird dann wesentlich darauf ankommen, ob das Testament im Sinne seiner früheren Anschauungen, aus der Zeit geistiger Gesundheit, gehalten ist, oder ob seine Krankheit derart war, daß sie seine Willenentschließungen nicht krankhaft beeinflußte. Namentlich bei Dementia senilis, bei Schwachsinn nach Schlaganfall, bei Dementia paralytica und bei Imbezillität kommen zweifelhafte Testamente vor.

Über die Deliktsfähigkeit gelten folgende Bestimmungen:

„§ 827. Wer im Zustande der Bewußtlosigkeit oder in einem die freie Willensbestimmung ausschließenden Zustande krankhafter Störung der Geistestätigkeit einem anderen Schaden zufügt, ist für den Schaden nicht verantwortlich. Hat er sich durch geistige Getränke oder ähnliche Mittel in einen vorübergehenden Zustand dieser Art versetzt, so ist er für einen Schaden, den er in diesem Zustande widerrechtlich verursacht, in gleicher Weise verantwortlich, wie wenn ihm Fahrlässigkeit zur Last fiele; die Verantwortlichkeit tritt nicht ein, wenn er ohne Verschulden in den Zustand gelangt ist."

Die Bestimmung der Zustände, die im Anfang des Paragraphen genannt sind, richtet sich nach dem vorhin Gesagten. Betreffs der ohne Verschulden eingetretenen Störung der Willensbestimmung oder der Geistestätigkeit durch Genuß geistiger Getränke ist zu bemerken, daß darunter Trunkenheit zu verstehen ist, die auf unbewußten Genuß (z. B. heimlich dem Getränk zugesetzte schwerere oder direkt narkotische Stoffe), auf unwiderstehlichen Trieb zum Alkoholgenuß, auf krankhafte Intoleranz gegen geringe Mengen, die dem Betreffenden nicht bewußt war, oder auf Trinken unter fremdem Zwange eingetreten war.

XII. Einteilung der Geisteskrankheiten.

Die anatomische Grundlage der Geisteskrankheiten ist noch zu wenig bekannt, um darauf eine Einteilung zu gründen, wie sie derjenigen der körperlichen Krankheiten entsprechen würde. Es muß überhaupt zweifelhaft erscheinen, ob die pathologische Anatomie uns je einen derartigen Schlüssel in die Hand geben wird, weil im Gehirn bestimmte Verrichtungen nicht wie im Körper an ein räumlich umschriebenes, von anderen getrenntes Organ gebunden sind, sondern die organischen Grundlagen der einzelnen geistigen Vorgänge, deren Gesamtheit das psychische Bild ausmacht, zu innig miteinander verknüpft sind, um eine künstliche Trennung zu ermöglichen.

Man hat weiterhin versucht, ebenfalls der körperlichen Pathologie entsprechend, eine ätiologische Einteilung der Geisteskrankheiten durchzuführen. Aber auch dies ist unmöglich, erklärlicherweise, müssen wir sagen, weil nach unserer ganzen Auffassung alle Ursachen, auch die zunächst als geistig bezeichneten, auf das Gehirn körperlich einwirken, durch Schwankungen der Blutverteilung, Ernährungsstörungen usw., also ebenfalls nicht leicht bestimmte Verrichtungen gesondert treffen werden. Die Erfahrung zeigt denn auch, daß eine bestimmte Ursache verschiedene Krankheitbilder erzeugen kann, so daß nur ausnahmsweise aus der Krankheitform geradezu die Ursache abgelesen werden kann. Die Geisteskrankheiten entspringen auch gewöhnlich dem Zusammenwirken mehrerer Ursachen. Einen wesentlichen Unterschied für das Gesamtbild und den Verlauf macht allerdings vielfach das Vorhandensein einer besonderen geistigen Beschaffenheit, d. h. in diesem Falle nicht das einfache Vorkommen von Abnormitäten bei den Vorfahren, sondern eine angeborene Invalidität des Gehirns, die meistens, aber nicht immer erkennbar, mit der erblichen Belastung (vgl. S. 7) zusammenfällt. Auch Nachkommen von abnormen Persönlichkeiten können ein rüstiges Gehirn besitzen, es hängt mit den noch nicht durchsichtigen Geheimnissen der Vererbung zusammen, ob sie so oder so ausgestattet sind. Da aber wiederum ganz dieselben Verhältnisse, wie sie das durch Vererbung invalide Gehirn darbietet, auch auf erworbene Einflüsse zurückgehen können (Kopfverletzungen, Gehirnkrankheiten der Entwicklungszeit usw.), reicht auch hier die ätiologische Einteilung nicht aus.

Als das richtigste erweist sich damit die dritte Möglichkeit, die Einteilung der Geisteskrankheiten nach dem klinischen Bilde. Nicht bestimmte, pathognomonische, Zeichen, sondern die Gemeinsamkeit des ganzen Verlaufs begründet die Zusammenfassung einer größeren Anzahl von Fällen zu einer Krankheitform. Soweit es sich bis jetzt beurteilen läßt, stimmen mit der heute im allgemeinen üblichen Gruppenbildung die anatomischen und die ätiologischen Unterschiede einigermaßen überein. Die Ausführung im einzelnen ist bei den verschiedenen Beobachtern freilich recht verschieden: die Gruppen gehen ohne scharfe Grenze ineinander über und lassen sich daher leicht vermehren, indem man die nach einer oder der anderen Seite liegenden Fälle abzweigt. Für die Bedürfnisse eines Kompendiums dürfte es vorzuziehen sein, durch gröbere Teilung eine geringere Zahl größerer Gruppen zu bilden und innerhalb der einzelnen die Unterarten anzudeuten.

Unter diesen Gesichtspunkten läßt sich etwa folgende Einteilung aufstellen:

I. Erschöpfungspsychosen.
  1. Kollapsdelirium und Delirium acutum.
  2. Akute Verwirrtheit, Amentia.

II. Infektionspsychosen.

III. Intoxikationspsychosen.

IV. Psychoneurosen.
  1. Neurasthenie.
  2. Traumatische Depressionszustände, Unfallneurosen, Schreckneurosen.
  3. Melancholie.
  4. Hysterie.
  5. Epilepsie.
  6. Choreatisches Irresein.

V. Grenzzustände.

VI. Degenerationspsychosen.
  1. Paranoia.
  2. Periodisches oder manischdepressives Irresein.
  3. Dementia praecox mit den Formen Hebephrenie und Katatonie.

VII. Organische Psychosen.
  1. Dementia paralytica.
  2. Psychosen bei Hirnsyphilis.
  3. Arteriosklerotische Psychosen.
  4. Dementia senilis.
  5. Idiotie und Imbezillität.

Die ersten Gruppen, Erschöpfungs-, Infektions- und Intoxikationspsychosen, können auch ein rüstiges Gehirn ohne erbliche Anlage betreffen; sie verlaufen dann gewöhnlich akut und gehen in der Mehrzahl der Fälle in Heilung über. Bei den Intoxikationen liegt freilich oft schon eine Invalidität des Gehirns aus angeborener Anlage vor, denn gerade die damit behafteten Menschen ergeben sich gern dem schädlichen Genusse narkotischer Gifte. Demgemäß wird hier die Prognose schon schlechter. Die Psychoneurosen stellen sozusagen die geringsten Grade angeborener, ererbter Nervenschwäche dar; nur ausnahmweise erkrankt ein völlig festes Nervensystem unter dem Druck schwerster Einwirkungen an

Neurasthenie, Hysterie usw., aber es wäre verkehrt, diese Möglichkeit völlig in Abrede zu nehmen. Bei geringer Invalidität ist ein völliger oder doch sehr erheblicher Ausgleich der Erkrankung möglich. Die nächste Gruppe, die der Grenzzustände, hat mit den Psychoneurosen viel Berührungen, aber im ganzen ist die erbliche Anlage doch einen Grad schwerer und der Ausgleich der Störungen kaum mehr möglich. Sie bleiben aber unter geeigneten Verhältnissen stationär, können auch durch Erziehung oder Selbstbeherrschung bis zu einem gewissen Grade verdeckt oder unterdrückt werden. Die Degenerationszustände stehen eine wichtige Stufe weiter: hier tritt die geistige Störung ohne erkennbaren äußeren Anlaß auf, oder doch auf grund von Einflüssen, die bei der Mehrzahl der Menschen ohne krankmachende Wirkung bleiben, wie Pubertät, Hinaustreten in das Leben, Laktation, Klimakterium, Herannahen des Alters. Die organischen Psychosen endlich kennzeichnen sich durch anatomische Veränderungen des Gehirns, die zum Teil bestimmten Schädlichkeiten, insbesondere dem Syphilisgift, zuzuschreiben sind, zum Teil auf wechselnden oder noch nicht genügend bekannten Ursachen beruhen. Auch hier spielt die erbliche Anlage eine wichtige Rolle, weil sie im Gehirn einen Locus minoris resistentiae schafft.

Zweites Buch.

Spezielle Psychiatrie.

I. Erschöpfungspsychosen.

1. Kollapsdelirium und Delirium acutum.

Vorwiegend gleich nach dem Fieberabfall in akuten Krankheiten, wie Pneumonie, Influenza, akutem Gelenkrheumatismus, Erysipel usw., nach dem Puerperium und nach Operationen, ferner nach schweren Blutungen aus Uterus, Magen usw., endlich auch nach heftigen Gemütsbewegungen und dann wohl besonders auf der Grundlage vorhergehender körperlicher Erschöpfung oder längerer Aufregungen kommt es zuweilen ganz plötzlich, binnen wenigen Stunden oder Tagen, zu einem Zustande von tiefer Benommenheit mit motorischer Erregung, Ideenflucht, Verwirrtheit und lebhaften Täuschungen in allen Sinnesgebieten. Die Kranken wissen nicht mehr, wo sie sind, verkennen ihre gesamte Umgebung, werden durch Illusionen und Halluzinationen auf das schwerste beängstigt, drängen blind aus dem Bett und zum Zimmer hinaus, hängen sich an die Personen der Umgebung, entkleiden sich, zerreißen ihre Sachen, sprechen beständig laut oder auch flüsternd, machen geheimnisvolle Gebärden, leisten allen Aufforderungen Widerstand und sind zu keiner Auskunft zu bewegen. Die Nahrungsaufnahme wird oft völlig verweigert, und die Kräfte leiden um so mehr, da meist auch der Schlaf fehlt oder nur für ganz kurze Zeit eintritt. In der höchsten Erschöpfung kommt es dann oft zu benommenem Darniederliegen wie in den letzten Stadien eines Typhus. Die Haut ist kühl, der Puls klein, die Temperatur gewöhnlich normal oder subnormal, nur bei Komplikationen erhöht. Wenn nicht durch Entkräftung oder Hirnlähmung der Tod eintritt — man hat solche Fälle auch als besondere Krankheit aufgefaßt und Delirium acutum genannt —, kann nach wenigen Tagen oder Wochen die Genesung eintreten. Oft klärt sich das Bewußtsein sehr schnell, z. B. nach einem längeren Schlaf; die Erinnerung für die Krankheit ist gewöhnlich nur ganz summarisch, Einzelheiten werden wie Traumerlebnisse weiterhin vorgebracht. Natürlich dauert es immer noch längere Zeit, bis die Schwäche, Reizbarkeit und Erschöpfbarkeit verschwinden. Die Ernährung hebt sich gewöhnlich unter reichlichem Appetit schnell und stark.

Diagnose. Die traumartige Benommenheit mit Ideenflucht, Verwirrtheit und Halluzinationen findet sich in ähnlicher Weise noch in epileptischen Dämmerzuständen, im Delirium tremens und in gewissen Aufregungszuständen der Dementia paralytica. Die Unterscheidung gelingt, wenn nicht die Anamnese aufklärt, erst bei längerer Beobachtung. Nahe Beziehungen bestehen zur akuten Verwirrtheit, die man als ein verlängertes Kollapsdelirium bezeichnen kann (KRAEPELIN).

Die *Behandlung* ist entscheidend für den Ausgang; es gilt, den Kranken vor Beschädigung zu bewahren und seine Kräfte zu erhalten und womöglich zu heben. Bei der Schwere der Erkrankung wäre es in jedem Falle wünschenswert, die Hilfsmittel einer modernen Irrenanstalt heranzuziehen, aber in der Praxis ist das leider nur in einem Bruchteil der Fälle durchzuführen. Das beste Hilfsmittel ist hier wie dort das Dauerbad (vgl. S. 57). Es beruhigt, führt am ehesten Schlaf herbei und ermöglicht oft die Ernährung. Bei großer Schwäche wird man mit Koffeineinspritzungen, Kampfer und anderen Reizmitteln freigebig sein, auch subkutane Kochsalzeingießungen u. dgl. heranziehen. KRAEPELIN empfiehlt Alkohol in kräftigen Gaben, auch als Zusatz bei der nicht selten unentbehrlichen Sondenfütterung.

2. Akute Verwirrtheit, Amentia.

Die akute Verwirrtheit äußert sich in einer verschieden schweren Trübung des Bewußtseins mit Aufhebung der normalen geordneten Vorstellungsverbindungen und in gewissen Reizerscheinungen, nämlich Sinnestäuschungen und depressiven oder gehobenen Affekten. Je nach dem Überwiegen und dem Grade der genannten Teilerscheinungen wechselt das Krankheitbild ganz erheblich. Die wichtigste Form ist die halluzinatorische Verwirrtheit (Fig. 1). Dabei tritt nach einem kurzen Vorstadium voll Mattigkeit und Unlust, mit Schlaflosigkeit und dem unbestimmten Gefühl drohender Gefahr oder Gebundenheit schnell eine hochgradige Verwirrtheit mit zahlreichen Sinnestäuschungen ein. Das Bewußtsein ist wie traumhaft verändert, der Kranke kann sich gar nicht mehr ordentlich zurechtfinden, beachtet die Umgebung, aber alles um ihn sieht anders aus, er ist vollkommen ratlos geworden. Trotz aller Bemühungen kommt er ebensowenig wie der Träumende zu einer klaren Auffassung der Umgebung; lebhafte Sinnestäuschungen in beständigem Wechsel steigern die Unklarheit. Vögel und unbelebte Gegenstände sprechen mit Menschenstimmen, Bilder winken mit den Augen und machen Gebärden, die Personen der Umgebung scheinen ihre Gesichts- und Haarfarbe zu verändern, magern scheinbar zusehends ab, der eigene Körper und seine Verrichtungen werden anders als zuvor wahrgenommen. Auch echte Halluzinationen gesellen sich hinzu, Teufelsgestalten, wilde Tiere, Feuerbrände schweben durch das Zimmer, Glockenläuten, drohende Zurufe usw. werden gehört, Gerüche und Geschmäcke der verschiedensten Art wahrgenommen. An die Sinnestäuschungen knüpfen sich entsprechende Wahnvorstellungen. Die Stimmen verkünden Unheil und schwere Strafen für die Kranken und ihre Angehörigen, wobei nicht selten (ganz wie bei Melancholie) eine eigene Verschuldung als gerechter Grund krankhafterweise angenommen und entwickelt wird. Die Wahnvorstellungen können schnell wechseln, aber auch durch den ganzen Krankheitsverlauf eine gewisse Beständigkeit bewahren, niemals aber kommt es zu ausgedehnten

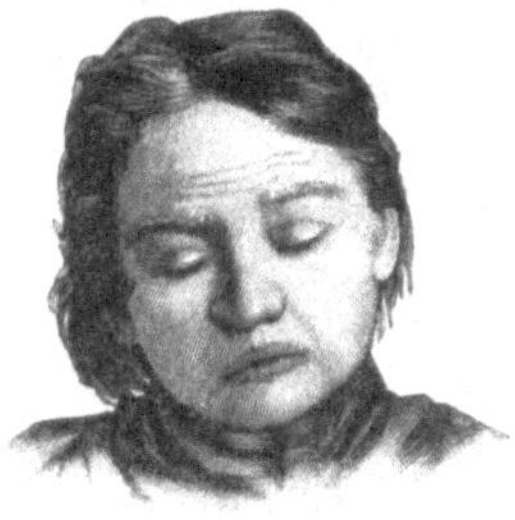

Fig. 1.
Verwirrtheit, Amentia.
(Nach Weygandt.)

logischen Verknüpfungen, zur „Systematisierung" der Wahnideen wie bei der Paranoia und zu einer regelrechten Abhängigkeit der Handlungen von diesen Vorstellungen. Auch dies erinnert wieder sehr an das Verhalten im Traume. Viel seltener als Verfolgungsideen sind die der Überschätzung, durch entsprechende Halluzinationen und Illusionen hervorgerufen. Ebenso steht es mit der Stimmung der Kranken; nur selten ist sie heiter, gewöhnlich ist sie trüb, mit Neigung zu Angst- und Schmerzausbrüchen und Gewalthandlungen gegen die eigene Person oder gegen die Umgebung. In manchen Fällen findet sich dauernd oder als vorübergehende Einschiebung in die trübe Stimmungsgrundlage ein beschleunigter Ablauf der Vorstellungen, der eine Manie vortäuschen kann und früher derartige Fälle der Manie zurechnen ließ. Der Unterschied ist durch die massenhaften Sinnestäuschungen und vor allem durch die Trübung des Bewußtseins, die Unfähigkeit zum Auffassen usw., die bei der Manie trotz der überschnellen krankhaft veränderten Reihung der Vorstellungen gut erhalten bleibt. Viel häufiger findet sich eine blinde, wiederum traumhafte Unruhe, ein ängstliches Hin- und Hergehen und Sichanklammern als Ausdruck der Ratlosigkeit; in anderen Fällen überwiegt die motorische Hemmung bis zu bildsäulenartiger Regungslosigkeit: halluzinatorischer Stupor, Pseudostupor.

Die Auslöschung der Assoziationen und damit das scheinbare Verschwinden von Erinnerungsbildern kann so weit gehen, daß grobe anatomische Störungen vorgetäuscht werden. Die Kranken vermögen eine Anzahl von Gegenständen nicht zu bezeichnen und umschreiben deren Namen mit gewundenen Redensarten, die sich auf den Gebrauch beziehen: pseudaphasische Verwirrtheit, MEYNERT; sie können nicht mehr richtig die Zeit von der Uhr ablesen, einfache Rechenaufgaben nicht lösen, auch wenn sie ihre Aufmerksamkeit wirklich darauf lenken und nicht durch einen Affekt oder durch Sinnestäuschungen abgezogen werden. Sie sind häufig nicht imstande, sich Datum und Wochentag von einem Tage zum andern zu merken, auch wenn sie eigens dazu aufgefordert werden. Wie im Sprechen, so kommen auch im Schreiben häufig Verwechslungen von Wörtern vor; meist fehlt aber schon die zum Schreiben erforderliche Sammlung, und die Kranken bringen es trotz aller

Bemühungen nur bis zur Überschrift eines Briefes oder zu einigen sinnlosen Strichen. In anderen Fällen sind alle eingelernten Bewegungen vergessen, die Kranken können nicht mehr gehen, sich nicht ausziehen usw.: dementer Stupor.

Die Ratlosigkeit drückt dem Gesicht des akut Verwirrten einen eigentümlichen, staunend-fragenden, zuweilen mehr ängstlichen Charakter auf, der diagnostisch namentlich gegenüber der Paranoia (vgl. Abschnitt VI, 1) von großem Wert sein kann (Fig. 2). Bei dem Pseudostupor läßt sich bei aller äußerlichen Ruhe gerade an dem gespannten Gesichtsausdruck, an einem vorübergehenden Zittern oder Zucken der Gesichtsmuskeln, an einem versteckten Blick u. dgl. nicht selten das unter der Maske fortbestehende Geistesleben erkennen. In selteneren Fällen entladet sich die motorische Spannung in allgemeinem heftigen Zittern oder in Konvulsionen. Weit häufiger sind vasomotorische Störungen: langsamer Puls, allgemeines oder auf die äußersten Teile beschränktes Kältegefühl, Ohrensausen, Blutandrang zum Kopf, Schwindel. Die Pupillen sind meist erweitert, oft sind die Patellarreflexe gesteigert. In schweren Fällen kommen Fiebererregungen vor. Das Körpergewicht nimmt gewöhnlich erheblich ab, hauptsächlich, weil die Kranken die Nahrung verweigern oder doch wegen ihrer Verwirrtheit nicht genügend essen. Der Schlaf ist meist schlecht, oft steigert sich die Unruhe gegen die Nacht hin.

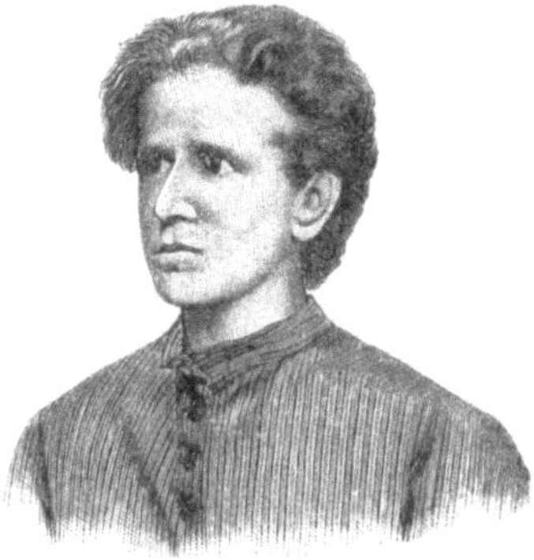

Fig. 2. Amentia. (Nach Ziehen.)

Ursachen. Die primäre Verwirrtheit ist im allgemeinen eine Krankheit normal veranlagter Gehirne, die durch eine schwere Erschütterung, oft auf der Grundlage langsam vorbereitender Schädlichkeiten, aus dem Gleichgewicht gebracht werden. Unglücksfälle, erschöpfende Krankenpflege mit dem nachfolgenden Affekt der Trauer, Blutverluste, Puerperium, weiterhin

Kopfverletzungen, die Einzelhaft, zumal in ihrer ersten Zeit, heftiger Schreck u. dgl. sind häufige Veranlassungen.

Theorie. Eine geistvolle Theorie dieser Krankheitform hat MEYNERT aufgestellt. Darnach ist die Verwirrtheit, wie es auch in unserer Schilderung dargestellt ist, keine Reizerscheinung, sondern auf den Ausfall der Assoziationsleistung zu beziehen; darauf gründet sich auch die Bezeichnung Amentia (Geistesmangel), im Gegensatz zu Dementia (Geistesschwäche). Gegenüber der Betäubung, wo auch die Projektionsfasern, die Vermittler der Sinneswahrnehmungen, schlecht oder garnicht leiten, sei bei der Verwirrtheit nur die Leitung der Assoziationsfasern herabgesetzt. Auf der Störung der geregelten Assoziationstätigkeit beruhe das Auftreten der Illusionen. Im Gegensatz zu der Erschöpfung der Hirnrindenleistungen sei die Tätigkeit der subkortikalen Zentren gesteigert, und deren Reizung, die gewohnheitsmäßig als Sinneseindruck in die Außenwelt verlegt werde, schaffe die Halluzinationen. Die subkortikale Reizung ihrerseits erklärt MEYNERT aus der Gefäßversorgung des Gehirns als kollaterale Hyperämie zum Ausgleich der Blutleere des Rindennetzes.

Verlauf und Ausgänge. Nach dem Vorstadium, das einige Tage bis zwei Wochen dauert, entwickelt sich die Krankheit meist schnell zu ihrer Höhe. Die Dauer erstreckt sich gewöhnlich auf einige Monate; zwischendurch schieben sich öfters Nachlässe ein, worin die Kranken für Stunden oder Tage ziemlich klar erscheinen. Die Heilung schließt sich am seltensten direkt an den verwirrten oder wahnhaften Zustand an, vielmehr schiebt sich gewöhnlich ein Erschöpfungstadium ein, in dem der Affekt fehlt, aber verschiedene Wahnvorstellungen, Sinnestäuschungen, Personenverkennung oder geistige Schwächeerscheinungen noch wochen- und monatelang fortbestehen können; andre Male besteht dann noch eine gewisse trübe Stimmung oder aber eine manieähnliche, meist alberne und läppische Erregung. Diese Zwischenzustände mit gehobener oder herabgesetzter Stimmung können viele Monate ganz gleichmäßig anhalten, so daß der Gedanke an dauernde Geistesschwäche sich immer wieder aufdrängt, und es kann doch noch völlige Heilung eintreten, die sich durch allmähliches Schwinden der krankhaften Erscheinungen, Wiedererwachen des Interesses für die Außenwelt und des Urteils über fremde und persönliche Verhältnisse andeutet. Die Erinnerung an den Vorstellungsinhalt der kranken Zeit kann nach schwerer Verwirrtheit ganz fehlen, in andern Fällen erstreckt sie sich nur auf die wichtigsten Vorgänge, in vielen umfaßt sie in überraschender Weise auch die kleinsten Einzelheiten. Die Besserung wird gewöhnlich durch entschiedenes Steigen des Körpergewichts angezeigt, das um so schneller erfolgt, je rascher und glatter die Heilung verläuft. Von ungünstigen Ausgängen kommt am seltensten der Tod vor, durch Selbstmord oder durch Erschöpfung infolge von sehr großer Unruhe bei mangelhafter körperlicher Widerstandskraft. Ein Teil der Fälle führt zu chronischer Verwirrtheit oder zu tiefer Verblödung, indem das geistige Leben sich nicht mehr aus dem Darniederliegen oder aus der Verwirrung der Assoziationen erholt.

Rückfälle kommen auch nach völliger, zuweilen langdauernder Genesung auf Grund erblicher Anlage und bei wiederholtem Einwirken der Krankheitursachen vor. Nicht selten ist bei Mädchen in der Pubertät das Wiederauftreten der Amentia, besonders in der Form der reinen Verwirrtheit ohne oder mit spärlichen Sinnestäuschungen jedesmal zur Zeit der Menses. Nach einer Reihe von Monaten pflegt hier bei zweckmäßiger Allgemeinbehandlung und bei Anwendung der Bettruhe während der Menses die Heilung einzutreten.

Die Diagnose ist nach dem Gesagten gegenüber der Melancholie und Manie nicht schwierig, wenn man die schwere Störung der Auffassung, die Verwirrtheit und das Verhalten der Stimmung und der Sinnestäuschungen beachtet: dort die primäre Anomalie der Stimmung, hier die primäre Verwirrtheit und das Überwiegen selbständiger Sinnestäuschungen. Der Pseudostupor ist durch den gespannten Ausdruck, der die verborgenen Vorstellungen und Sinnestäuschungen andeutet, der demente Stupor durch das Fehlen jeder Affektbetonung von der regungslosen, schmerzlichen Spannung mancher Melancholischen genügend unterschieden. Am schwierigsten ist oft die Unterscheidung von der Katatonie; auch hier ist besonders auf das Verhalten der Auffassung Wert zu legen, die bei den Katatonischen gewöhnlich sehr gut erhalten ist, so daß sie über Ort, Personen und Zeit orientiert bleiben. Auch fehlen bei der

Verwirrtheit die ausgeprägten motorischen Zeichen der Katatonie.

Nicht selten entsteht die akute Verwirrtheit in einer ihrer Formen bei Epileptischen, es muß daher stets nachgeforscht werden, ob früher epileptische Anfälle vorgekommen sind. Damit wird die Vorhersage, die sonst eine recht günstige ist, außerordentlich trübe, weil, abgesehen von dem schweren Grundleiden, die Verwirrtheitzustände besonders bei schweren Fällen von Epilepsie vorkommen.

Endlich muß man sich daran erinnern, daß auch die Dementia paralytica mit Verwirrtheit einsetzen kann. Einen Wink in dieser Richtung gibt ein dann meist vorhandenes Mißverhältnis zwischen dem Grade der Verwirrtheit und dem Affekt oder der Masse der Sinnestäuschungen; die Entscheidung erfolgt auf Grund der motorischen Störungen der Dementia paralytica.

Behandlung. Für die Behandlung der Verwirrtheit ist der Aufenthalt in einer Heilanstalt fast stets nur mit Schaden zu umgehen. In der gewohnten Umgebung läßt sich weder die völlige äußere Ruhe, die für den Kranken das Hauptbedürfnis ist, noch die notwendige, Tag und Nacht fortgesetzte Überwachung ohne Beunruhigung des mißtrauisch-ängstlichen Kranken durchführen. Das verdunkelte Bewußtsein des Kranken scheint planmäßige Selbstbeschädigung kaum zuzulassen, dennoch ist in manchen Fällen alles Denken darauf gerichtet, während in anderen ganz unvorbereitet triebartige, oft durch die Angst hervorgerufene Handlungen gefährlichster Art unternommen werden. In der Anstalt findet wie in allen akuten Geisteskrankheiten auch hier die Bettbehandlung die wesentlichste Anzeige, und daneben, zumal in den erregten Formen, die Opium- oder Kodeinkur in der auf Seite 58 geschilderten Weise. Nur in den schweren, mit manieähnlicher Aufregung verbundenen Fällen, ist das Skopolamin (vgl. S. 61) nicht zu entbehren; hier kann es im Notfall auch subkutan gegeben werden. Die Einspritzung unter die Haut ist überhaupt bei der Verwirrtheit oft nicht zu entbehren, weil die Kranken nicht zum Einnehmen zu bewegen sind. Bei den mit Blutandrang zum Kopf verbundenen Fällen gibt man allein oder mit einem der genannten Mittel zusammen Ergotin, 0,2 zwei- bis dreimal täglich; bei den stuporösen Kranken empfehlen sich kleine Kampfergaben, 0,05—0,1 dreimal täglich, bei Pseudostupor gleichzeitig mit Kodein oder Opium. Die Bäderbehandlung (vgl. S. 57) ist sehr wichtig, sie muß natürlich bei erregten und ängstlichen Kranken mit großer Rücksicht auf das Befinden durchgeführt werden, stellt aber dann ein vortreffliches Beruhigungsmittel dar. Sehr wichtig sind auch gegen die Genesung hin je nach der Art des Falles beruhigende, die Stimmung lindernde Vollbäder von 32—34° C oder anregende Halbbäder von 28—30° C. Wo Wahnvorstellungen und Sinnestäuschungen ganz geschwunden sind und nur noch Verstimmung, Abspannung u. dgl. bestehen, habe ich sehr wohltätige Wirkungen von sanfter Galvanisation des Kopfes gesehen, quer durch die Schläfen oder von der Stirn zum Nacken, Elektrodenplatten von 5×10 cm, mit Moos oder Filz gepolstert, mit heißem Wasser gut durchfeuchtet, Stromstärke 2 bis 4 M.-A., bei sorgfältigem Einschleichen und strenger Vermeidung von Stromschwankungen und Unterbrechungen, täglich ein oder zweimal je drei Minuten lang. Daneben ist immer das körperliche Befinden sehr zu berücksichtigen, namentlich sind Blutarmut, Verdauungsstörungen, Verstopfung u. dgl. nach den Regeln der inneren Medizin zu behandeln. Oft ist die Sondenfütterung nicht zu umgehen. Die Menstruationstörungen bessern sich mit der Krankheit zugleich. Nach der Genesung schiebt man zweckmäßig zwischen Anstaltspflege und Rückkehr in die Familie einen ruhigen Aufenthalt auf dem Lande, an der See usw. ein. Die mit Verblödung endenden Fälle bedürfen der dauernden Anstaltspflege, damit durch Gewöhnung und Erziehung soviel wie möglich von einem menschenwürdigen Dasein erhalten werden kann.

II. Infektionspsychosen.

Im Verlaufe fieberhafter Infektionskrankheiten entstehen nicht selten geistige Störungen. Man bezog sie früher auf das Fieber, hat aber allmählich erkannt, daß sie dazu nicht in direkter Beziehung stehen. Wahrscheinlich werden sie teils durch Bakterientoxine, teils durch Stoffwechselgifte hervorgerufen, die während der Krankheit entstehen. Die Entstehung durch Toxine ist besonders wahrscheinlich für die Fälle, wo die Geistesstörung schon im Anfangstadium der Krankheit eintritt. Besonders bei Typhus, Variola und Variolois, Intermittens und Lyssa kommen solche Initialdelirien vor; die Kranken werden zuweilen in die Irrenanstalt gebracht, ohne daß die körperliche Krankheit nur vermutet würde. Häufiger treten die Störungen erst auf der Höhe der Krankheit auf, am häufigsten beim Fieberabfall, wo die körperliche Rekonvaleszenz beginnen sollte. Hier ist es wahrscheinlich, daß auf dem Boden der körperlichen Erschöpfung krankhafte Stoffwechselprodukte die Störung hervorrufen. Typhus, Pocken, akuter Gelenkrheumatismus, Influenza, Cholera, Puerperalfieber, Pneumonie, Erysipelas, Scharlach, Pyämie rufen am häufigsten diese Störungen hervor.

Den Typus der Infektionspsychosen geben die für gewöhnlich den Internisten beschäftigenden Fieberdelirien. Ihrem Wesen nach stehen sie jedenfalls den Erscheinungen nahe, die wir als Kollapsdelirium und als akute Verwirrtheit beschrieben haben, aber ihr Grad ist geringer. Die leichtesten Fälle bieten nur eine gewisse Benommenheit und Gereiztheit, mit Neigung zu lebhaften Träumen, die sich auch schon tagsüber im Halbschlafe einstellen können und oft mit Vorsichhinsprechen und unruhigen Körperbewegungen verbunden sind. Bei höheren Graden kommt es zu anhaltender traumhafter Benommenheit mit reichlichen Halluzinationen und Illusionen, die sich teils an die eigenen körperlichen Empfindungen anknüpfen, teils an Erinnerungen oder an Eindrücke der Umgebung. Dabei ist die Stimmung bald heiter erregt, bald ängstlich oder zornmütig. Zuweilen besteht lebhafter Bewegungsdrang, so daß die Kranken schwer im Bett zu halten sind. Bei den höchsten Graden besteht völlige Unbesinnlichkeit, die Kranken murmeln unverständlich vor sich hin (blande Delirien, mussitierende Delirien), zupfen an der Bettdecke (Flockenlesen) und haben alle Auffassung für die Umgebung verloren. Hier liegt die Gefahr des Überganges in Koma und Tod nahe. Die Schwere der Erscheinungen geht nicht der Höhe des Fiebers parallel, nur zuweilen verbinden sich die schweren Delirien mit übermäßigen Fiebergraden (hyperpyretischer Gelenkrheumatismus, Pyämie).

Die Ausbildung und der Verlauf der Fieberdelirien hängt sehr von der Behandlung der Grundkrankheit ab. Insbesondere ist anzunehmen, daß die Alkoholbehandlung, wie sie zumal gegen Puerperalfieber und andere Formen der Pyämie empfohlen worden ist, und reichliche Alkoholgaben während der Krankheit die Neigung dazu steigern, um so mehr, wenn der Kranke schon vorher dem Alkoholgenuß ergeben war. Das beste Mittel zur Verhütung sowohl wie zur Behandlung der Fieberdelirien ist eine rechtzeitige milde Wasserbehandlung, in dem modernen Sinne, daß damit nicht das Fieber herabgedrückt, sondern die anregende, Herz und Atmung und Nervensystem gleich gut belebende Wirkung der Bäder benutzt wird. Da die Schlaflosigkeit die Erschöpfung steigert, ist die Fürsorge für den Schlaf sehr wichtig. Am meisten empfehlen sich dazu Dormiol (S. 62), Paraldehyd (S. 61) und kleine Gaben von Dionin oder Morphium subkutan. Gegen die Unruhe sind Dauerbäder sehr wirksam (S. 57). Beständige Bewachung ist unentbehrlich!

Die Initialdelirien treten nach ASCHAFFENBURG in zwei Formen auf. In dem einen Falle erscheinen unter ängstlicher Verstimmung, aber bei erhaltener Besonnenheit Wahnideen und Sinnestäuschungen; die Kranken glauben sich verfolgt, körperlich beschädigt, bedroht und erleben zuweilen ganze Abenteuer. Bei der zweiten Form tritt eine manische Erregung auf, die sich aus unbedeutenden Anfängen schnell zu tobsüchtiger Aufregung und schwerster Verwirrtheit mit reichlichen Sinnestäuschungen steigern kann. Mit der Höhe der Krankheit verschwinden die Delirien, oder sie gehen in die eigentlichen Fieberdelirien über; oft tritt aber schon zu dieser Zeit durch die Schwere der Krankheit der Tod ein. Die Behandlung und Fürsorge ist dieselbe wie bei den Fieberdelirien. Es ist außerdem empfohlen worden, durch Kochsalzinfusion der Blutvergiftung abzuhelfen.

Die Infektionspsychosen, die nach der Höhe der Krankheit auftreten, können nach KRAEPELIN drei Formen annehmen. Die leichteste Form stellt einen Erschöpfungszustand dar; die Kranken sind matt, teilnahmlos, können sich nicht aufraffen, sind trübe oder mürrisch gestimmt, oft sehr reizbar; daneben treten, namentlich nachts, Angstgefühle und beim Augenschluß Gesichtsbilder, flüsternde Geräusche in den Ohren, eigentümliche Empfindungen im Körper auf. Auch Beeinträchtigungsideen,

Vergiftungsfurcht, Mißtrauen gegen die Umgebung, hypochondrische Vorstellungen, ja selbst Versündigungsideen kommen vor. Zuweilen sind heftige Ausbrüche gegen die Umgebung, Selbstmordversuche und Nahrungsverweigerung die Folge. Kräpelin hat diese Form besonders nach Influenza und Gelenkrheumatismus und bei Kindern nach Keuchheusten beobachtet. Bei der zweiten Form handelt es sich um Benommenheit mit Sinnestäuschungen, abenteuerlichen Wahnideen und lebhaften ängstlichen Erregungszuständen, nach deren Abklingen noch für Monate, manchmal über ein Jahr depressive Stimmung, Herabsetzung der körperlichen und geistigen Leistungsfähigkeit und Gedächtnisschwäche zurückbleiben können. Zuweilen geht die Krankheit in geistige Schwäche mit unvollkommener Berichtigung der Wahnvorstellungen über. Am häufigsten sieht man diese Form nach Typhus. Die dritte, schwerste Form, beginnt mit heftigen Delirien, die bald in stuporöse Zustände übergehen. Die Kranken verblöden allmählich, gehen auch körperlich sehr herunter und zeigen zuweilen einseitige Lähmungen, Sprachstörungen und epileptiforme Krämpfe als Ausdruck schwererer Hirnveränderungen. Nur in der Hälfte der Fälle kommt es zu völliger Genesung, meist erst nach vielen Monaten. — In einzelnen Fällen schließt sich an die beschriebene zweite Form der Kräpelinschen Darstellung ein länger dauernder Zustand, der sehr an die expansive Form der Dementia paralytica erinnert, aber von ihren organischen Zeichen freibleibt und in vielen Fällen in Heilung übergeht. Die Behandlung aller dieser Fälle besteht in sorgfältiger körperlicher Pflege (Bettruhe, Bäder, gute Ernährung).

Eine besondere Art von infektiöser Geistesstörung bildet die Korsakowsche Psychose oder polyneuritische Psychose. Vorzugsweise bei chronischem Alkoholismus, aber auch bei andern Intoxikationen, und auf dieser Grundlage durch Autointoxikation bei Typhus, Syphilis, Magendarmkatarrh, Fäulnis im Uterus oder in Geschwülsten, vereinzelt auch nach Schädelverletzungen, tritt eine eigenartige Geisteskrankheit auf, die sich fast immer mit den körperlichen Erscheinungen der Polyneuritis verbindet: Frost, Fieber, schwere Störung des Allgemeinbefindens, reißende Schmerzen in den Gliedern, weiterhin peripherische Lähmungen an den Beinen oder am ganzen

Körper einschließlich der Hirnnerven, in leichteren Fällen nur ausgebreitete Ataxie. Das Eigentümliche der geistigen Störung ist die zuweilen nach einem Durchgangstadium von halluzinatorischer verwirrter Erregung bei anscheinend guter Besonnenheit bestehende, fast völlige Aufhebung der Merkfähigkeit, die Unfähigkeit, irgend etwas auch nur für einige Minuten zu behalten, bei ganz gut erhaltener Orientierung. Die Kranken machen daher auf den ersten Anblick einen ganz geordneten Eindruck, beim Gespräch merkt man aber alsbald, daß sie nicht mehr wissen, was sie vor ganz kurzer Zeit gesagt oder gehört haben, daß sie die Personen von gestern auf heute vergessen, die Vorgänge von morgens und abends oder von gestern oder vorgestern und heute mit den vor Jahren geschehenen durcheinanderwerfen, also insbesondere zeitlich nicht orientiert sind, daß sie ihr Zimmer, ihr Bett, ihre Sachen nicht mehr aufzufinden wissen. Dabei ist die Erinnerung für weiter zurückliegende Vorgänge oft ganz ungestört. Als zweite auffallende Erscheinung findet sich eine ausgesprochene Konfabulation: die Kranken erzählen in scheinbar besonnener Weise ein buntes Gemisch von völlig erdichteten oder entstellten oder doch zeitlich völlig verkehrten Einzelheiten, berichten über angebliche Erlebnisse, woran kein wahres Wort ist. Die meist trübe Stimmung läßt sie dabei mit Vorliebe bei der Schilderung von Leichenbegängnissen u. dgl. verweilen. Im weiteren Verlauf trägt die Stimmung oft mehr einen mürrischen oder auch einen albern-heiteren Charakter; zwischendurch kommen auch Erregungen vor. In einer Anzahl von Fällen führt das Grundleiden zum Tode, meist kommt es aber im Laufe von Monaten zu allmählicher Besserung der Merkfähigkeit und der geistigen Leistungsfähigkeit. In vielen Fällen tritt dauernder, unheilbarer Blödsinn ein. — Die Krankheit wird leicht mit Dementia paralytica verwechselt, um so eher, als bei langsamerem Verlauf die polyneuritische Ataxie nebst der Aufhebung der Patellar- und Pupillenreflexe die körperlichen Zeichen der Dementia paralytica vortäuschen kann. Die Anamnese und der Verlauf müssen dann entscheiden. — Die Behandlung besteht in sorgfältiger körperlicher Pflege, guter Ernährung bei völliger Vermeidung von Alkohol, Anwendung von lauen Bädern und Solbädern usw.

III. Intoxikationspsychosen.

A. Vergiftungen durch Arznei- und Genußmittel.

Von den Genußmitteln, die bei allen Kulturvölkern trotz staatlicher Verbote und Einschränkungen eine ungeheure Verbreitung gefunden haben, sind einige als Gifte für den menschlichen Organismus zu betrachten. Für abendländische Verhältnisse kommen dabei Alkohol, Morphium und Kokain in Frage. Die allgemeine Schädlichkeit geringer Alkoholmengen ist sicher zuweilen übertrieben dargestellt worden, aber es ist nicht zu bestreiten, daß unsere gesellschaftlichen Gewohnheiten (Trinkunsitten) ein gefährliches Übermaß sehr begünstigen. Unverstand von Eltern, Erziehern und Ärzten, unbegründete Meinungen über die stärkende Wirkung der geistigen Getränke, Leichtsinn und Verführung haben in dieser Richtung unendlich viel gesündigt. Besonders gefährlich ist aber der Umstand, daß zumal bei Menschen, die erblich belastet oder durch Kopfverletzungen, Gehirnkrankheiten usw. in jugendlichem Alter weniger widerstandsfähig geworden sind, der Alkohol ebenso wie das Morphium und Kokain ein deutliches, immer steigendes Verlangen nach Wiederholung ihres Genusses erzeugen. Nur zum Teil läßt sich dies Begehren aus der Abspannung erklären, die nach dem Schwinden der einmaligen Wirkung eine neue Anregung wünschen läßt. Vielfach sind es schon zuvor bestehende Schwächen des Charakters oder auch triebartige Neigungen, die zur Wiederholung des gefährlichen Genusses trotz aller entgegenstehenden Bedenken drängen.

1. Der Alkoholismus.

Die akute Alkoholvergiftung, der Rausch, wird, wie bekannt, wegen der damit verbundenen Euphorie von unzähligen Menschen willkürlich herbeigeführt. Bei den leichtesten Graden spricht man von einer Anregung und glaubt in der Tat einer höheren Leistung fähig zu werden. Die Experimentaluntersuchungen haben gezeigt, daß das eine Täuschung ist. In Wirklichkeit besteht nur das subjektive Gefühl einer größeren Leistungsfähigkeit, eben auf Grund jener Euphorie, und so kann wohl bei befangenen oder abgespannten Menschen durch mäßigen Alkoholgenuß eine freiere Aussprache herbeigeführt werden Überhaupt wird die Auslösung von Willensantrieben erleichtert. Dagegen ist auch nach kleinen Alkoholgaben schon die Auffassung erschwert und die Verarbeitung der Eindrücke gehemmt (KRAEPELIN). Die wirklichen geistigen Leistungen sind herabgesetzt, die Vorstellungen verbinden sich mehr als im nüchternen Zustande nach Gleichklang und zufälligen Beziehungen; die witzigen und „geistvollen" Einfälle einer heiteren Zechgesellschaft erscheinen dem nüchternen Zuhörer meist schal und oberflächlich. Die freie geistige Arbeit läßt also schon von vornherein eine Lähmung erkennen. Bei schwererer Vergiftung werden auch die psychomotorischen Zentren allmählich gelähmt. Vor allem aber treten die ethischen Einwirkungen in den Hintergrund, denen die Äußerungen und Handlungen des Nüchternen unterworfen sind. Auf diese Weise kann schon ein gewöhnlicher Rausch, der keine krankhaften Zeichen bietet, zu Handlungen führen, die bei gesunder Überlegung nicht ausgeführt worden wären. Von dem scherzhaften Unfug, der namentlich den Studenten oft noch als berechtigter Ausfluß der Jugendstimmung angerechnet wird, bis zu wirklichen Gesetzübertretungen zieht sich davon eine ununterbrochene Reihe. Brandstiftungen, Körperverletzungen, geschlechtliche Akte und fahrlässige Schädigungen allerart gehören hierher. Die persönliche Eigenart des Berauschten und seine Selbstbeherrschung, vielfach die bei den Trinksitten erworbene „Direktion", haben großen Einfluß auf die Äußerungen, bei übergroßen Gaben verdrängt aber schließlich die eintretende Bewußtlosigkeit alle Willensregungen.

Bei fortgesetztem Alkoholmißbrauch treten allmählich sowohl Wandlungen in dem gewöhnlichen Verhalten des Trinkenden wie Veränderungen in der Art des Rausches auf. Zu den Eigentümlichkeiten des chronischen Alkoholismus gehört vor allem eine bleibende und zunehmende ethische Entartung und Willensschwäche. Die feinen Gefühle, die den Charakter ausmachen, gehen mehr und mehr verloren. Die Gewissenhaftigkeit im Beruf, in der Fürsorge für die Familie, für das Äußere, die Rücksicht auf Recht und Behagen der Umgebung läßt nach, die Empfindung für das Beschämende des Rausches und seiner Folgen geht verloren, und damit ist auch der sichere Halt gegen die Verlockungen des berauschenden Mittels dahingegangen. Die mangelhafte Erinnerung, die der Trinker für Worte und Handlungen aus der Zeit des Rausches bewahrt, und die sittliche Gleichgültigkeit, die dem Zustande des Katzenjammers eigen ist, gewinnen mehr und mehr Einfluß auf sein Selbsturteil. Der chronische Alkoholist findet bald nichts mehr in allen den Vorfällen, die ihn seinen Standesgenossen und seiner Umgebung gegenüber herabsetzen, er ist vor sich selbst immer entschuldigt. Wenn er den Vorsatz, nichts mehr zu trinken, wieder einmal außer acht gelassen hat, weiß er immer einen genügenden Grund dafür anzugeben; bald hat man ihn eingeladen oder verführt, bald war er es seinem Geschäfte schuldig, bald war ihm schwach und elend, oder er mußte irgend welche Schmerzen oder Sorgen dadurch vertreiben. Kein Alkoholist gibt zu, daß er viel trinke: immer hat er die Ausrede, daß andere noch mehr trinken, daß er gar nicht wirklich betrunken gewesen sei usw. Bald überträgt sich die Schwäche auch auf die intellektuellen Funktionen.

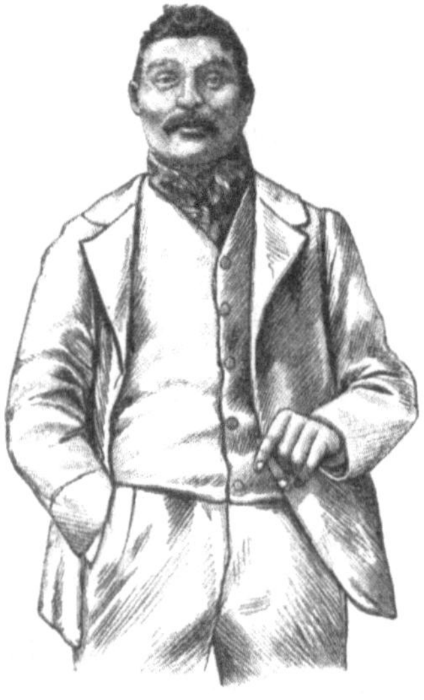

Fig. 3. Alkoholismus. (Nach WEYGANDT.)

Zumal die geistige Ausdauer geht zurück. Die **Merkfähigkeit**, das Gedächtnis für neue Eindrücke, wird geschwächt, die Eindrücke werden ungenau oder lückenhaft aufbewahrt. Das **Urteil** über die Beziehungen zu der Umgebung wird verfälscht; benimmt sich der Trinker, der in den ersten Stadien des Rausches vergnügt und heiter war, nach seiner Heimkehr unfreundlich oder roh gegen die Seinigen, weil inzwischen die nachfolgende Depression eingetreten ist, so schiebt er die Schuld auf seine Umgebung, die seiner Stimmung nicht genügend entgegengekommen sei; die Frau, die ihn vor dem Trinken warnt, gönnt ihm vermeintlich den Genuß nicht, und so kommt es schließlich zu einer ganz falschen Auffassung seiner Beziehungen, nicht selten zu wirklichem Beeinträchtigungswahn. Im Rausch und im Katzenjammer tritt immer größere Reizbarkeit hervor, die zu Streitigkeiten und Zusammenstößen führt: kommt es, wie gewöhnlich, durch die fortgesetzte Alkoholwirkung zu neurasthenischen Zuständen, so gesellen sich Unruhe, Angstandeutungen und unangenehme Empfindungen im Körper hinzu, die ihrerseits wieder zum Trinken antreiben. Die zahlreichen Schädigungen des Körpers durch den übermäßigen Alkoholgenuß, die aus der inneren Medizin bekannt sind, steigern ebenfalls die Widerstandslosigkeit, die den Alkoholisten auszeichnet.

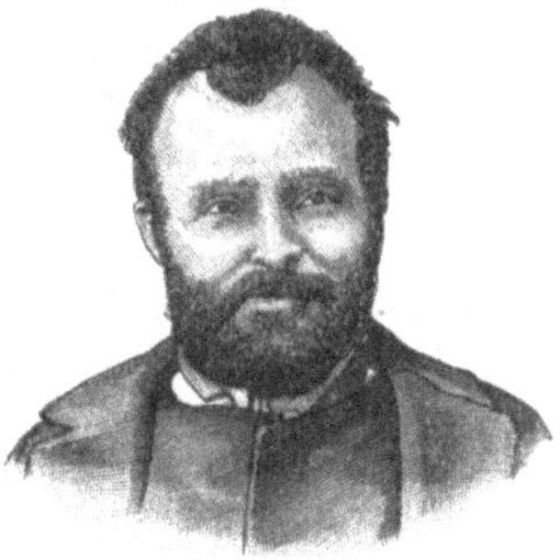

Fig. 4.
Chronische Alkoholhalluzinose.
Humoristischer Ausdruck.
(Nach Weygandt.)

Neben diesen allgemeinen psychischen Veränderungen entwickelt sich bei vielen Menschen, die regelmäßig Alkohol zu sich nehmen, früher oder später eine pathologische Alkoholreaktion (von Krafft-Ebing). Sie wird durchaus nicht immer durch das Übermaß des genossenen Alkohols bedingt, vielmehr gibt es zahlreiche Menschen, die schon nach geringen Alkoholgaben solche Erscheinungen bekommen. Dazu gehören insbesondere viele erblich nervös Belastete, ferner fast alle Epileptischen, ferner Menschen, die Kopfverletzungen erlitten oder schwere Gemütsbewegungen oder erschöpfende Krankheiten durchgemacht haben. Man spricht in solchen Fällen von Alkoholintoleranz. Sie äußert sich entweder dadurch, daß schon geringe Alkoholmengen einen Rausch hervorrufen, besonders aber dadurch, daß der Rausch besondere Eigenschaften annimmt: pathologischer oder komplizierter Rausch. Er äußert sich durch Blutandrang zum Kopf, Aufregung, Streitsucht, Zerstörungstrieb, Angstzustände, schwerere Störungen des Bewußtseins und gelegentlich auch durch Sinnestäuschungen. Alle diese Erscheinungen können sehr früh auftreten, auch ohne daß es zu den gewöhnlichen Zeichen der Berauschtheit gekommen wäre, oder sie treten im Verlauf des Rausches oder im nachträglichen Schlaf auf Grund irgend einer Störung oder endlich nach dem Erwachen auf Grund irgend eines Affektes hervor Schimpfen, Umsichschlagen und tätliche Angriffe auf die Umgebung sind die gewöhnlichsten Äußerungen der krankhaften Störung. Zuweilen kommt es zu epileptiformen oder apoplektiformen Anfällen, beides namentlich dann, wenn längerer Alkoholmißbrauch vorhergegangen war. Bemerkenswerterweise fehlen bei dem pathologischen Rausch oft die körperlichen Zeichen der Trunkenheit, das Taumeln, Lallen usw., so daß die nachträglich vernommenen Zeugen meist in gutem Glauben aussagen, daß der Betreffende nicht betrunken gewesen sei. Der Nachweis ist daher in forensischen Fällen gewöhnlich sehr schwer. Wichtig ist für die Erkennung besonders die Heftigkeit der motorischen Entladungen, die dabei oft in direktem Gegensatz zu dem Wesen des Betreffenden in nüchternem Zustande stehen der Übergang in tiefen Schlaf nach Ablauf der Erregung, das Mißverhältnis zwischen der Tat und der sonstigen Gesinnung und Denkweise des Täters usw. Wenn sich feststellen läßt, daß Angstaffekte oder schwere Störungen der Orientierung vorgelegen haben, so ist das natürlich ein voller Beweis für das Krankhafte des Zustandes. Erschwert wird die Beurteilung, wenn schon vor dem Alkoholgenuß Aufregung und Zorn bestanden haben, die sich dann im Rausch in derselben Richtung, aber übermäßig stark, entladen.

Auf der Grundlage des chronischen Alkoholismus entwickeln sich, abgesehen von der erwähnten ethischen Entartung und der Neigung zu pathologischen Rauschzuständen, unter Umständen verschiedene Geistesstörungen. Die häufigste und am längsten bekannte ist das

Delirium tremens.

Es handelt sich dabei um eine akute halluzinatorische Verwirrtheit, die durch die alkoholische Grundlage eine besondere Färbung erhalten hat und auf körperlichem Gebiet durch Unruhe und Zittern ausgezeichnet ist. Sie wird gewöhnlich durch eine besondere Gelegenheitsursache ausgelöst. Nicht oft, wie man früher allgemein annahm, gibt die plötzliche Entziehung des gewohnten Getränkes den Anstoß zum Ausbruche des Deliriums; meist ist eine Pneumonie, eine schwerere Verletzung, eine Operation oder auch eine größere Gemütsbewegung die direkte Ursache. Die Krankheit beginnt mit Angstgefühl und vereinzelten Halluzinationen, Schlaflosigkeit, wilden Träumen, Schreckhaftigkeit. Meist stellen sich schon nach wenigen Stunden zahlreiche lebhafte Sinnestäuschungen ein. Die Kranken fassen auf, was um sie her vorgeht, vermischen aber damit die eigenen Vorstellungen und die Halluzinationen, sehen Wagen durch die im Zimmer anwesenden Personen hindurchfahren, nehmen Bewegungen an Möbeln oder Bildern wahr, können keinen Gedanken festhalten, bringen beim Lesen zusammenhangslose Zusätze, sagen auch oft etwas anderes, als was sie sagen wollten. Sie verkennen regelmäßig den Ort und die Personen, wozu die immer besonders reichlichen Gesichtstäuschungen natürlich viel beitragen. Sehr oft leben sie vermeintlich in der gewohnten Weise weiter, sie glauben in ihrem Beruf tätig zu sein und nehmen alles vor, was sie sonst den Tag über tun; auch das Wirtshausleben spielt eine große Rolle in ihrer Geschäftigkeit. Dies Beschäftigungsdelirium ist für den Alkoholismus ziemlich charakteristisch. Dabei behalten sie das Bewußtsein ihrer eigenen Persönlichkeit. Die Merkfähigkeit ist sehr herabgesetzt, das Gedächtnis für die Vergangenheit aber ziemlich ungestört. Wegen der ungenügenden Aufnahme neuer Eindrücke bringen sie alte und neue Ereignisse stark durcheinander und erzählen früher Erlebtes oder rein Erdachtes als neue Erlebnisse, wie das auch bei der polyneuritischen Psychose vorkommt (vgl. S. 91). Die Gesichtsbilder zeigen fast immer kleine Gegenstände oder Tiere in lebhafter Bewegung: Ratten, Mäuse, Spinnen, Flocken, aber auch Hunde, Raubtiere, Pferde, Stöcke usw.; Teufel und Engel erscheinen. Nicht selten vollziehen sich förmliche Aufführungen vor ihren Augen, ohne daß sie sich anders wie als ruhige Zuschauer verhielten. Sie sehen Menschen zum Fenster hereinsteigen, sehen ganze Theater und Schlachten vor sich aufführen, wobei manchmal ihre Angehörigen mitwirken. Andere Male fühlen sie sich durch die Erscheinungen lebhaft beängstigt. Sie fühlen auch Ungeziefer auf der Haut und versuchen es zu fangen oder zu verscheuchen. Daneben hören sie Sausen, Wasserrauschen, Glockenläuten, Vogelgezwitscher, unbestimmten Lärm oder Drohungen und Kriegsgetümmel. Die Sinnestäuschungen lassen sich durch entsprechende Suggestionen erzeugen, so daß ihre psychische Entstehung sehr deutlich ist, sie werden aber auch durch peripherische Eindrücke begünstigt, so z. B. Gesichtsbilder durch Verhängen der Augen oder durch Druck auf den Augapfel herbeigeführt. Die Stimmung ist erklärlicherweise sehr von der Art der Sinnestäuschungen abhängig. Oft läßt sie einen eigentümlichen Humor erkennen, der beim chronischen Alkoholismus überhaupt eine gewisse Rolle spielt (vgl. Fig. 3, 4). Oft steht allerdings die Angst im Vordergrunde der Erscheinungen. Nicht selten wechseln heitere und depressive Stimmung unvermittelt ab. Die Vorstellungen wechseln überhaupt gewöhnlich in rascher Flucht, die Kranken sprechen viel und schnell, wollen beständig ihre Lage ändern, decken sich immerwährend auf und zu, wollen zum Bett hinaus, drängen zur Tür oder zum Fenster hinaus usw. — Unter den körperlichen Erscheinungen ist das Zittern am auffallendsten, dem die Krankheit das Beiwort tremens verdankt. Es zeigt sich zuerst an den Fingern, namentlich wenn sie gespreizt werden, und an der vorgestreckten Zunge, ferner auch an der mimischen Muskulatur, manchmal auch an Armen, Kopf und Beinen. Das Zittern ist ziemlich grobschlägig. Die Bewegungen sind ungeschickt, ausfahrend, die Schrift zeigt ataktische Störungen, der Gang ist oft taumelnd. Die Sprache ist unsicher, oft besteht Lallen oder Silbenstolpern. Die Sehnenreflexe sind meist gesteigert, nur ausnahmsweise fehlen die Pupillenreflexe, oft sind die Pupillen eng. Die Empfindung der Haut und der tieferen Teile kann in verschiedenster Weise verändert sein. Schwere Verletzungen werden oft gar nicht wahrgenommen. In den meisten Fällen besteht Fieber, dessen Grade der Höhe des Deliriums parallel gehen. Zuweilen steigt es zu den höchsten Graden, wahrscheinlich nur durch pyämische Infektion erlittener Verletzungen. Auch die Pulszahl ist gesteigert, sie liegt auch bei Bettruhe meist zwischen 90 und 124, bei mäßiger Muskeltätigkeit zwischen 116 und 136, bei größerer Unruhe steigt sie bis 150 und 160. Bei Angstdelirien wird der Puls oft klein und hart, sonst ist er gewöhnlich weich und voll.

Auf der Höhe der Krankheit besteht meist eine akute Herzdilatation, um so stärker, je älter und starrer die Arterien sind. Die Regelmäßigkeit der Herztätigkeit ist fast immer gestört. In der Rekonvaleszenz tritt oft Bradykardie ein. Die Nierensekretion ist herabgesetzt, in den ersten Tagen wird oft nur 200 ccm Harn entleert, während mit dem Eintritt der Besserung ohne vermehrte Flüssigkeitaufnahme mehrere Liter entleert werden. Regelmäßig ist Eiweiß im Harn enthalten, ohne Beziehung zur Schwere des Deliriums; in 40 % der Fälle finden sich reichliche Eiweißmengen, auch wenn die Erkrankung nur leicht ist; Zylinder finden sich nur, wenn Nephritis gleichzeitig vorliegt. Das Aderlaßblut zeigt vermehrten Fettgehalt.

Nicht selten treten epileptiforme Anfälle auf, die ganz den typischen Anfällen der echten Epilepsie gleichen können, mit Zungenbiß verlaufen usw., oft ganz im Anfang der Erkrankung, schon vor dem Hervortreten der Sinnestäuschungen und des Zitterns.

Gewöhnlich dauert das Delirium tremens 3—5 Tage. Manche Fälle enden in dieser Zeit tödlich durch Unfall, Selbstmord, Herzschwäche oder durch Gehirnlähmung im epileptiformen Anfall. Sonst kommt es oft in kritischer Form, besonders oft durch längeren Schlaf, zur schnellen Heilung. Fieber, Pulsbeschleunigung, Albuminurie, Unruhe und das grobe Zittern hören dann sofort auf; die Sinnestäuschungen können noch in mäßigem Grade fortbestehen, auch das feine Zittern des chronischen Alkoholisten bleibt bestehen. Die Erinnerung ist verhältnismäßig gut, aber die Einsicht für das Krankhafte der überstandenen Erscheinungen oft mangelhaft.

Manchmal verläuft die Krankheit, als Delirium sine delirio, mit Schlaflosigkeit, Angst, Unruhe, Zittern und Albuminurie, ohne daß es zu Sinnestäuschungen käme. In anderen Fällen zeigen sich schwerere Benommenheit, mattes Darniederliegen, unklare mussitierende Delirien, meist mit tödlichem Ausgange.

Zuweilen geht das Delirium tremens in die polyneuritische Geistesstörung über (vgl. S. 90), in wieder anderen Fällen nach Kraepelin in einen unausgebildeten, aber anhaltenden Verfolgungswahn, der sich durch einen erheblichen Grad von geistiger Schwäche und Stumpfheit (trotz guten Gedächtnisses) und durch deutliche Schwankungen zwischen einsichtigeren und aufgeregteren Zeiten wesentlich von der eigentlichen Paranoia unterscheidet.

Eine zweite Form von Geistesstörung, die auf dem Boden des chronischen Alkoholismus entstehen kann, ist

Die akute alkoholische Paranoia,

Kraepelins halluzinatorischer Wahnsinn der Trinker, Wernickes akute Alkoholhalluzinose. Die Krankheit besteht in einem zusammenhängenden Verfolgungswahn, der sich vorzugsweise unter Gehörstäuschungen bei fast völlig klarem Bewußtsein entwickelt.

Gewöhnlich beginnt die Störung plötzlich mit nächtlichen Gehörstäuschungen. Zunächst kommen unbestimmte Geräusche, dann Musik, Schießen, Glockenläuten, zuletzt Worte und Gespräche, meist mit drohendem oder beschimpfendem Inhalt. Der Kranke hört das Gesagte ganz genau, meist sind es Stimmen von Bekannten, die deutlich als Männer- und Frauenstimmen unterschieden werden, sonst schreibt er sie anderen bestimmten Personen zu; er hört genau, woher sie kommen, und zweifelt nicht an ihrer Natürlichkeit. Oft besprechen und verspotten die Stimmen das frühere Leben oder die gegenwärtigen Absichten des Kranken, machen sich über seine Kleidung lustig usw. Vorübergehend kommen auch Gesichtstäuschungen vor. Auf Grund der Täuschungen entwickelt sich, da im Gegensatz zu dem Delirium das Bewußtsein und die Orientierung fast ungetrübt sind, ein ausgeprägter Beziehungswahn; der Kranke hält sich für den Mittelpunkt aller der Vorgänge, die ihm in den Halluzinationen bekannt werden. Trotz des dadurch bedingten Verfolgungswahnes behält die Stimmung gewöhnlich den für den Alkoholisten kennzeichnenden Humor (vgl. Fig. 6, S. 95) bei, der auch durch die nebenhergehende Angst immer nur vorübergehend ausgelöscht wird. Die Kranken können daher z. B. Reisen machen, ohne den Mitreisenden besonders aufzufallen, während sie freilich diese oft völlig in ihren Wahn hineinziehen, sich von ihnen beobachtet oder bedroht glauben usw. Der Schlaf ist meist sehr gestört, es besteht tagsüber Neigung zu Pulsbeschleunigung und zu Schweißen, das Gewicht geht gewöhnlich herunter.

Nach einigen Tegen oder Wochen kommt es gewöhnlich plötzlich zur Genesung, oft nach einem Schlafe; es tritt dann völlige Krankheitseinsicht ein. Seltener vergehen Monate, bevor die Wahnbildungen zurücktreten.

Der Eifersuchtswahn der Alkoholisten

ist die dritte wichtige Psychose auf dem Boden des chronischen Alkoholismus. Es ist schon angedeutet worden, daß die Urteilschwäche des chronischen Alkoholisten zu Wahnbildung führen kann. Besonders oft ist dies der Fall in der Richtung des Eifersuchtswahnes. Es liegt in der Natur der Sache, daß der aus fröhlicher Kneipgesellschaft heimkehrende Trinker von seiner Frau nicht immer zärtlich empfangen und zumal in seinen durch den Rausch hervorgerufenen sexuellen Gelüsten oft nicht befriedigt wird; dazu kommt noch die dem Rausch folgende Abspannung und Depression und schließlich oft die mit den psychischen Begierden nicht übereinstimmende körperliche Impotenz. Aus alledem ergibt sich ohne weiteres ein Mißtrauen gegen die Frau. In der Kritiklosigkeit dienen harmlose Zufälligkeiten zur Unterstützung der Eifersuchtsidee; ein aus dem Hause kommender Mann, der dem heimkehrenden Trinker begegnet, wird als der Nebenbuhler betrachtet; Flecken auf der Bettwäsche werden als Samenflecke angesprochen; die Kinder sehen einem anderen Manne ähnlich u. dgl. m. Wird die Frau bei Streitigkeiten mit dem Manne von anderen unterstützt oder verteidigt, so gibt auch dies einen verdächtigen, dem Trinker genügenden Hinweis. Zuweilen tun auch wirkliche Illusionen oder Halluzinationen ein übriges. Da die sonstige Verstandestätigkeit völlig normal bleiben kann, mindestens für den Laien und für oberflächliche Untersuchung, und der Alkoholist regelmäßig mit dem Anschein der Biederkeit und Offenheit sein scheinbares Recht zu verteidigen weiß, da andererseits ein Grund zu solchen Eifersuchtsideen immer sehr schwer auszuschließen ist, wird der krankhafte Zustand gewöhnlich von der Umgebung und von der Behörde, wo die bedrohte Frau gelegentlich Schutz sucht, verkannt, bis es endlich zu schweren Gewalttaten kommt: Revolver- und andere Mordangriffe auf die Frau oder auf den vermeintlichen Liebhaber sind keine Seltenheit. Die große Gefährlichkeit dieser Kranken verlangt daher besonders bei den Polizei- und Gerichtsärzten nachdrücklichste Würdigung. — Bei längerer Entziehung des Alkohols pflegen sich die Eifersuchtsideen zurückzubilden, eine Weiterentwicklung zur Paranoia mit Ausdehnung auf andere Wahngebiete bleibt aus. Dagegen wird nur selten völlige Krankheitseinsicht erreicht.

Die alkoholische Pseudoparalyse.

Abgesehen von der echten Dementia paralytica, die natürlich auch den Alkoholisten befallen kann, kommt es ausnahmsweise unter dem Einfluß des chronischen Alkoholismus zu akuten Geistesstörungen, die durch ausgesprochene Euphorie mit Größenwahn, Zittern, erschwerte Sprache, Ataxie, epileptiforme Anfälle und manchmal durch die bei der polyneuritischen Psychose beschriebenen Eigentümlichkeiten sehr an Dementia paralytica erinnern, aber nicht zu fortscheitender Verblödung, sondern nur zu einfachem Schwachsinn führen, während der Größenwahn und die motorischen Erscheinungen verschwinden.

Ätiologie der Alkoholpsychosen.

Wodurch es im einzelnen Falle zu diesen verschiedenen Erkrankungen kommt, ist unklar; das wesentliche wird in der Disposition des Gehirns liegen. Das Delirium tremens beruht nach Ansicht mehrerer Autoren auf einer Selbstvergiftung des Körpers mit Stoffwechselgiften, die infolge der Organschädigungen durch den Alkoholmißbrauch entstehen. Dafür spricht unter anderem, daß das Delirium sowohl bei Entziehung, wie bei Fortgebrauch des Alkohols entstehen und auch heilen kann, so daß es jedenfalls nicht als direkte Vergiftung durch Alkohol aufgefaßt werden kann. Bezüglich der oft als auslösend betrachteten Verletzungen ist zu beachten, daß nach den neueren genauen Feststellungen ein großer Teil dieser Verletzungen schon dem Beginn des Deliriums angehört, also nicht seine Ursache, sondern seine Folge darstellt.

Behandlung des Alkoholismus.

Der Schwerpunkt des Kampfes gegen die Alkoholpsychosen liegt in der Bekämpfung der Trinkgewohnheiten, die gegenwärtig in Deutschland fast drei Milliarden Mark jährlich verschlingen und ungezählte weitere Aufwendungen verlangen, da sowohl das Irresein wie das Verbrechen zu einem erheblichen Prozentsatz dem Trunk zur Last gelegt werden muß. Ebensosehr wie der Trinker selbst ist seine Nachkommenschaft in diesen beiden Richtungen disponiert. Jeder gewissenhafte Arzt hat daher die Pflicht, an der öffentlichen Belehrung über die Gefahren des Alkohols teilzunehmen, insbesondere auch immer wieder darauf hinzuweisen, daß im Kindesalter überhaupt jeder Tropfen eines alkoholischen Getränkes verboten ist, und daß auch weiterhin nicht die absolute Menge des Getränkes die Gefahr bringt, sondern bei Disponierten schon die geringste Menge. Wie oft dies Gebot noch übertreten wird, sogar bei der Behandlung von Kranken, auch von Nervösen, ist gar nicht zu sagen. Die soziale Fürsorge, die im Geiste unserer Zeit liegt, wird auch in dieser Richtung vieles bessern können, wenn immer für eindringliche Belehrung gesorgt wird.

Für den Trinker selbst gibt es nur eine Rettung: die völlige Enthaltsamkeit. Es ist eine Frage des einzelnen Falles, ob der Alkoholist noch Willenskraft genug hat, um sich ihr zu ergeben, oder ob er durch längere Anstaltsbehandlung dazu erzogen werden muß. Immer kann nur dann ein Erfolg erreicht werden, wenn die Abstinenz wirklich durchgeführt wird; der Vorsatz der Mäßigkeit ist zwecklos, denn es kennzeichnet ja gerade den Trinker, daß er vermöge seiner Intoleranz nicht aufhören kann, sobald er nur den kleinsten Anfang gemacht hat. Der Anschluß an die aller Orten entstehenden Temperenzvereine, den Alkoholgegnerbund, den Verein vom blauen Kreuz, den Guttemplerorden oder an die Vereine abstinenter Ärzte und abstinenter Lehrer kann das Verbleiben bei dem gewonnenen Entschluß sehr erleichtern.

In allen Alkoholkrankheiten kann und muß sofort der Alkohol völlig entzogen werden. Auch die Annahme eines möglichen Abstinenzdeliriums darf davon nicht abhalten, denn die Abstinenzdelirien verlaufen auf alle Fälle milder als die eigentlichen Delirien, wovor doch kein Alkoholist geschützt ist, wenn man ihm bei einer Pneumonie usw. Alkohol weitergibt. Einen viel besseren Schutz gewährt jedenfalls die sorgfältige Pflege durch reichliche Ernährung mit Milch und durch Fürsorge für den Schlaf, der durch die Entziehung meist ausfällt. Reichliche Gaben von Paraldehyd, Dormiol oder Trional tun das Nötige, namentlich wenn man langdauernde warme Bäder (vgl. S. 57) hinzufügt. Auch Opium subkutan, 0,05 Extr. Opii aquos. alle Stunden bis zum Eintritt des Schlafes, ist zu empfehlen, man muß aber dann in den nächsten Tagen allmählich kleinere Gaben weitergeben, um die nach der Opiumentziehung auftretende Unruhe zu vermeiden. Sehr wichtig ist eine rechtzeitige Behandlung der Herzschwäche: Bettruhe, heiße Umschläge auf die Herzgegend, kalte Übergießungen im warmen Bade, Coffeinum natriobenzoicum oder Oleum camphoratum subkutan in reichlichen Dosen, bei ungenügender Diurese Diuretin oder Agurin. — Gegen die Unruhe ist das Dauerbad das beste Mittel, auch der beste Schutz gegen Verletzungen; natürlich ist eine beständige Überwachung der Kranken unentbehrlich.

2. Der Morphinismus.

Die Morphiumsucht hängt noch deutlicher als die Trunksucht mit der abnormen Geistesveranlagung des Einzelnen zusammen. Nur bei Belasteten erzeugt die Morphiumeinspritzung das Wohlbefinden und die Steigerung der Leistungsfähigkeit, wodurch manche schon mit dem ersten Versuch dem Zaubermittel gänzlich verfallen. Zuweilen ist nur die Neugierde, öfter die Verführung, am häufigsten die ärztliche Verordnung gegen körperliche Leiden der Anlaß zum Gebrauch. Nach einigen Monaten schon machen sich die üblen Einwirkungen des Mittels auf das Gehirn und das Nervensystem geltend. Der Vorstellungsablauf wird verlangsamt, das Gedächtnis nimmt ab, die ethischen Gefühle schwinden so sehr, daß die Kranken vor Lüge und Betrug nicht zurückschrecken, wo es sich um Verdeckung ihrer Leidenschaft oder um die Erlangung des Mittels handelt. Nicht selten entwickeln sich im Anschluß daran Verfolgungsideen,

z. B. die Vorstellung der Überwachung des Briefverkehrs und der Morphiumbezüge, oder krankhafte Selbstüberschätzung; ausgesprochene Geisteskrankheiten sind weit seltener. Neben diesen geistigen Erscheinungen findet man auf körperlichem Gebiet häufig Blasen- und Darmstörungen, leichte Ataxie der Beine, psychische oder körperliche Impotenz, Amenorrhoe, Appetitlosigkeit, Verdauungsstörungen, talgarme, glanzlose Haut mit Neigung zu Akne und Furunkeln, örtliche oder allgemeine Schweiße, Locker- und Weichwerden der Zähne, Pupillenverengerung usw.

Neben dem Genuß, der den Morphinisten durch die Einspritzung zuteil wird, tragen zu dem fortdauernden Gebrauch die Abstinenzerscheinungen beim Aussetzen sehr viel bei. Mit dem Aufhören der Wirkung einer Morphiumdosis stellen sich Unruhe, zuweilen mit Angst verbunden, Schlaflosigkeit, Verstimmung und Abgeschlagenheit ein, bei längerer Gewöhnung an das Mittel erzeugt die plötzliche Entziehung Kollaps oder akute halluzinatorische Verwirrtheit von höchstens zweitägiger Dauer, die allmähliche dagegen Delirien und triebartigen, rücksichtslosen Drang nach Morphium, der bis zu Verbrechen oder Selbstmord führen kann. Bei Frauen kommen hysterische Krampfanfälle vor, während sich bei Männern die gesteigerte Reflexerregbarkeit oft in vereinzelten Muskelzuckungen oder in allgemeinem Zusammenzucken äußert. Daneben bestehen Tremor, Störungen der Akkommodation, Pupillendifferenz, Strabismus, Wadenkrampf, Neuralgien, Parästhesien der verschiedenen Sinne, krampfhaftes Niesen, Gähnen, Würgen oder Erbrechen, Durchfall, geschlechtliche Erregung. Nach vollendeter Entziehung bleibt fast immer ein neurasthenischer Zustand zurück, der sich namentlich bei vorzeitiger Rückkehr in den Beruf zu hohen Graden steigert und die Gefahr des Rückfalls sehr nahe legt. Wie weit die geistige Schwäche noch zu bessern ist, hängt von ihrem Grade und von der Dauer des Mißbrauchs ab.

Die Behandlung kann nur in einer eigens dazu eingerichteten Anstalt vorgenommen werden. Man entzieht das Morphium am besten so schnell, wie es ohne Gefahr geschehen kann, je nach der Höhe der gewohnten Menge in 6—12 Tagen[1],

[1] Erlenmeyer, die Morphiumsucht und ihre Behandlung. 3. Aufl. 1887.

wobei man von vornherein auf die Hälfte hinabgeht. Der Kollaps wird durch eine reichliche Morphiumeinspritzung am sichersten bekämpft, ebenso schwerere Delirien, die übrigen Entziehungserscheinungen werden nach den allgemeinen Regeln behandelt, soweit nicht ihre kurze Dauer ein Abwarten zuläßt. Der Ersatz des Morphiums durch Kokain (s. u.) ist gefährlich, am besten wohl der durch Kodein. Später bedarf die zurückbleibende Neurasthenie und ein etwaiges Grundleiden dringend der Behandlung, damit Rückfälle vermieden werden. Leider ist in dieser Beziehung die Vorhersage recht ungünstig. Um so wichtiger ist die Verhütung der ersten Gewöhnung. Die Ärzte müssen die Morphiumeinspritzungen auf die Fälle wirklicher Notwendigkeit beschränken, zumal bei chronischen Leiden, außer wenn diese unheilbar sind, und dürfen nie die Spritze und die Lösung dem Kranken anvertrauen.

3. Der Kokainismus.

Die Anwendung des Kokains als Linderungsmittel bei der Morphiumentziehung hat eine der Morphiumsucht ganz entsprechende, aber noch verderblichere Kokainsucht kennen gelehrt. Die geistige und ethische Abnahme erfolgt noch schneller als dort, zugleich treten schwere Ernährungstörungen, Schlaflosigkeit, Halluzinationen, Delirien und häufig ausgesprochene Geistesstörungen in der Form des akuten halluzinatorischen Wahnsinns (vgl. S. 100) mit ziemlich erhaltener Besonnenheit auf. In den Wahnvorstellungen spielt als Gegenbild zu dem gesteigerten Erotismus der ersten Zeit des Kokainmißbrauchs der Wahn ehelicher Untreue eine große Rolle; nicht selten führt er zu gefährlichen Angriffen u. dgl. Das Kokain verschlimmert diese Zustände erheblich, während seine Entziehung, die ungefährlich ist, sofort die Erregungszustände beseitigt; die Wahnvorstellungen pflegen erst nach längerer Zeit zurückzugehen. Bei der großen Gefährlichkeit des Kokains darf es weder innerlich noch subkutan, und auch örtlich nur mit Vorsicht angewendet werden.

B. Selbstvergiftungen des Körpers.

1. Thyreogene Psychosen.

Aus Erfahrungen an operierten Menschen und aus Tierexperimenten ist bekannt, daß die Schilddrüse für den Stoffwechsel im Körper sehr wichtig ist. Wird sie ausgeschaltet, so treten erhebliche geistige und körperliche Veränderungen ein. Es ist noch streitig, ob der Wegfall des Schilddrüsensaftes an sich die Störung des Stoffwechsels bewirkt, oder ob ein normalerweise durch den Saft neutralisiertes Gift bei seinem Fehlen in Wirkung tritt, oder ob beide Umstände zusammenwirken.

Fehlt die Schilddrüsentätigkeit von Geburt an oder doch schon in den ersten Lebensjahren, so bleiben Körper und Geist auf einer frühen Stufe der Entwicklung stehen: Infantilismus. Der Körper nimmt die bekannte Zwergengestalt an, der Geist bleibt kindlich, in schweren Fällen durchaus idiotisch, ohne psychische Unterschiede von der gewöhnlichen Idiotie (vgl. den betr. Abschnitt). Ist die Schilddrüsenwirkung nicht ganz aufgehoben, sondern nur vermindert, so tritt nur eine körperliche Minderentwicklung und eine geistige Minderwertigkeit ein, die am meisten den schlaffen, apathischen Grenzzuständen entspricht. In diesen Fällen kann von selbst oder durch Schilddrüsenbehandlung eine wesentliche Besserung eintreten. Bei den schweren Fällen, dem sogenannten Kretinismus, werden in späteren Jahren fast nur die körperlichen Zeichen durch die Schilddrüsenbehandlung gebessert. Ob damit in den ersten Jahren mehr zu erreichen wäre, ist noch nicht bekannt, da diese Kranken meist nicht in ärztlicher Behandlung stehen, sondern zu Hause oder in nichtärztlich geleiteten Idiotenanstalten bewahrt werden.

Verlieren Erwachsene die Schilddrüse durch Erkrankung des Organs oder durch Kropfoperation, so tritt die eigentümliche, Myxödem genannte Verdickung der Weichteile, namentlich des Gesichtes, weiterhin auch des Halses und der Glieder auf, meist unter fortschreitender geistiger und körperlicher Schwäche. Gewöhnlich werden das Gesicht bleich, die Zunge dick und blau, die Sprache langsam und schwerfällig, die Stimme tief, die Haut trocken und abschilfernd, die Nägel rissig. Auch Haarschwund, Amenorrhoe, Zahnausfall kommen oft vor. Auf geistigem Gebiete finden sich Kopfschmerzen, Schwindelgefühl, Unfähigkeit, zuweilen Ohnmacht- und Krampfanfälle. Alle geistigen Fähigkeiten gehen allmählich zurück, Auffassung, Gedächtnis und Urteilsvermögen lassen erheblich nach, namentlich sind alle Tätigkeiten sehr verlangsamt. Auf dem Gebiete des Gemütslebens tritt eine immer größere Stumpfheit ein. Manchmal kommen zwischendurch melancholische Anwandlungen, Angstzustände und Sinnestäuschungen vor. Nur selten tritt bei dem spontanen Myxödem von selbst eine Besserung ein, oder z. B. beim Weibe während der Schwangerschaft. Dagegen ist beim spontanen Myxödem wie bei dem durch Entfernung der Schilddrüse entstandenen mit großer Sicherheit durch Verabreichung von Schilddrüsensubstanz die Heilung zu erzielen, vielleicht mit Ausnahme sehr alter Fälle. Man gibt am besten täglich 5—10 g rohe Hammelschilddrüse (auf Butterbrot) oder Thyreoidintabletten, die 0,3 der Drüsensubstanz entsprechen, oder Thyraden-Knoll in Tabletten, tgl. 5 bis 10 Stück. Wenn als Zeichen der Vergiftung Zittern, Appetitlosigkeit, Herzklopfen eintreten, muß man die Dosis vermindern. Nach erzieltem Erfolge gibt man kleinere Dosen dauernd oder zeitweise weiter. Die Vergiftungserscheinungen beruhen manchmal auf verdorbenen Präparaten; andere Male kann man sie durch kleine gleichzeitige Arsenikgaben ausgleichen.

2. Selbstvergiftungspsychosen.

Der sichere Nachweis der geistigen Störungen als Folgen einer Autointoxikation ist bisher nur für gewisse Leber- und Nierenerkrankungen und für den Diabetes erbracht. Cholämie, Urämie und die diabetische Blutvergiftung durch Oxybuttersäure bewirken im allgemeinen Zustände, die den Infektionspsychosen nahestehen: stark benommene Verwirrtheit, zuweilen bis zu ausgesprochenem Koma, daneben gewöhnlich nicht sehr reichliche Sinnestäuschungen, oft auch Verfolgungsideen. Zuweilen, namentlich bei Diabetes, erinnert das Bild mehr an eine einfache Melancholie oder aber an Dementia paralytica, doch fehlt der für diese Krankheit bezeichnende fortschreitende Verlauf. Die urämischen Delirien werden oft von epileptiformen Krämpfen begleitet.

Über die vom Darm ausgehenden Autointoxikationen ist nichts Sicheres bekannt, soviel auch darüber schon vermutet worden ist. Vgl. darüber auch die Bemerkungen auf S. 10 u. 17.

Die Behandlung richtet sich wesentlich auf das Grundleiden und hat in psychiatrischer Hinsicht vorzugsweise von Dauerbädern Gebrauch zu machen. Die Fürsorge für genügende Entleerung des Darms und der Versuch einer Darmantisepsis durch Kalomel, Salol, Benzonaphthol u. dgl. sind jedenfalls zu beachten.

IV. Neuropsychosen.

1. Neurasthenie, Hypochondrie.

Die Neurasthenie, nach Erb als krankhafte Steigerung und Fixierung physiologischer Vorgänge der Ermüdung betrachtet, gehört in ihren Erscheinungen zum großen Teil der inneren Medizin an. Im Gegensatz zur Hysterie hat sie ihr Wesen in funktioneller körperlicher Erschöpfung, nicht in abnormen psychischen Vorgängen. Immerhin verbindet sie sich in allen ausgesprochenen Fällen mit psychischen Erschöpfungserscheinungen, die sich von der einfachen Ermüdbarkeit bis zu hypochondrischen Vorstellungen, Angstzuständen und Dämmerzuständen erstrecken können. Die Erscheinungen der sogenannten konstitutionellen Neurasthenie, die eine Form der erblichen Entartung darstellt, behandeln wir unter den Grenzzuständen.

In der Erbschen Definition ist schon gesagt, daß die physiologischen Ermüdungsvorgänge nicht nur abnorm fixiert sind, d. h. nicht in der gewöhnlichen Zeit ausgeglichen werden, sondern daß sie auch krankhaft gesteigert sind. Die gesamten Ermüdungserscheinungen werden nicht nur gefühlt, sondern sie üben eine krankhafte Rückwirkung auf das gesamte Geistesleben aus, so daß man mit KRAFFT-EBING mit Recht von einem neurasthenischen Charakter sprechen kann, so gut wie man von einem hysterischen oder epileptischen Charakter spricht. Seine Eigentümlichkeiten liegen vorwiegend auf dem Gebiete des Gefühlslebens. Die krankhafte Empfindlichkeit gegenüber den Organgefühlen richtet die Aufmerksamkeit so wesentlich auf das eigene Befinden, daß ein charakteristischer Egoismus von trüber Färbung entsteht. Auf diesem Boden wurzeln die Reizbarkeit des Kranken, der jeden Eingriff in seine Ruhe schwer empfindet, sein mangelhaftes Selbstvertrauen, das sich vielfach zu ausgesprochenen Angstzuständen steigert, und seine Hypochondrie. In der Tat gehört das, was man früher unter diesem Namen als eigene, leichteste Psychose betrachtete, lediglich der Neurasthenie an.

Die Reizbarkeit des Neurasthenikers äußert sich darin, daß unbedeutende Gemütsbewegungen schwere und nachhaltige Affekte hervorrufen. Geräusche, die der Gesunde kaum beachtet oder doch mühelos erträgt, bringen ihn in Aufregung und erscheinen ihm unerträglich. Ebenso geht es mit psychischen Eindrücken: jedes Wartenmüssen, jede Kritik, ein harmloser Scherz reizen ihn zu schwerer Verstimmung oder zu lebhaftem Zorn, oft für Stunden und Tage. Diese Affekte verbinden sich oft auch mit abnorm lebhaften vasomotorischen Reaktionen, Blutandrang zum Kopf, Herzklopfen, Krampfzuständen der Hautgefäße usw. Nach neueren Beobachtungen ist es nicht unwahrscheinlich, daß dadurch mit der Zeit Schädigungen der Gefäßelastizität und vorzeitige arteriosklerotische Veränderungen eintreten, die ihrerseits wieder ungünstige Folgen für die Gehirnfunktionen haben können (vgl. Abschnitt VII, 3).

Das mangelhafte Selbstvertrauen richtet sich in gleichem Maße auf die körperlichen und die geistigen Fähigkeiten. Die in der Krankheit liegende Ermüdbarkeit, die deutliche Verminderung der früheren Ausdauer läßt den Kranken bald auch an den Dingen zweifeln, die er tatsächlich noch ganz gut leisten kann, und bei der großen Abhängigkeit aller Verrichtungen von der Stimmung und der moralischen Energie tritt schließlich unter dem Einfluß der Vorstellungen wirklich eine Unfähigkeit ein. Besonders früh zeigt sich das gewöhnlich bei Verrichtungen, die entweder sehr schnell oder in Gegenwart anderer vorgenommen werden sollen. Die Sprache oder die Hand versagen einfach ihren Dienst, es treten Zittern und Ataxie ein, die sich erst wieder verlieren, wenn der Kranke von der Arbeit absteht oder sie allein und in Ruhe vornehmen kann. Auch der Gang wird zuweilen unsicher oder gar taumelnd, wenn der Neurastheniker sich von Anderen beobachtet weiß. Unter denselben Umständen kommt es auch zu einem Versagen des Gedächtnisses oder der Auffassung für Dinge, die dem Kranken bei ruhigem Gemüt gar keine Schwierigkeiten machen. Vielfach ist sich der Patient ganz klar darüber, daß die Störungen nur in seiner Aufregung wurzeln, oft aber führen ihn die Wahrnehmungen zu der Meinung, daß er schwer gehirnkrank sei.

Der krankhafte Affekt kann aber auch ohne solche Anlässe, anscheinend ganz von selbst, auftreten, als Angstzustand. Man kann verschiedene Arten davon unterscheiden.

Ein Teil dieser neurasthenischen Zustände tritt als inhaltlose, an keine Vorstellungen gebundene Angst auf. Der davon Befallene bekommt plötzlich, oft ohne bekannten Anlaß, manchmal nach einer Überanstrengung, Überreizung oder Gemütsbewegung, ein Angstgefühl, wofür er keinen Grund angeben kann. Dem Grade nach wechselt es zwischen leichter Beängstigung und dem Gefühl augenblicklich drohender völliger Vernichtung. Präkordialangst, Angstgefühl im Kopf, Schweißausbruch, Herzklopfen, Zittern, Atembeklemmung, Zusammenschnüren des Schlundes, Harn- und Stuhldrang, Sodbrennen, Speichelfluß, Heißhunger, Schwindel, das Gefühl des Versagens der Beine, der Gedanke verrückt zu werden und andere Empfindungen können in wechselndster Verbindung und Stärke die Angst begleiten. Seltener kommt es dabei zu Wollustempfindungen oder zu dem Gefühl, als ob plötzlich die Finger oder der ganze Körper sehr groß oder sehr klein würden, oder als ob sich das Zäpfchen im Rachen auf und ab bewege, als ob eine Kugel vom Magen aufwärts steige usw. In anderen Fällen tritt die Angst nicht in eigentlichen Anfällen, sondern als dauernde Erscheinung mit Nachlässen und Verschlimmerungen auf, oder das Angstgefühl wird für den Kranken durch

Zittern, Herzklopfen, Heißhunger, Schwächegefühl u. dgl. völlig verdeckt. Oft scheuen sich die Kranken, dem Arzt von ihrer Angst zu erzählen, weil sie deren Grundlosigkeit einsehen und schon genügend von ihrer Umgebung und von einsichtslosen Ärzten deswegen verspottet worden sind.

Eine zweite Form der Angst bildet die direkte Folge neurasthenischer Empfindungen. Es ist subjektiv jedenfalls berechtigt, wenn der Kranke aus heftigem Herzklopfen die Befürchtung eines drohenden Herzschlages gewinnt, aus heftigem Schwindel die Angst vor einem Schlaganfall usw. Auch hier tragen manchmal unvorsichtige Äußerungen des Arztes die Schuld, der dem Kranken zuviel erzählt, was dann unrichtig verwertet wird, z. B. von matten Herztönen spricht, woraus der Kranke entnimmt, daß er an Herzschwäche leide, u. dgl.

Eine dritte Form der Angst knüpft an bestimmte Zufälle, meist Unfälle an, bei deren wirklicher oder befürchteter Wiederkehr dann die Angst auftritt, z. B. sei ein Neurasthenischer auf der Straße von einem Schwächezustande oder in Gesellschaft von einem lebhaften Stuhldrange oder bei einer Bergwanderung von einem Sturz, bei einer Fahrt von einem Radbruche betroffen, einem Schulkinde auf das übereilig verzehrte erste Frühstück übel geworden; in der Folgezeit ruft jede ähnliche Situation Angst hervor. Auch Traumerlebnisse können solche Angstvorstellungen begründen.

Oft schließt sich die an Vorstellungen anknüpfende Angst nicht an Erlebnisse, sondern sie tritt primär als Übertreibung physiologischer Empfindungen oder Befürchtungen auf. Hierher gehören die meisten Fälle von Platzangst, Agoraphobie, wo der Gegensatz zwischen der Kleinheit der eigenen Persönlichkeit und der Größe des Platzes die Mißempfindung auslöst. Diese Form der Angst findet sich ebenso wie die übrigen, die in diese Gruppe gehören, besonders bei angeborener Neuropathie und wird deshalb bei der Erörterung dieser Zustände in dem Abschnitt Grenzzustände genauer besprochen werden.

Die Hypochondrie der Neurasthenischen wurzelt in zwei Umständen: in der Verstärkung der körperlichen Empfindungen und in der psychischen Depression. Ein lehrreiches Beispiel bildet die häufige hypochondrische Verwertung von Pulsationsgefühlen. Die erhöhte Reizbarkeit der Sinneszentren läßt den Kranken z. B. das Pulsieren der Oberschenkelarterie fühlen, das er in gesunden Tagen nicht wahrgenommen hat. Bei normaler psychischer Stimmung würde die Feststellung, daß die Pulsation für den aufgelegten Finger nicht verstärkt ist, nicht deutlicher erscheint als die am anderen Bein, alsbald beruhigen, bei der vorhandenen Depression taucht aber der Gedanke an ein Aneurysma auf und wird trotz des aufklärenden Versuches festgehalten. Die ungewohnte Empfindung erhält eben von vornherein eine übermäßige und trübe Gefühlsbetonung. Das zeigt sich ebenso deutlich in dem Unterschied des Verhaltens Gesunder und Neurasthenischer, die z. B. einmal eine Blinddarmentzündung durchgemacht haben. Der Gesunde denkt nur dann an einen Rückfall seines Leidens, wenn deutliche Zeichen da sind: stärkerer Schmerz in der Blinddarmgegend oder das bezeichnende Gefühl der Darmverlegung mit Druck im Epigastrium usw.; der Neurasthenische hält den Rückfall für sicher, sobald die gewohnte Darmentleerung ausbleibt, und er kommt meist bald dazu, auch eine normale Entleerung für ungenügend zu halten und sich deswegen zu beunruhigen. In derselben Weise können natürlich alle möglichen wirklichen oder vermeintlichen Beobachtungen verwertet werden. So entsteht in schweren Fällen eine erhebliche Veränderung des Gefühls der Persönlichkeit: der Kranke kommt sich „krüppelhaft“ vor und glaubt „ein ganz Anderer geworden zu sein“, und in der Tat kann auch durch die Unfähigkeit zu ausdauernder körperlicher und geistiger Arbeit, durch die Fesselung des Interesses an die eigenen Empfindungen, durch die Reizbarkeit usw. ein wesentlich verändertes Charakterbild entstehen.

Immerhin unterscheiden sich die psychischen Eigentümlichkeiten auch bei schwerer Nenrasthenie wesentlich von dem, was man im gewöhnlichen Sinne als Geisteskrankheit bezeichnet. Nur vorübergehend kommt es zu eigentlichen Geistesstörungen, und zwar unter dem Bilde des neurasthenischen Dämmerzustandes. Bei Neurasthenie durch körperliche oder geistige Überanstrengung, namentlich wenn noch schwere Gemütsbewegungen dazu kommen, entsteht eine Trübung des Bewußtseins, die an Traumzustände erinnert, mit zusammenhängenden, aber dem wachen Zustande des Kranken nicht entsprechenden Handlungen (Flucht, Desertion, zwecklose Einkäufe usw.), erschwerter Orientierung, Unfähigkeit zu geordneter Arbeit und Gedankenmitteilung. Oft werden diese Zustände von lebhafter Angst oder von Ohrensausen, Glockenklingen, wirrer Musik u. dgl. oder von elementaren Gesichtstäuschungen begleitet. Zuweilen steigert sich der Dämmerzustand bis zu völligem Stupor, mit Aufhebung der Auffassung für die Vorgänge in der Umgebung, Unfähigkeit zu Sprache und Bewegung. Die Dauer solcher Dämmerzustände wechselt von einigen Stunden oder Tagen bis zu mehreren Wochen. Die Lösung erfolgt gewöhnlich schnell, oft nach einer Nacht mit gutem Schlaf. Die Erinnerung an das während des Dämmerzustandes Erlebte ist manchmal nur unvollkommen, andere Male gelingt es, die Begründung der Handlungen aus Traumvorstellungen oder Angstantrieben nachzuweisen. Ein ungünstiger Ausgang des Zustandes kommt nicht vor, regelmäßig kehrt der Kranke zu dem vorher bestehenden neurasthenischen Zustande wieder zurück.

Die Diagnose der Neurasthenie erfordert zunächst die Unterscheidung gegenüber organischen Krankheiten mit ähnlichem Beginn. Zumal manche Fälle von Dementia paralytica, nämlich die mit hypochondrischer Färbung, können für den Ungeübten Schwierigkeiten bieten. Die genaue und umfassende Feststellung des Status praesens beseitigt gewöhnlich bald die etwaigen Zweifel. So ausgeprägt die Klagen des Paralytikers über Gedächtnisschwäche, Leistungsunfähigkeit usw. auch sein mögen, fast immer kann man schon bei der ersten Untersuchung nachweisen, daß noch größere Störungen vorhanden sind, als der Kranke angibt, und daß er diese Ausfälle gar nicht einmal bemerkt oder sie wenigstens viel leichter nimmt als die unbedeutenderen Störungen, worüber er sich selbst beklagt hat. Dagegen findet sich beim Neurastheniker regelmäßig, daß er diese Störungen überschätzt. Er hält es für die Folge einer schweren Gedächtnisstörung, wenn ihm nicht die Namen aller möglichen Personen gleich einfallen, sobald er daran denkt; er macht sich Sorgen, wenn er nicht sofort das Datum oder den Wochentag gegenwärtig hat oder wenn er sich verspricht oder verschreibt in einer Weise, die jedem Gesunden oft genug passiert. Gerade in solchen Kleinigkeiten sieht aber der Paralytiker über die Fehler hinweg. Auch pflegt bei diesem die trübe Selbstbeobachtung nicht lange vorzuhalten, sondern von selbst durch den bezeichnenden Stimmungswechsel abgelöst zu werden oder auf Zuspruch zu verschwinden, während dieser beim Neurasthenischen immer nur für geringe Dauer vorhält. Das wichtigste Unterscheidungsmittel bilden natürlich immer die körperlichen Zeichen der Dementia paralytica, zumal die reflektorische Pupillenstarre und auch schon erhebliche Unterschiede der Pupillenreaktion auf beiden Augen (soweit sie nicht durch Augenveränderungen bedingt sind); die einfache Differenz der Pupillen bei erhaltener Lichtreaktion hat natürlich keine diagnostische Bedeutung, weil sie bei Gesunden und namentlich bei nervös Beanlagten oft vorkommt. Steigerung des Patellarreflexes findet sich bei Neurasthenie sowohl wie bei Dementia paralytica; Aufhebung des Reflexes hat immer organische Ursachen, kann aber sowohl durch Neuritis wie durch zentrale Störungen hervorgerufen sein. Die charakteristische Sprachstörung der Paralyse ist bei einiger Übung nicht mit den gelegentlichen Spracherschwerungen der Neurasthenie zu verwechseln.

Kraepelin hat besonders darauf hingewiesen, daß die Neurasthenie mit beginnender Dementia praecox verwechselt werden kann, was natürlich prognostisch von großer Wichtigkeit ist. Diese Schwierigkeit wird sich weniger für die eigentliche Neurasthenie, wie sie vorhin definiert ist, als für die konstitutionelle Nervenschwäche ergeben, die wir später unter den Grenzzuständen behandeln. Die eigentliche Neurasthenie ist eine Krankheit mit bestimmtem Beginn und bestimmten Ursachen, während die Dementia praecox im allgemeinen ohne äußeren Anlaß, ohne nachweisbare direkte Schädigung des Nervensystems beginnt, so daß die versagende Arbeitskraft als eine Folge innerer Unzulänglichkeit erscheint, die unter den Einflüssen der Lebensentwicklung zutage tritt. Außerdem trägt die Hypochondrie der Dementia praecox von vornherein einen auffallenden, mehr unsinnigen Charakter, die Heftigkeit wird nicht durch nachweisbare Ursachen hervorgerufen, das Gemüt zeigt weniger eine übergroße Empfindlichkeit als eine gewisse Stumpfheit, und es besteht nicht so sehr eine Unfähigkeit als eine Unlust zu geistiger Arbeit. Meist tritt auch bald ausgesprochene Urteilschwäche und eine gewisse Albernheit des

Benehmens hervor. Vollends gesichert wird die Diagnose, wenn einzelne Zeichen von Befehlsautomatie, Manieriertheit, Negativismus und Stereotypie auftreten, worüber im Abschnitt über Dementia praecox und Katatonie genaueres gesagt ist.

Schwer ist oft die Unterscheidung der Neurasthenie, zumal in den Formen mit leichter psychischer Depression, von den ihr prinzipiell nahestehenden Depressionszuständen, die im nächsten Abschnitt behandelt werden, und von gewissen Formen des manisch-depressiven Irreseins (vgl. Abschnitt V).

Die neurasthenischen Dämmerzustände können am leichtesten mit epileptischen Dämmerzuständen verwechselt werden und werden auch von vielen Autoren einfach dazu gerechnet. Das völlige Fehlen epileptischer Zustände in der Vorgeschichte und das Vorkommen der Störung auf der Grundlage einer einfachen Neurasthenie muß entscheiden, mag auch die Ähnlichkeit der Zustände noch so groß sein.

Die Prognose der Neurasthenie ist wesentlich von ihren Ursachen und von der Behandlung abhängig. Lassen sich die Ursachen beseitigen, wie das bei der Neurasthenie nach akuten Körperkrankheiten, Wochenbetten, angreifenden Kuren, unzweckmäßiger Ernährung, mäßigem Alkoholmißbrauch, lebhaften Gemütsbewegungen usw. möglich ist, so ist völlige Heilung wahrscheinlich. Sind die Ursachen nicht oder nur teilweise zu beseitigen, dauern z. B. trübe Familien- oder Berufsverhältnisse fort, so liegt trotz zweckmäßiger Lebensweise die Wahrscheinlichkeit des Rückfalles vor. Die Dauer der Krankheit ist oft ohne Einfluß auf die Prognose; man sieht öfters eine Neurasthenie, die bei ungeeigneter Ernährung und Lebensweise und ungeeigneten Kuren viele Jahre bestanden hatte, nach einer einzigen, verhältnismäßig kurzen Kur dauernd verschwinden. Man muß sich daher auch hüten, eine lang anhaltende Neurasthenie ohne weiteres für eine konstitutionelle Neurasthenie zu halten; vielmehr ist für diese Diagnose die Eigenart der Erscheinungen (vgl. Grenzzustände) und das Auftreten ohne genügenden äußeren Anlaß notwendig.

Die Verhütung der Neurasthenie fällt mit dem zusammen, was vorhin über die Prophylaxe der Geisteskrankheiten überhaupt gesagt worden ist (S. 33). Ein widerstandsfähiges Nervensystem kann bei richtiger Ernährung und hinreichendem

Schlaf auch schwere vorübergehende Anstrengungen und Schädigungen ohne Schaden überstehen. Vor allem ist auf eine gesunde Ernährung zu achten, mit einer gemischten Kost, ohne Übermaß von Fleisch, zu bestimmten Stunden in Ruhe eingenommen. Am besten sind fünf tägliche Mahlzeiten, damit die Zwischenpausen nicht zu lang werden. Der Schlaf soll für Heranwachsende nicht unter neun Stunden dauern, bei arbeitstätigen Erwachsenen nicht unter acht Stunden. Eine gesunde Hautpflege ist ebenfalls sehr wichtig, unter Vermeidung aller gewaltsamen Abhärtungsversuche, die erfahrungsgemäß nicht nur den Körper, sondern speziell die Widerstandsfähigkeit der Nerven schädigen. Die Arbeit muß vor allem die Kräfte des Arbeitenden nicht übersteigen, und das läßt sich in den allermeisten Fällen erreichen, wenn der Arbeitsplan vernünftig und sorgfältig erwogen, unnötige Arbeit vermieden, zweckmäßige Einteilung erstrebt, Zeitverlust durch scheinbare Erholungen (unnötig lange und daher auch wieder anstrengende Spaziergänge, Wirtshausbesuch u. dgl.) erspart, auf gute Ordnung und Einführung aller hilfreichen Erleichterungen, Fernhaltung von Störungen gesehen wird usw.

Die Behandlung hat als Richtschnur festzuhalten, daß die Neurasthenie eine Erschöpfungskrankheit ist. Die alte und leider auch in den Köpfen der Ärzte immer noch sehr festsitzende Meinung, daß die Nervenschwäche eine Art von eingebildeter Krankheit sei, ist dafür natürlich sehr hinderlich. Die durchaus wohlgemeinte Empfehlung von Arbeitkuren und Beschäftigungsheilanstalten wirkt leider auch manchmal in diesem Sinne ein, obwohl sie sich auf ganz andere Kranke bezieht, nämlich auf die konstitutionell Nervenschwachen, bei denen keine Erschöpfung, sondern ungenügende Gewöhnung an den Gebrauch der Kräfte vorliegt. Für die eigentliche Neurasthenie habe ich, soweit ich gesehen habe, zuerst mit voller Bestimmtheit die Notwendigkeit völliger Ruhe betont. Es kann nach meinen Erfahrungen keinem Zweifel unterliegen, daß durch die herkömmliche Verordnung, wobei ein Teil der Arbeit unterlassen und die dadurch gewonnene Zeit zum Spazierengehen und zu Gymnastik usw. verwendet werden soll, kein durchgreifender Nutzen geschaffen wird. Oft tritt unter der veränderten Lebensweise zunächst eine gewisse Erleichterung für den Kranken ein, aber es kommt nicht zur richtigen Heilung, und so sieht man manche heilbare Neurasthenie unter der Anwendung solcher unvollkommenen Hilfen sich über Jahre und Jahrzehnte hinschleppen, während eine richtige Ruhekur das Leiden ganz beseitigen kann.

Es hängt von dem Grade der Krankheit ab, wie ausgedehnt die Ruhe zu verordnen ist. In den leichtesten Fällen mag es genügen — und oft kann ja der Arzt auch nichts weiter durchsetzen! —, daß der Kranke von seinen Berufsgeschäften nach Möglichkeit entlastet wird und alle freie Zeit zum Ausruhen benutzt, d. h. womöglich im Bett zubringt. In allen schwereren Fällen und selbstverständlich überall da, wo erhebliche hypochondrische Ideen, Angstgefühle und gar Dämmerzustände vorkommen, ist völlige Bettruhe eine unumgängliche Bedingung. Die Ärzte sind vielfach geneigt, hier der Abneigung der Kranken entgegenzukommen, die das nervöse Leiden nur für eine halbe Krankheit halten und es nicht wie eine „eigentliche" Krankheit behandeln möchten, aber das ist sehr unrecht. Der große Einfluß des Leidens auf die Leistungsfähigkeit und auf die Lebensfreude, die große Neigung, chronisch zu werden, und endlich die erhebliche Selbstmordgefahr, die alle hypochondrischen und Angstzustände bieten, verlangt entschieden ein nachdrückliches Eingreifen, und ebensowenig wie man sich bereit finden lassen würde, einen leichten Typhus oder eine Infraktion des Unterschenkels ambulant zu behandeln, sollte man sich bei der Behandlung der Neurasthenie zu Zugeständnissen bewegen lassen, die der Heilung zuwiderlaufen. Der Laie widerstrebt der Bettbehandlung schon deshalb, weil er annimmt, daß dadurch Angst, Unruhe und Grübelei verstärkt werden müßten. Das Gegenteil ist der Fall. Während es nicht gelingt, auch durch noch so fesselnde Lektüre oder Tätigkeit die Angst und Unruhe zu überwinden, verschwinden bei Bettruhe diese Störungen oft ohne weiteres. Für die schwereren Fälle von Angst und von Gedankenunruhe, wie sie sich namentlich nach Überarbeitung entwickelt, wo Tag und Nacht die Erinnerungen an die krankmachende Arbeit oder an die ursächlichen Gemütsbewegungen oder Schreckwirkungen lebendig bleiben, reicht meist die einfache Bettruhe nicht aus, um die Ruhe herbeizuführen. Hier treten vor allem die beruhigenden Wasseranwendungen helfend ein. Besonders wertvoll sind langdauernde laue Bäder, von halbstündiger Dauer aufwärts bis zu mehrstündigem Verweilen im Bade, bei einer Temperatur von 35 ° C, entweder kurz vor der Nachtruhe oder im Laufe des Tages oder auch morgens und abends angewendet Das Badewasser muß dabei natürlich durch Zugabe von heißem Wasser auf dem anfänglichen Wärmegrad gehalten werden. — Im weiteren Verlauf und in leichten Fällen genügen Halbbäder von 30 ° C, vier Minuten lang, mit Übergießungen von demselben Wasser, vormittags oder vor dem Abendbrot genommen. Auch Ganzeinpackungen in nasse Laken mit umhüllender Wolldecke, für halbe oder ganze Stunden, können sehr gut wirken, sie sind aber namentlich beängstigten Kranken oft nicht angenehm. Die beliebten nassen Abreibungen sind bei Angstzuständen gleich allen anderen anregenden Verfahren nicht angezeigt, sie steigern hier vielfach die Unruhe; sie passen im allgemeinen nur für die leichtesten Fälle von Überarbeitung und für die Rekonvaleszenz.

Die wertvollste Unterstützung dieser Beruhigungsmethoden bildet die von mir angegebene Kodeinbehandlung.[1] Es handelt sich dabei nicht um symptomatische Verabreichung eines Narkotikums, sondern um planmäßig fortschreitende Beruhigung des Nervensystems durch ein nach ausgedehnter Erfahrung völlig unschädliches beruhigendes Mittel (vgl. S. 60). Man beginnt damit, dreimal täglich eine Pille zu 0,02 Codeinum purum oder phosphoricum zu verabreichen, und steigert diese Gabe etwa jeden dritten Tag um eine solche Pille, bis man auf 10 oder 15 solcher Pillen gekommen ist. Natürlich kann man, damit der Kranke nicht soviel Pillen zu nehmen braucht, weiterhin der einzelnen Pille einen größeren Kodeingehalt geben. Wesentlich ist, daß man bei den größeren Dosen die Gesamtgabe auf etwa 5 oder 6 über den Tag verteilte Zeiten zerlegt. Der Kranke verspürt, wegen der eintretenden Gewöhnung, meist keine einschläfernde Wirkung, sondern nimmt nur das Angenehme der fortschreitenden Beruhigung wahr. Sobald wirkliche Beruhigung eingetreten ist, hört man mit der weiteren Stei-

[1] Vgl. Münchener Medizinische Wochenschrift 1901, Nr. 1. — Nervöse Anlage und Neurasthenie, 1. Aufl. 1896.

gerung der Dosis auf, bleibt einige Tage auf der erreichten Höhe und geht dann ganz allmählich wieder abwärts, etwa jeden dritten oder vierten Tag um eine Pille; man läßt das Mittel gewissermaßen ausschleichen. Hatte man die richtige Dosis erreicht, so bleibt der erzielte Zustand auch nach dem Aussetzen des Mittels bestehen, als Beweis, daß es sich um eine Heilwirkung gehandelt hat. Bei einzelnen Kranken tritt eine stopfende Wirkung des Kodeins hervor; man hilft dann mit leichten Abführmitteln, Phenalin, Rhabarber oder Cascara sagrada nach. In schweren Fällen reicht das Kodein nicht aus, um bald geistige und Gemütsruhe herzustellen. Dann greift man zweckmäßig zu einer Opiumkur wie bei Melancholie, die nach den Angaben auf S. 58 durchgeführt werden muß. Ich habe in den letzten 7 Jahren eine große Anzahl solcher Kuren durchgeführt, mit überraschend gutem und schnellem Erfolge, und ohne ein einziges Mal unangenehme Nebenerscheinungen oder schädliche Folgen, Gewöhnung u. dgl., zu sehen.

Es liegt in der Natur der Sache, daß derartige Kuren sich am besten unter direkter Leitung des sachverständigen Arztes durchführen lassen, und zwar nicht in den großen Sanatorien, wo der Massenbetrieb immer mehr oder weniger den Charakter des Hotellebens annimmt, sondern in kleinen Sanatorien mit der Möglichkeit individueller Behandlung. Die Kur im Sanatorium wird oft schon dadurch notwendig, daß der Kranke daheim nicht die nötige geistige Ruhe finden kann. Namentlich die Hausfrauen, die durch jeden Laut im Hause an die ihnen sonst obliegende Hauswirtschaft erinnert werden, finden im eigenen Hause nur unter ganz seltenen Umständen wirklich Ruhe. Natürlich heilt nicht das Sanatorium an sich den Kranken, wie oft fälschlich geglaubt wird, weil nicht wenige Neurasthenische sich alsbald nach der Ankunft im Sanatorium wohl und frei fühlen und unter einer einfachen Diät- und Wasserbehandlung, wie sie auch manche Naturheilanstalten nicht unzweckmäßig darbieten, bald zu genesen scheinen. Die Täuschung wird offenbar, wenn der krank Gewesene in seinen Beruf zurückkehrt: in wenigen Wochen sind alle Beschwerden wieder da. Ich habe in der Praxis zahllose Male diesen Verlauf gesehen, am häufigsten nach Kuren in den großen Wasserheilanstalten, wo zum Teil unter dem Drängen der Patienten möglichst viel gegen die Krankheit geschieht und ein Übermaß von Bädern, Spaziergängen, körperlichen Übungen usw. die Kranken nicht zur Ruhe kommen läßt. Der von den älteren Autoren so oft ausgesprochene Grundsatz, der Neurastheniker müsse so zahlreiche und genau verteilte Verordnungen bekommen, daß er gar nicht zum Nachdenken über seine Krankheit kommen könne, erweist sich in zahllosen Fällen geradezu als ein Fluch für die Kranken. Je weniger Verordnungen der Neurastheniker erhält, um so leichter findet er Ruhe und um so sicherer kommt er zur Genesung!

Neben der Bettruhe, der Wasserbehandlung und Arzneibehandlung, die auch im Heilschatze der Sanatorien die ihnen gebührende Rolle spielen müssen, steht eine geeignete Ernährung an erster Stelle. Auch hier ist viel durch Vielgeschäftigkeit gesündigt worden. Die nur für ganz bestimmte Fälle von ihren Autoren empfohlene Mastkur hat eine ganz unberechtigte Wertung als Mittel gegen alle Formen und Fälle von Nervenschwäche gefunden, und immer wieder kommen einem Kranke vor Augen, die eine Mastkur durchgemacht haben, während ihnen eine Entfettungskur vonnöten gewesen wäre. Sie eignet sich tatsächlich nur da, wo ein schweres Darniederliegen der Gesamternährung den ungünstigen Nervenzustand unterhält. Ebenso unzweckmäßig ist die kritiklose Verordnung zweistündiger Nahrungsaufnahme; sie ist nur für die vereinzelten Fälle berechtigt, wo eine besondere Hyperästhesie des Magens nur wenig zur Zeit aufzunehmen gestattet. In diesen Fällen erweist es sich übrigens meist als noch besser, alle Stunden Nahrung zu geben, und zwar abwechselnd einmal feste Kost und das nächste Mal flüssige Kost, weil oft gerade das Gemisch beider schlecht ertragen wird. Für die große Mehrzahl der Kranken ist es am besten, sich auf erstes und zweites Frühstück, Mittagessen, Vesper und Abendessen zu beschränken. Schwächlichen und schlaflosen Kranken kann man außerdem noch vor dem Einschlafen ein Glas Milch oder eine Tasse Kakao u. dgl. geben. Was die Art der Kost anlangt, so ist die oft zu besonderer Kräftigung angeratene Fleischkost durchaus unzweckmäßig, man kann wohl sagen, noch unzweckmäßiger als die von den Naturheilkünstlern beliebte vegetarische Kost. Ich pflege die tägliche Fleischration auf höchstens ein Viertel

Kilogramm anzugeben (das Fleisch roh gewogen), wovon zwei Drittel auf das Mittagessen, ein Drittel auf zweites Frühstück und Abendessen kommen sollen. Reichlich ist Fett zu gewähren, am besten in Form von Butter und Milch, doch ist es wiederum verkehrt, Milch zwischen den Mahlzeiten trinken zu lassen oder sie in Mengen von mehr als anderthalb Liter pro Tag zu verordnen. Sie wird dann nicht mehr gut ausgenutzt und schädigt die Ausnutzung der übrigen Kost. Ich beschränke mich meist auf die Verordnung von 1 Liter pro Tag und lasse diese Menge auf erstes und zweites Frühstück, Vesper und eventuell die Zeit vor dem Einschlafen verteilen. Wenn man zudem in der Form der Darreichung wechselt (rohe Milch, kalt oder warm, Milchsuppen, Kakao mit Milch, saure Milch, Eis und andere Speisen mit Schlagsahne usw.), vermeidet man den oft so störenden Milchüberdruß. Wenn man noch mehr tun will, kann man z. B. Kakao und Schokolade mit Sahne statt mit Milch bereiten lassen, wobei natürlich die Fettaufnahme erheblich größer wird. Wenn man es den Kranken nicht sagt, merken sie den Unterschied gar nicht und finden nicht, daß Sahne zu fett zum Trinken sei. Amylazeen sind ebenfalls reichlich zu gestatten, namentlich lasse ich gern viel Kartoffeln essen, da sie wie kein anderes Nahrungsmittel den Kot weich machen und die Darmentleerung begünstigen, auch für die Korpulenz lange nicht so bedenklich sind wie die besser ausgenutzten zarten Mehlspeisen und Gebäcke. Daß auch Zucker ein gutes und bekömmliches Nährmittel ist, wird ja zum Glück immer mehr bekannt. — Zur weiteren Vervollständigung der Nahrungsmenge dienen die Gemüse, die nach Gefallen erlaubt sind und durch ihren Gehalt an Salzen immerhin für die Blutbildung wichtig sind, wenngleich dieser Punkt von naturärztlicher Seite außerordentlich übertrieben wird. Für die Darmtätigkeit bedeuten sie mindestens ebensoviel wie der Genuß von Obst, worüber ebenfalls viel verkehrte Ansichten im Umlauf sind. Ich schätze das Obst wesentlich als Genußmittel und als Ersatz für die alkoholischen Getränke, die in der Behandlung der Neurasthenie völlig zu verwerfen sind. Dagegen ist gegen mäßigen Genuß von Kaffee und Tee in der größten Mehrzahl der Fälle nichts Begründetes einzuwenden.

Neben diesen allgemein wirkenden und wesentlichen Mitteln der Behandlung kommen je nach dem Einzelfall die symptomatisch wirkenden Mittel in Frage. Es soll hier nicht näher darauf eingegangen werden, näheres findet sich in meinem Buche „Nervöse Anlage und Neurasthenie" (2. Aufl. in Vorbereitung).

Von sehr großer Bedeutung ist die psychische Behandlung. Nicht in dem Sinne, daß sie die Krankheit heile, denn auch die funktionelle Erschöpfung wird nur durch körperliche Mittel ausgeglichen, wie gesagt durch genügende Ruhe und geeigneten Ersatz. Das kann der psychische Einfluß natürlich nicht bewirken. Wohl aber leistet er sehr Großes, indem der sachverständige Arzt durch genaue Untersuchung dem Kranken die Überzeugung beibringt, daß sein Leiden nicht vernachlässigt, unterschätzt oder verkannt werde, indem er ferner diese Überzeugung durch ruhige Aussprache, geduldiges Anhören der Klagen und durch genaue Anweisungen über Verhalten und Pflege unterstützt, und indem er die Sorgen und Beängstigungen des Kranken nach Kräften und mit dem Ausdruck seiner ernsten wissenschaftlichen Persönlichkeit zerstreut. Man muß mit Bedauern sagen, daß in dieser Kunst heute noch viele Ärzte sogar hinter gewöhnlichen Kurpfuschern zurückstehen. Auch in dieser Hinsicht wird das Studium der Psychiatrie und das dadurch erzielte Verständnis für krankhafte Seelenzustände großen Segen schaffen.

Erst wenn die Erholung eingetreten ist, gilt es, den Kranken wieder an die Arbeit zu schicken. Die Belehrung über die vernünftige Art, zu leben und zu arbeiten, gibt zugleich den besten Schutz gegen die Wiederkehr der Krankheit.

2. Traumatische Depressionszustände, Unfallneurosen, Traumatische Neurosen, Schreckneurose.

Nach Eisenbahnunfällen, Berufsunfällen, Feuersbrünsten und anderen schweren Gemütserschütterungen entwickeln sich nicht selten sofort oder öfter allmählich, nach einer Zeit der Inkubation, wie Charcot hervorgehoben hat, im Laufe von Wochen und Monaten Zustände von trauriger Verstimmung, die sich besonders durch Unfähigkeit zu ernstlicher Arbeit, abnorme Ermüdbarkeit und durch die Beschränkung der Gedanken auf den Kreis des erlittenen Unfalles kennzeichnen.

Man war zunächst geneigt, die Krankheit auf schleichende organische Veränderungen im Gehirn zurückzuführen, die als Folgen der erlittenen Verletzungen oder Erschütterungen des Kopfes, vielleicht auf dem Umwege über Erkrankungen der kleineren Blutgefäße des Gehirns, entstehen sollten. Namentlich CHARCOT und seine Schüler hielten dem entgegen, daß dieselben Krankheiterscheinungen häufig eintreten, wenn die Kranken z. B. bei dem Eisenbahnunfalle gar keine körperliche Verletzung oder Erschütterung erlitten haben und mit dem Schrecken davongekommen sind. Das trifft insbesondere für die zahlreichen Fälle zu, wo nur ein Schreck eingewirkt hat, so bei Feuersnot, bei einem im letzten Augenblick vermiedenen Eisenbahn- oder Wagenunfall usw. Gegenwärtig wird wohl allgemein die psychische Erschütterung als wesentliche Ursache der Krankheit angenommen. Insofern steht die Krankheit der Hysterie nahe und ist auch von vielen Autoren als traumatische Hysterie angesprochen worden. Indessen bestehen doch so große Unterschiede, zumal in dem ganzen Wesen der Kranken, in dem Fehlen der Zustände von Schlafwandeln, der Dämmerzustände und Delirien usw., daß die Trennung gerechtfertigt erscheint.

Der ursächliche Unfall führt zuweilen zum Bilde einer Gehirn- oder Rückenmarkerschütterung: Bewußtlosigkeit, Rückenschmerzen, Paresen und Parästhesien oder Anästhesien in den Gliedern, die sich allmählich verlieren oder teilweise bestehen bleiben. In den meisten Fällen fehlen die sofortigen Folgen. Erst allmählich macht sich eine Wandlung der Stimmung geltend, die vorher gesunden und frischen Menschen erscheinen trübe gestimmt, mißgelaunt, verdrießlich, zuweilen auffallend reizbar, ihre Gedanken beschäftigen sich beständig mit ihrem Befinden und mit dem erlittenen Unfall und seinen Folgen für das körperliche und geistige Wohl. Sie klagen über Schwäche, Unfähigkeit zur Arbeit, Schwindelgefühle, Angstgefühle, Überempfindlichkeit der Sinne, Schmerzen an der Stelle der Verletzung, Steifheit der Wirbelsäule, besonders der Kreuzgegend, Herzklopfen, Gedächtnisschwäche, Blutandrang zum Kopf, Schweißausbruch bei jeder Anstrengung usw. Objektiv findet man häufig Tic convulsif, Zittern, Puls- und Atemstörungen, namentlich Pulsbeschleunigung bei Druck auf eine Schmerzstelle, Pupillendifferenz oder Pupillenerweiterung, manchmal auch Verengerung, Steigerung der Sehnenreflexe, umschriebene Rötung oder Kyanose der Haut, das Stehenbleiben roter Wälle nach Streichen über die Haut (Urticaria factitia), Stottern, Gehstörungen verschiedener Art, konzentrische Gesichtsfeldeinengung, Hautanästhesien usw. Alle diese Erscheinungen treten oft besonders stark hervor, wenn man mit den Kranken über den Unfall und seine Folgen spricht, oder wenn sie zu einer Arbeit veranlaßt werden, die sie ermüdet. Auch gegen Alkohol pflegt eine deutliche Intoleranz zu bestehen. Eine ungünstige Wirkung auf die Erscheinungen hat erklärlicherweise der durch die moderne Unfallversicherung hervorgerufene Kampf der Geschädigten um eine Rente. Der Kranke, der sich darum bewirbt, wird oft genug von vornherein als Simulant und Schwindler betrachtet und demgemäß behandelt. Eine gewisse Verführung zur Übertreibung liegt natürlich in dem Wunsch, eine möglichst große Entschädigung zu erhalten. Man sieht aber dieselben scheinbar übertriebenen Klagen in Fällen, wo gar keine Entschädigung in Frage kommt und wo das Leben als Kranker entschieden eine Entsagung bedeutet. Jedenfalls sieht man sehr oft, daß da, wo ein unerfahrener, in Nervenkrankheiten und Psychiatrie fremder Beobachter Simulation angenommen hatte, der erfahrene Fachmann eine ernste Krankheit nachweist. Und es ist selbstverständlich, daß dem Kranken die Aufregungen eines Prozesses nachteilig sind. Dahin wirkt außer der Unsicherheit des Ausganges bei der unbemittelten Bevölkerung auch der gefürchtete und tatsächlich nicht immer angenehme Verkehr mit den Behörden und Beamten. Der Arzt sollte sich jedenfalls immer erinnern, daß er der Helfer des Kranken sein soll, solange nicht der sichere Beweis der Täuschung vorliegt.

Für die Diagnose ist es besonders wichtig, festzustellen, ob die Krankheit tatsächlich von dem Unfall herrührt. Oft genug ist das garnicht der Fall, sondern es werden chronische Erkrankungen, die vor dem Unfall nicht beachtet oder nicht erkannt wurden, bei fortschreitendem Verlaufe dem Unfall zugeschrieben. Unter Umständen wird auch ihr Verlauf durch den Unfall beschleunigt, so bei der Dementia paralytica. Zuweilen macht es große Schwierigkeit, zu entscheiden, ob es sich um eine einfache Neurose oder Neuropsychose handelt, oder ob durch den Unfall eine fortschreitende arteriosklerotische Hirnerkrankung hervorgerufen ist. Deutliche Veränderungen an den zugänglichen Arterien, erheblichere Veränderung der Sprache, aphasische Zustände von oft nur flüchtiger Dauer, nachweisbare Gedächtnisschwäche sind in dieser Richtung ungünstige Zeichen.

Behandlung. Die traumatischen Depressionszustände erfordern, von ganz leichten Fällen abgesehen, Behandlung in Nervenheilanstalten. Entgegen der früheren Annahme, daß die Kranken sich gegenseitig zur Simulation erziehen würden, hat die Erfahrung gezeigt, daß diese ungünstige Möglichkeit jedenfalls sehr weit überwogen wird durch die bekannten Vorteile einer gemeinsamen Behandlung Nervenkranker und vor allem durch die nur in Anstalten mögliche systematische Behandlung durch erprobte Nervenärzte. Sogar die Einrichtung eigener Anstalten für Unfallkranke hat sich zweckmäßig erwiesen, vorausgesetzt, daß der Leiter der Anstalt geeignet war. Abgesehen von den organischen Erkrankungen, wozu die genannten arteriosklerotischen Veränderungen gehören, ist die Prognose tatsächlich am meisten von der Behandlung abhängig. Ruhe gute Ernährung, milde Wasserbehandlung, tröstender und beruhigender, aufrichtender Zuspruch des Arztes, allmähliche Hebung der Widerstandskraft und der Leistungsfähigkeit durch fortschreitende Übung und durch Erhöhung des Selbstvertrauens sind die wichtigsten Punkte. Vielfach wird zu großer Wert auf die Übung, auf die Erziehung zur Arbeit gelegt und damit schon zu einer Zeit begonnen, wo der Kranke noch vor allem Ruhe nötig hat. Damit schadet man natürlich nur. Alle Erfahrung zeigt, daß die genügend ausgeruhten, von ihrer Depression geheilten Kranken ohne Schwierigkeit wieder zur Arbeit kommen, während die zu früh dazu getriebenen trotz aller Übung in nicht langer Zeit wieder die Arbeit einstellen. In den schwereren Fällen wird man mit Vorteil von der Behandlung der Depressionszustände Gebrauch machen, die im folgenden Abschnitt geschildert ist.

3. Melancholie[1], Schwermut.

Die Melancholie des Rückbildungsalters besteht in einer schmerzlichen Verstimmung und allgemeiner Hemmung der geistigen Verrichtungen verbunden ist. In der körperlichen und geistigen Erscheinung ist ihr die tiefste Trauer des geistig Gesunden sehr ähnlich. Hier wie dort findet sich traurige Verstimmung, die nur Gedanken an das Leid aufkommen lassen will und durch jeden äußeren Eindruck, jede absichtliche oder zufällige Ablenkung nur vertieft wird. Wie dem Traurigen heitere Musik oder Scherzreden wirklichen Schmerz bereiten, so ist es auch bei dem Melancholischen.

Während aber die begründete Traurigkeit, z. B. die der Mutter über den Tod des Kindes, anfangs am heftigsten ist und allmählich der ruhigeren, gefaßten Stimmung Platz macht, entwickelt sich bei der Melancholie die schmerzliche Verstimmung entweder durch allmähliche Steigerung eines normalen Leidgefühls oder in schleichender Entwicklung aus unbestimmten Gefühlen. Abgeschlagenheit, Kopfschmerzen, trübe Gedanken, Unlust und Unfähigkeit zur gewohnten Beschäftigung machen den Anfang; Appetit- und Schlaflosigkeit und unbegründete Sorgen schließen sich an, und nach Wochen oder Monaten kommt es zu deutlicher Ausbildung eines krankhaften Zustandes. Wie an ein wirklich erlittenes Unglück kann die Melancholie sich auch z. B. an eine wichtige Entscheidung anschließen, so daß sich aus dem begründeten Nachdenken darüber, ob man etwa sich selbst oder andere benachteiligt habe, schließlich die krankhafte trübe Gewißheit einer solchen Verschuldung entwickelt. Dabei kann in allen übrigen Beziehungen das Urteil so richtig, der Verstand so ungetrübt bleiben, daß man glauben

---

[1] Während es früher üblich war, alle Formen von ängstlicher Verstimmung als Melancholie zu bezeichnen, einerlei ob sie primär entstanden waren oder nur, wie bei Paranoia insipiens, die Reaktion auf psychische Veränderungen darstellten, hat Kraepelin zuerst darauf hingewiesen, daß die reine Melancholie vorzugsweise eine Krankheit des Rückbildungsalters sei. Er rechnet alle depressiven Verstimmungen der jugendlicheren Alterstufen nicht zur Melancholie, sondern zum manisch depressiven Irresein oder zur Dementia praecox, einzelne zum Entartungsirresein und vielleicht auch zur Hysterie.

könnte und geglaubt hat, eine reine „Gemütskrankheit“ ohne Beteiligung des eigentlichen Geisteslebens vor sich zu haben. Die genauere Bezeichnung zeigt jedoch, daß der traurige Affekt (Gemütszustand) alle Empfindungen, Vorstellungen und Handlungen beeinflußt. Das Denken ist deutlich verlangsamt, der Wille liegt vollkommen darnieder, der Kranke kann sich zu nichts entschließen. Gleichgültige Handlungen und Äußerungen der Gegenwart und der Vergangenheit treten ihm in falsche Beleuchtung, er verkleinert sich aus dem trüben Gefühl seiner krankhaften Stimmung heraus zu einem selbstsüchtigen, lieblosen, unzuverlässigen Menschen und macht sich genau klar, wie anders er bei diesem und jenem Anlaß hätte handeln sollen. Dieser Verkleinerungswahn kann sich durch übermäßige Betonung unbedeutender Einzelheiten zu einem förmlichen Versündigungswahn steigern. Der Kranke behauptet nun vielleicht, schlecht für seine Familie gesorgt, durch mangelhafte Pflege den Tod von Angehörigen verschuldet, das heilige Abendmahl unwürdig empfangen, in der Beichte oder vor Gericht ungenau oder falsch ausgesagt zu haben. Oft ist es zunächst schwer, in Einzelheiten das Unrichtige nachzuweisen, zumal da die Kranken meist an wahre oder doch mögliche Vorgänge anknüpfen. Aber auch schwer glaubliche Selbstbeschuldigungen werden bei der bekannten menschlichen Neigung, Splitter im fremden Auge besser zu sehen als Balken im eigenen, gar oft als richtig angenommen. Hierhin gehört namentlich die selbstquälerische Übertreibung onanistischer Verirrungen, die auch von Ärzten oft als Erklärung der ganzen Krankheit willkommen geheißen werden. Auch die Gerichte haben sich nicht selten mit Melancholischen beschäftigt, die sich als Täter oder Mitschuldige irgend einer strafbaren Handlung hinstellten. GRIESINGER war der Meinung, daß der Versündigungswahn immer einen Erklärungsversuch für die trübe Stimmung bildete; das trifft jedenfalls nicht für alle Fälle zu, aber im ganzen bewegen sich die Vorstellungen in dieser Richtung. Nur selten glaubt ein Melancholischer, seine Qualen nicht verdient zu haben. Er wähnt sich durch eigene Schuld ruiniert, verdammt je nach seinem Bildungsgrade vielleicht verhext oder besessen, in anderen Fällen hält er sich infolge unrichtiger Lebensweise für schwer krank und schildert den Verfall seines Körpers in schärfster Weise. Auch Sinnestäuschungen können hinzutreten, aber sie bleiben von beschränkter Zahl und Geltung und schließen sich eng an die krankhaften Gedankenkreise an; meist bestehen sie in kurzen beschimpfenden oder drohenden Zurufen, seltener treten schreckende Visionen oder unangenehme Geschmacks- und Geruchstäuschungen auf.

Eine sehr häufige Begleiterin der Melancholie ist die Angst. Diese quälende Empfindung, die in solcher Ausdehnung sonst nur der Neurasthenie (s. S. 111) zukommt, wird meist in die Herzgegend verlegt: Präkordialangst. Sie wechselt von dem Gefühl des Drucks oder der Unruhe bis zu den heftigsten, mit Vernichtungsgefühl und Beeinträchtigung des Bewußtseins verbundenen Zuständen. Die Kranken können es nicht an einer Stelle aushalten, sie wandern ruhelos umher, ringen die Hände, drängen blind an jedem Eintretenden vorbei zur Tür hinaus, reißen sich die Kleider auf usw. (Melancholia agitata). Auch triebartiges Onanieren kommt namentlich bei Frauen als Ausdruck der Angst vor. Plötzliche Steigerungen dieser Zustände zum sogenannten Raptus melancholicus führen nicht selten eine meist erleichternde Entladung in rücksichtslosen Angriffen des Kranken auf sich selbst oder auf andere herbei. Aus diesem Grunde ist auch der sanfteste, gutmütigste Mensch in der Melancholie als gefährlicher Kranker zu betrachten. Auch die anscheinend leichten Fälle, wo die Angst vielleicht noch gar nicht deutlich geäußert wird, bergen stets die Gefahr des Selbstmordes in sich.

Der Gesichtsausdruck des Melancholischen entspricht vollkommen dem mimisch-physiognomischen Ausdruck der Traurigkeit, der hier in starrer, gebundener Weise verkörpert wird. Er ist für die Unterscheidung von anderen Geistesstörungen die vorübergehend mit trüber Stimmung einhergehen, zuweilen sehr wichtig. Bei den symptomatischen, sekundär bedingten Verstimmungen, z. B. bei Paranoia (Abschnitt VI, 1), treten viel mehr der bittere und der verbissene Zug hervor als der traurige Zug, den im wesentlichen die senkrechten Stirnfalten und der matte, gesenkte Blick ausmachen. Eine gewisse Veränderung erleidet der melancholische Ausdruck durch die Angst, wobei zu den senkrechten Stirnfalten noch wagerechte hinzutreten und die Augen weit geöffnet werden. — Auch die Haltung der

Melancholischen ist für gewöhnlich gebunden, die Bewegungen werden möglichst eingeschränkt, die Sprache erfolgt leise und zögernd. Oft jammern die Kranken beständig vor sich hin und sind gar nicht zu einer geordneten Unterhaltung zu bringen.

Der Ernährungszustand leidet gewöhnlich sehr, weil der Appetit gering und die Verdauung gestört ist, nicht selten essen die Kranken nicht, weil sie sich nicht dessen würdig fühlen; meist ist die Zunge belegt, der Geschmack bitter, der Atem übelriechend, der Stuhlgang angehalten. Der Puls ist gespannt, das Gesicht rötet sich in den Angstanfällen unter lebhaftem Klopfen der Karotiden, während es sonst meist bleich ist. Die Atmung ist oberflächlich, trotzdem nicht beschleunigt, außer in den Angstanfällen. Die Menses pflegen in der Melancholie auszubleiben, kehren aber öfters mit der Genesung wieder. Der Schlaf ist fast immer sehr schlecht, spärlich und von unangenehmen Träumen erfüllt.

Ursachen. Die Melancholie entwickelt sich oft ohne äußere Ursache infolge der körperlichen Veränderungen des Rückbildungsalters, namentlich in den weiblichen Wechseljahren, seltener nach einem Schreck oder einer anderen plötzlich einwirkenden Gemütserschütterung, oder nach Kummer und Sorgen oder nach solchen Gemütsbewegungen, die nachhaltiger verstimmen, wie z. B. Todesfälle geliebter Personen, Unfälle mit längerer Erwerbsunfähigkeit und ungünstigen Aussichten für die Zukunft. Zuweilen kommen rein körperliche Ursachen hinzu: chronische Magen- und Darmstörungen, Blutarmut, Influenza, Operationen usw. Erbliche Anlage ist bei den einfachen Formen sehr häufig nicht nachweisbar, wohl aber eine individuelle Gemütsweichheit.

Verlauf und Ausgänge. Die Entwicklung dauert meist Wochen, das Höhestadium Wochen oder Monate, zuweilen Jahre lang. Dabei können bessere und schlechtere Tage sich einschieben und auch Nachlässe eintreten; fast regelmäßig ist an den einzelnen Tagen der Zustand morgens schlechter als abends. Die Genesung leitet sich allmählich ein durch Abnahme der Traurigkeit und Gebundenheit, oft unter den ersten Tränen, zugleich heben sich die körperlichen Verrichtungen und der Ernährungszustand, und als letztes, sicheres Zeichen der Genesung stellt sich das Interesse für die frühere Beschäftigung und die Einsicht in das Krankhafte der überstandenen Verstimmung ein. Schwankungen im Befinden sind bis zur völligen Herstellung noch häufig, so daß sich Verstimmungen oder Beängstigungen vorübergehend wieder mehr geltend machen. Manchmal schließt sich ein längerer Zustand von Reizbarkeit und Nörgelsucht an. Während aber auch nach Jahren noch völlige Heilung eintreten kann, führen andere Fälle schon in viel kürzerer Zeit zu geistiger Schwäche, die den ungünstigen Ausgang darstellt. In dieser Richtung ist Steigen des Körpergewichts bei unveränderter Fortdauer der melancholischen Verstimmung von schlechter Vorbedeutung. Das geistige Leben erlischt mehr und mehr, die Vorstellungen bleiben zwar in dem beschränkten Kreise, aber sie verlieren ihre schmerzliche Betonung, die körperliche Gebundenheit bleibt meist bestehen, so daß man noch nach Jahren in dem völlig verblödeten Kranken den früheren Melancholiker erkennen kann. Der üble Ausgang gehört vorwiegend dem höheren Alter an; von Melancholischen unterhalb von 50 Jahren werden etwa 80 % geheilt. Zuweilen führt in den ängstlichen Aufregungszuständen allgemeine Schwäche den Tod herbei.

Gewisse Abweichungen im Krankheitbilde, deren Kenntnis wertvoll ist, zeigen die hypochondrische, die neurasthenische und die senile Melancholie. Die hypochondrische kennzeichnet sich dadurch, daß die trübe Stimmung wesentlich durch körperliche Störungen bedingt erscheint. Die Kranken haben abnorme Empfindungen im Rücken, in der Magengegend, sie fühlen ihren Leib aufgetrieben, die Beine können sie nicht mehr tragen u. dgl. m. Die ganze Art der meist sehr ausgebreiteten und wechselnden Beschwerden weist auf die erbliche psychopathische Anlage hin, die hier gewöhnlich zugrunde liegt.

Die neurasthenische Melancholie ist durch das Auftreten von Zwangsvorstellungen ausgezeichnet, die sich vorzugsweise in den Gegensätzen der melancholischen Gedanken bewegen; so schieben sich z. B. in das Gebet um Vergebung gegen den Willen des Kranken Gotteslästerungen ein. Außerdem wechselt der Verlauf der Melancholie in diesen Fällen meist zwischen deutlichen Steigerungen und Nachlässen.

Die senile Melancholie bietet in besonderer Ausprägung eine benommene Unruhe und einen blinden Widerstand gegen alle äußeren Eindrücke, zwischendurch sind die Kranken mehr teilnahmlos als traurig, vielfach sind sie von hypochondrischen Vorstellungen eingenommen, alle Sinneswahrnehmungen und körperlichen Gefühle erscheinen ihnen verändert. Diese Formen sind von ungünstigerer Vorhersage als die Melancholie im allgemeinen. Sie sind es auch vorzugsweise, die durch Erschöpfung infolge der Nahrungsverweigerung und der Unruhe tödlich enden.

Diagnose. Die Abtrennung der Melancholie von den einfachen Depressionszuständen ist im Abschnitt VI, 2 besprochen. Auch gegenüber einigen anderen Geistesstörungen macht die Unterscheidung zunächst manchmal Schwierigkeiten. Es ist deshalb im gegebenen Falle festzustellen, ob die schmerzliche Verstimmung wirklich das erste und grundlegende Zeichen ist, oder ob zugleich oder vorher Verwirrtheit (vgl. S. 80ff.), Wahnvorstellungen oder Halluzinationen selbständiger Art (vgl. Abschnitt VI, 1) aufgetreten sind. Zu beachten ist ferner, daß manche Fälle von progressiver Paralyse (Abschnitt VII, 1) mit melancholie-ähnlicher Verstimmung beginnen; endlich muß daran gedacht werden, daß eine periodische oder eine zirkuläre Störung (Abschnitt VI, 2) vorliegen kann.

Behandlung. Völlige körperliche und geistige Ruhe ist für den Melancholischen die erste Bedingung. Trotz aller Belehrungen wird hiergegen auch von Ärzten immer wieder gefehlt. Auch in den leichtesten Fällen von Melancholie wirken Zerstreuungen, Reisen, Besuche, geistige Tätigkeit, ernster Zuspruch usw. immer ungünstig, wenn sie auch für den Augenblick ablenken und zu erleichtern scheinen. Der Melancholische gehört ins Bett und darf es nur verlassen, soweit seine Bedürfnisse und die womöglich täglich zu gebrauchenden viertel- bis halbstündigen Bäder von 34—35 ^{0} C. es erfordern. Erst bei eintretender Besserung sind Besuche, Vorlesen, halbstündige ruhige Spaziergänge gestattet. Der Arzt hat den Melancholischen durchaus als körperlich Kranken zu behandeln; die krankhaften Vorstellungen logisch zu bekämpfen, ist unnütz und regt den Kranken auf. Nur sanfter, tröstender Zuspruch und zuversichtliche Betonung der in Aussicht stehenden Heilung ist gestattet. Die Angehörigen sind sorgfältig anzuleiten, daß sie nicht viel auf den Kranken einreden und die notwendige

Überwachung möglichst unscheinbar einrichten. Dazu gibt die körperliche Pflege die beste Gelegenheit durch häufigeres Anbieten leicht genießbarer und leicht verdaulicher Nahrung, ohne übermäßiges Nötigen, Sorge für bequemes Lager, Anwendung kalter Umschläge bei Blutandrang zum Kopf usw. Die gestörte Verdauung kann mit Karlsbader Wasser oder Salzsäuremischungen, die etwaige Anämie mit Eisen und Chinin, die Verstopfung nötigenfalls mit Darmeingießungen behandelt werden. Wo Angstzustände, Erregungen, schwerere Versündigungsideen, Nahrungsverweigerung auftreten, ist die Anstaltsbehandlung dringend wünschenswert. Sie ist auch der beste Schutz gegen den Selbstmord, weil nur in einer Anstalt Tag und Nacht hindurch gleich sorgfältig gewacht werden kann. Die schwereren Fälle erfordern außerdem die Anwendung der Narkotika, die übrigens auch in den leichten Fällen sehr dienlich sind. Am besten ist die planmäßige Verabreichung von Opium oder Kodein in der S. 58 f. geschilderten Weise. Gründliche Durchführung bis zu hohen Gaben ist Bedingung eines wirklichen Erfolges; läßt man sich durch die eintretende Beruhigung verleiten, bei weniger als 1,0 Opium purum pro die zu bleiben und dann die Gaben zu verringern, so tritt alsbald wieder eine Verschlimmerung ein. Bei den Formen mit starker Hemmung kann eine Zugabe von Kampfer (3mal täglich 0,1) nützlich sein.

Die Nahrungsverweigerung muß abwartend behandelt werden. Häufigeres Anbieten angenehmer Speisen oder Getränke, Stehenlassen derselben am Bett des Kranken oder (scheinbar unabsichtlich) im Krankenzimmer genügen sehr oft. Erst bei Schwächeerscheinungen, die bei völliger Enthaltung nach 8—10 Tagen einzutreten pflegen, wird die Sondenfütterung notwendig (vgl. S. 64).

Zuspruch, Ablenkung und Anregung zur Beschäftigung treten erst mit dem deutlichen Nachlaß der traurigen Verstimmung in ihre Rechte, um bei sorgfältiger Beachtung ihrer Wirkung nun die wertvollsten Dienste zu leisten. Besondere Vorsicht erfordert hier noch längere Zeit die Zulassung von Briefen und Besuchen der Angehörigen und endlich die Entlassung, während diese Anregungen dringend erwünscht sind, wenn mit dem Nachlaß der Melancholie eine gewisse Stumpfheit zur Herrschaft kommt. Erfahrung und Takt des Arztes müssen dann entscheiden.

4. Hysterie.

Das Wesen der Hysterie liegt in einem krankhaften Seelenzustande, worin geistige und körperliche Veränderungen durch mehr oder weniger bewußte Vorstellungen oder auch durch Gemütsbewegungen hervorgerufen werden.

Möbius hat diese Verhältnisse am besten erläutert. Er sagt etwa: beim Gesunden rufen Vorstellungen, die mit lebhaften Lust- oder Unlustgefühlen verbunden sind, körperliche Veränderungen hervor (Zittern und Blaßwerden bei Angst usw.). Ebenso entsteht ein Teil der hysterischen Veränderungen. Die Hysterie besteht eben darin, daß einerseits solche Veränderungen ungewöhnlich leicht und in ungewöhnlicher Stärke und Dauer auftreten, anderseits auf diesem Wege Störungen entstehen, die beim Gesunden überhaupt nicht vorkommen. Der Inhalt der Vorstellungen kann ohne Zusammenhang mit der Form der Störungen sein, er kann sie aber auch geradezu suggestiv bestimmen; es kann z. B. durch Schreck eine Lähmung entstehen.

Möbius hat selbst betont, daß nicht gewöhnliche Vorstellungen, sondern gefühlsstarke Vorstellungen oder Gefühle mit sehr unklarem Vorstellungsinhalt die Veränderungen hervorrufen. Das ist auch das Wesentliche dabei. Die Beobachtungen von Breuer und Freud haben zuerst darauf hingewiesen, und die tägliche Erfahrung bestätigt es, daß die Ursache der hysterischen Erscheinungen sehr oft in Gemütsbewegungen liegt, die den Kranken teils völlig entfallen sind, teils von ihnen gar nicht mit den krankhaften Erscheinungen zusammengebracht werden.

Besonders oft geben schwere Gemütsbewegungen im Kindesalter den Anstoß zur Entwicklung einer Hysterie. Typisch sind die Erschütterungen, die einmal dadurch entstehen, daß ein Kind, vielleicht aus dem Schlafe aufgestört, heftigen Zänkereien zwischen den Eltern beiwohnt, andere Male durch den ersten Zusammenstoß mit dem geschlechtlichen Geheimnis. Es handelt sich dabei teils um geschlechtliche Angriffe auf das

Kind, teils darum, daß es geschlechtliche Handlungen unvermerkt und zunächst unverstanden beobachtet. Das einmalige Ereignis kann das Kind durch den Schreck in einen hypnoiden Zustand versetzen; dann bleibt die Erinnerung an den Vorgang oft dem wachen Bewußtsein verschlossen, sie taucht aber im Traum und in gelegentlichen Wiederholungen des hypnoiden Zustandes wieder auf und wirkt jedenfalls unter der Schwelle des Bewußtseins fort. Wird die Gemütsbewegung dagegen klar empfunden, oder wird sie öfters wiederholt, wie das sowohl bei schlechtem Verhältnis, bei Eifersuchtstreitereien und gegenseitigen Beschuldigungen der Eltern vorkommt, als bei Mißbrauch von Kindern zu Onanie usw., so wirkt häufig etwas anderes in derselben Richtung: die Erinnerung und der sie begleitende Affekt werden absichtlich zurückgedrängt, das Kind kann und will sich mit niemand über die Erlebnisse aussprechen, es scheut sich, sich auch nur selbst darüber klar zu werden, weil es ihm Unrecht erscheint, gegenüber den Eltern Partei zu nehmen, oder weil es das Unerlaubte der geschlechtlichen Handlungen kennt oder empfindet. Auf diese Art kommt es nicht zu dem normalen Ausgleich der Gemütsbewegungen durch Aussprechen, Ausweinen usw., sondern zu einer Affektverhaltung, und diese äußert sich allmählich in hysterischen Erscheinungen. Es ist ohne weiteres verständlich, wie sich solche Eindrücke in körperliche Krankheiterscheinungen umsetzen können, so daß z. B. die an das Kind ergangene drohende Aufforderung, den Geschlechtsteil eines fremden Mannes anzusehen oder anzufassen, das Kind mit Ekel erfüllt und anhaltende Brechneigung hervorruft, und ebenso begreiflich ist es, daß der geheim gehaltene Gedankeninhalt das Kind zu Einsiedelei, zu Wachträumerei, zu lebhaften nächtlichen Träumen geneigt macht. So wird hier allmählich — wie bei den hypnoiden Schreckwirkungen sofort — eine Spaltung des Bewußtseins hervorgerufen, indem sich der an die krankmachenden Erinnerungen anknüpfende Teil des Bewußtseins immer mehr von dem gesunden und wachen Vorstellungsinhalt abschließt. Für die Kranken selbst geht der Zusammenhang ihrer krankhaften Zustände mit den Gemütsbewegungen, wie gesagt, oft völlig verloren; für den Arzt ergibt er sich, abgesehen von der Erfahrung, nicht selten dadurch, daß die Wiedererweckung der Erinnerungen und die lebhafte Auslösung des steckengebliebenen Affektes die Genesung herbeiführt.

Der Beginn der Hysterie liegt, wie sich aus der Ätiologie ergibt, oft in der Kindheit; mehrere Autoren nehmen an, daß die hysterische Artung immer angeboren sei. Es dürfte verfrüht sein, das zu entscheiden, da die Erkenntnis für die dargestellte Entwicklung der Krankheit noch sehr jung ist und noch keineswegs genug Krankheitfälle hinreichend genau in dieser Richtung erforscht worden sind. Daß eine angeborene nervöse Anlage die Entstehung der Krankheit erleichtert, ist selbstverständlich, weil die krankmachenden Einflüsse darin um so tiefer wirken. Jedenfalls sieht man auch bei Erwachsenen noch Hysterien entstehen, unter dem Einfluß sehr schwerer Erschütterungen, wie Notzuchtangriffe, Eisenbahnunfälle, Biß tollwutverdächtiger Hunde usw., oder nach Kopfverletzungen oder nach schweren körperlichen Krankheiten. An die Einwirkung der Ursache schließt sich gewöhnlich eine Zeit der Inkubation, des Ausreifens der Krankheit, und diese Latenzperiode trägt oft noch sehr dazu bei, den Zusammenhang der Erscheinungen mit der Ursache zu verschleiern. So z. B., wenn die durch geschlechtlichen Ekel, wie in dem vorhin angeführten Beispiel, entstandene Übelkeit erst nach Wochen auftritt, wenn einmal aus irgend einem Grunde hastig oder in einer gewissen Aufregung gegessen werden soll. Sorgfältige Anamnese, bei völligem Vertrauen der Kranken, kann oft zur Erklärung der einzelnen Erscheinungen führen; in vielen Fällen wird man nicht ohne die von Breuer und Freud angegebene und entwickelte Methode der hypnotischen Analyse zum Ziel kommen. Für die Behandlung genügt es übrigens in den meisten Fällen, überhaupt den allgemeinen Zusammenhang zu kennen.

Die körperlichen Störungen der Hysterie sind sehr mannigfaltig. Man scheidet zweckmäßig:

1. Sensibilitätstörungen. Häufig finden sich ausgedehnte oder umschriebene Hyperästhesien, zunächst des Tast- und des Schmerzgefühls; besonders bezeichnend ist die abnorme Druckempfindlichkeit der hysterogenen Zonen, namentlich in einem oder beiden Hypogastrien, der sogenannte Ovarialschmerz, Ovarie, im Epigastrium oder an einzelnen

Dornfortsätzen, hysterische Spinalirritation. Oft sind diese und andere hyperästhetische Bezirke auch der Sitz spontaner Schmerzen. Von den Sinnesorganen zeigen namentlich Ohr und Auge manchmal abnorme Empfindlichkeit. In den meisten Fällen von Hysterie finden sich ohne oder mit anderen Sensibilitätstörungen, von den Kranken selbst meist gar nicht bemerkt, Abschwächungen der Empfindung. Am seltensten ist allgemeine Anästhesie, häufiger sind Hemianästhesie oder disseminierte Anästhesien. Bei der Hemianästhesie sind Gefühl, Gesicht, Gehör, Geruch und Geschmack auf einer Körperhälfte stark herabgesetzt oder ganz erloschen; an der Haut meist hauptsächlich die Schmerzempfindung, so daß man schmerzlos Nadeln durch die Haut hindurchstecken kann u. dgl.; beim Gesichtsinn findet sich namentlich einseitige konzentrische Einengung des Gesichtsfeldes und allgemeine oder partielle Farbenblindheit. Die dissiminierte Anästhesie wird fast stets erst bei der objektiven Untersuchung entdeckt; häufig besteht sie nur an umschriebenen, oft unregelmäßig begrenzten, zuweilen sehr zahlreichen Hautinseln, z. B. manschettenförmig um das Handgelenk, in anderen Fällen sind einzelne Glieder bis in die tiefen Teile hinein unempfindlich. Durch Auflegen von Metallplatten, Magneten und durch andere äußere Einwirkungen auf die anästhetischen Stellen kann nicht selten die Gefühllosigkeit auf symmetrische Stellen der anderen Körperhälfte übergeführt worden: Transfert.

2. Motilitätstörungen. Sehr oft finden sich bei der Hysterie dauernde Muskelschwäche, Amyosthenie, namentlich bei Willkürbewegungen, sowie eine Neigung zur Kontrakturbildung. Auf dieser Grundlage kommt es im Anschluß an wirkliche, geträumte oder durch einen Schreck in die Gedanken gekommene Beschädigungen, etwa des Beines, zu hartnäckigen Lähmungen, Krämpfen und Kontrakturen. Oft sind die hysterischen Lähmungen mit Anästhesien verbunden; zuweilen treten sie in dem anästhetischen Gliede nur dann ein, wenn die Augen geschlossen werden. Lähmungen und Kontrakturen können sich aber ebensowohl mit Schmerzen verbinden, so bei den bekannten Gelenkneuralgien, die der Hysterie angehören. Oft kann der Kranke während des Liegens alle Bewegungen mit den Beinen ausführen, sobald er aber stehen oder gehen soll,

versagen die Beine: Astasie und Abasie. Es kommt dabei eine paralytische, eine spastische und eine tremor- oder choreaartige Form vor. Andere Male sind beide Beine, ein Bein oder Arm und Bein einer Seite völlig gelähmt; nie sind bestimmte Nervenstämme befallen, sondern immer ganze Glieder oder einzelne Segmente oder koordinierte Muskelgruppen, z. B. sämtliche Muskeln, die beim Schreiben tätig sind. — Häufig sind auch hysterische Stimmbandlähmungen mit Aphonie, Flüstersprache, ferner Mutismus, Stottern, Blepharospasmus, Chorea,

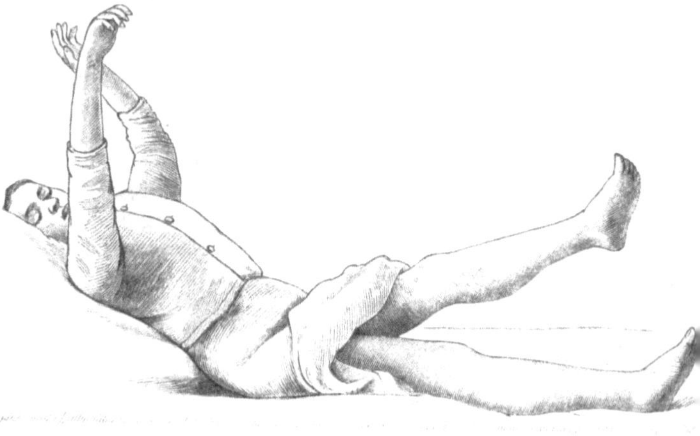

Fig. 5. Hysterischer Krampfzustand. (Nach STRÜMPELL).

Tremor, Nystagmus, Tics und endlich die große Gruppe der hysterischen Krampfanfälle.

Die hysterischen Krampfzustände bestehen entweder in Umsinken, allgemeinem Zittern und Atembeschleunigung, manchmal auch nur in vorübergehendem Verdrehen der Augen leichter krampfhafter Streckung der Wirbelsäule, Zittern oder Zusammenkrampfen der Hände oder in hartnäckigem Gähnen, Niesen, Husten, Erbrechen, andere Male in Lach- oder Weinkrämpfen, oder aber in den ausgebildeten Krampfanfällen, *grande hystérie.* Man zerlegt sie nach den Lehren der CHARCOTschen Schule in mehrere Stadien. In der epileptoiden

Periode wird der Körper plötzlich steif, der Kopf wird nach hinten gezogen, die Augen verdrehen sich, das Gesicht verzerrt sich. Dann treten zuerst langsame, dann rasche zuckende Bewegungen der Glieder und des Gesichtes ein. Hieran schließt sich, oft nach einer kleinen Pause, die Periode der Kontorsionen oder großen Bewegungen. An Stelle der elementaren Schüttelbewegungen des epileptischen Anfalles entstehen hier heftige Wälz-, Schleuder- und Stoßbewegungen (Fig. 5); der Rumpf nimmt gewöhnlich die kennzeichnende Kreisbogenstellung des *arc de cercle* an (Fig. 6). Weiterhin laufen die Kranken oft in wilden Sprüngen umher, *clownisme*, oder nehmen eigentümliche Haltungen und Stellungen mit dem Ausdrucke

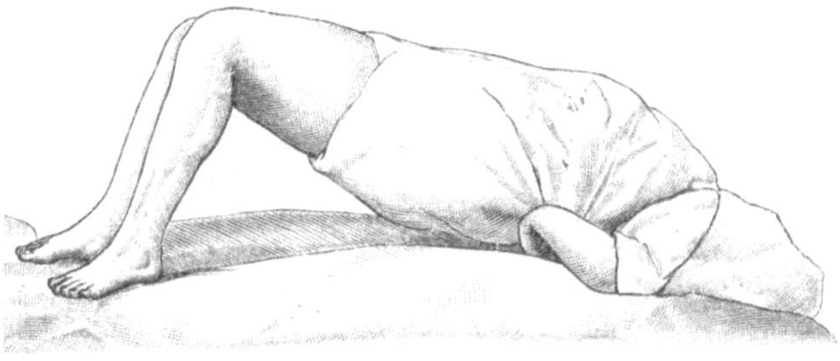

Fig. 6. Hysterischer Krampfzustand. (Nach STRÜMPELL).

der Wut, des Schreckens usw. ein, *attitudes passionelles.* Das Ganze macht sehr den Eindruck willkürlicher Grimassen und auf das Entsetzen der Zuschauer berechneter Vorstellungen, wird aber schon dadurch als das Ergebnis der Krankheit erwiesen, daß es in völlig gleicher Weise bei den verschiedensten Bildungstufen vorkommt. Das Bewußtsein kann meist durch kräftige Reize wachgerufen werden, es ist aber regelmäßig nach außen sehr verschlossen und von krankhaften Vorstellungen und oft von den furchtbarsten Halluzinationen erfüllt. Zuweilen kann man von einem besonderen Stadium der Delirien sprechen. Sie knüpfen oft an das ursächliche Ereignis, Schreck, Notzuchtversuch usw. an und führen es dem Kranken in voller Deutlichkeit oder mit furchtbaren Ausschmückungen wieder vor.

Nach dem Anfall, der einige Minuten bis eine halbe Stunde

zu dauern pflegt, pflegen die Kranken schnell wieder zu sich zu kommen, nur ausnahmsweise findet sich nachher Benommenheit oder tritt Schlaf ein, wie gewöhnlich nach einem epileptischen Anfall. Dagegen bleiben zuweilen nach einem Anfall Lähmungen oder Kontrakturen zurück, die vorher nicht dagewesen waren. Andere Male hat der Anfall eine kurative Wirkung, indem er bestehende Lähmungen oder Kontrakturen, Brechneigung usw. verschwinden macht.

Von großer Mannigfaltigkeit sind die psychischen Störungen der Hysterie.

1. Vorübergehende psychische Störungen.

Bei Hysterischen, die im übrigen keinerlei Zeichen von Geistesstörung bieten, treten zuweilen ohne besonderen Anlaß, namentlich aber im Anschluß an die Menstruation oder an Gemütsbewegungen, hypnoide Zustände auf. Die Kranken haben dann z. B. plötzlich das Gefühl, ganz verändert oder doppelt zu sein, einer Gesellschaft, worin sie sind, gleichzeitig noch einmal als unbeteiligter Zuschauer beizuwohnen; sie sitzen mit am Tisch und beteiligen sich an der Unterhaltung, oft allerdings mit zerstreuter oder abwesender Miene, sehen aber gleichsam aus einiger Entfernung sich selbst und die Anderen handeln und hören sich und die Anderen sprechen. Sie haben also selbst ein Gefühl von der erwähnten Spaltung der Persönlichkeit, wie sie besonders aus den hypnotischen Versuchen bekannt ist. Öfters verbindet sich damit auch der Eindruck, als ob die Nahesitzenden ganz weit fort säßen und aus weiter Entfernung sprächen, oder als ob die eigenen Glieder weit weg und klein oder umgekehrt besonders groß geworden seien. Diese Zustände können nach wenigen Minuten wieder dem gesunden Bewußtsein weichen, sie können aber auch stundenlang anhalten. Man muß sie wohl den Dämmerzuständen zurechnen. Zuweilen gehen sie in eigentliche Schlafzustände über, die sich in manchen Fällen auf Tage, Wochen und gar Monate ausdehnen, wie in den bekannt gewordenen Fällen des schlafenden Ulanen, des schlafenden Bergmanns usw.

Eine andere Reihe von hypnoiden Zuständen tritt während des natürlichen Schlafes auf, als Nachtwandeln oder Somnambulismus. Oft ist das Nachtwandeln im Kindesalter das einzige der Umgebung auffallende Zeichen der Hysterie. (Über das Nachtwandeln der Epileptischen vgl. den folgenden Abschnitt.) Die Kranken stehen aus dem Bett auf, gehen im Zimmer oder im Hause umher, steigen unter Umständen aufs Dach hinaus und legen manchmal sehr gefährliche Wege zurück, mit offenen oder mit geschlossenen Augen. Manchmal unternehmen sie ganz verwickelte Handlungen, schreiben Briefe, suchen oder verstecken Gegenstände, legen auch wohl Feuer an, deklamieren oder singen usw., und gehen schließlich wieder ins Bett. Sie erwachen dann am anderen Morgen gewöhnlich mit schwerem Kopf, aber meist ganz ohne Erinnerung an die Vorgänge der Nacht. Zuweilen erwachen sie während ihres Traumwandelns und sind dann zunächst sehr erschreckt und beängstigt. Kranke, die den Zustand kennen, versuchen wohl, sich durch Abschließen der Zimmertür und Verstecken des Schlüssels vor dem Hinausgehen zu schützen, aber sie finden ihn auch im tiefen Schlafe wieder. Selten kommt ein ähnliches Traumwandeln am Tage vor, aus dem wachen Zustande heraus. Durch Anspritzen mit kaltem Wasser, manchmal auch durch lautes Anrufen kann man die Schlafwandler erwecken, zweckmäßiger ist es, sie ungeweckt zu ihrem Bett zu führen.

Zuweilen treten in dem Schlafzustande schwere Delirien auf, mit Angst, Sinnestäuschungen, die sich oft an die ursächliche Gemütsbewegung anknüpfen oder einen ekstatisch-visionären Inhalt haben. Andere Male kommt es zu einer heiteren, läppischen Erregung mit Verbigeration, Umherspringen, albernen Streichen usw., namentlich bei jugendlichen Kranken. Diese Zustände können mehrere Tage dauern und werden zuweilen von der Umgebung nicht als krankhaft erkannt, auch der manchmal nachfolgende Krampfanfall wird vielleicht als die Folge der ausgelassenen Stimmung, des übertriebenen Lachens usw. gedeutet.

In seltenen Fällen erleben die Kranken im Schlaf mit aller Deutlichkeit und Ausführlichkeit ganze Begebenheiten, die ihnen nach dem Erwachen zunächst als wirkliche Vorgänge in der Erinnerung bleiben und erst allmählich als Täuschungen erkannt werden. So erklären sich manche Fälle von falschen Anschuldigungen durch Hysterische. Auch die nicht selten erotischen Träume des Chloroformschlafes werden vielfach hinterher als wirkliche Erlebnisse aufgefaßt und führen dann zu Anklagen gegen die zugegen gewesenen Personen.

2. Länger anhaltende Störungen.

Es kommen wochen- und monatelange hysterische Delirien vor, die akut einsetzen und unter beständigen Schwankungen zwischen schwerer Bewußtseinstörung mit halluzinatorischer Verwirrtheit und leichteren Dämmerzuständen und sogar zwischenlaufender relativer Klarheit wechseln. Verfolgungs- und Versündigungswahn, religiöse Ekstase, geschlechtliche Delirien pflegen den Hauptinhalt zu bilden. Gesichtstäuschungen wiegen vor, entweder als einfache Farbenvisionen oder als illusionäre Verwandlungen der Umgebung, oder als Visionen von Tieren, Leichenzügen, Gespenstererscheinungen, Himmelsbildern, Engelzügen usw. Oft werden sie von Geruchshalluzinationen und von Gehörstäuschungen (Musik, Beschimpfungen) begleitet.

Eine besondere Art des hysterischen Dämmerzustandes ist jüngst von GANSER beschrieben, in ihrer Zugehörigkeit zur Hysterie allerdings nicht unbestritten geblieben. Besonders auffallend war dabei die Erscheinung des Vorbeiredens: die Kranken gaben auf Fragen ganz falsche, an absichtlichen Unsinn erinnernde Antworten, gaben z. B. die Zahl ihrer Finger falsch an, zählten falsch, behaupteten, die gewöhnlichsten Gegenstände nicht zu kennen usw. Nach einigen Tagen erwachten sie wie aus einem Traum und gaben an, nichts von dem Vorgefallenen zu wissen. Die Art des Zustandes erinnert sehr an gewisse Erscheinungen aus dem Krankheitsbilde der Dementia praecox.

Die früher übliche Aufstellung einer Anzahl von chronischen hysterischen Psychosen, einer hysterischen Melancholie, hysterischen Paranoia usw. wird von den meisten neueren Autoren abgelehnt. Es ist erklärlich, daß hysterische Kranke nicht gegen andere Geistesstörungen geschützt sind, und daß die Hysterie den gewöhnlichen Krankheiterscheinungen gelegentlich eine besondere Färbung gibt. Es führt aber entschieden zu weit, wenn man daraus dann noch wieder besondere Krankheiten machen will.

3. Der hysterische Charakter.

Eine weitere Frage ist die, ob es einen bestimmten hysterischen Charakter gibt. Auch mit diesem Begriff ist viel Mißbrauch getrieben worden. Allgemein aufgegeben ist der Unfug, jede sexuelle oder erotische Erscheinung bei einem Nervösen oder Geisteskranken für ein hysterisches Zeichen anzusehen, oder gar alle nervösen Erscheinungen beim weiblichen Geschlecht als hysterisch zu bezeichnen. Bei einer anderen Reihe von psychischen Erscheinungen kann es zweifelhaft sein, ob sie der Hysterie oder aber der nervösen Entartung angehören, die ja bei der Mehrzahl der Kranken vorliegt. Zur hysterischen Eigenart gehört jedenfalls die große Erregbarkeit der Stimmung, des Gefühlslebens. Alle Wahrnehmungen und Vorstellungen werden von sehr lebhaften Gefühlstönen begleitet, die der logischen Überlegung ganz gewöhnlich den Vorrang abnehmen und auch auf das Handeln einen übergroßen Einfluß ausüben. So werden Personen, die neu in den Gesichtskreis treten, alsbald mit Neigung oder Abneigung begrüßt und diesen Empfindungen offen Ausdruck gegeben, ohne Rücksicht auf entgegenstehende Erwägungen. Die Kranken tun sich meist noch etwas zugut auf ihr feines Gefühl, das ihnen gleich das Richtige sage, und sie bleiben gegenüber allen tatsächlichen Belehrungen oft anhaltend auf dem verkehrten Standpunkte stehen. Andere Male gehen sie ebenso schnell zu einer anderen Meinung über, zumal wenn eine neue Persönlichkeit ihr Interesse auffängt. Sie vermögen auch nichts, was überhaupt an sie herantritt, gleichgültig aufzufassen, immer sind sie mit vollem Eifer dabei, beglückt, wenn ihre Mitwirkung willkommen geheißen wird und alles nach ihrem Gedanken verläuft, gereizt und tief gekränkt, wenn es anders kommt. Daher gelten diese Persönlichkeiten im allgemeinen für launenhaft und wetterwendisch. Oft kommen sie in den Verdacht, unaufrichtig und lügenhaft zu sein, weil sie nicht objektiv genug wahrnehmen und vielfach ihre Erlebnisse in ihrem Sinne umdeuten. Da ihr Gedächtnis im übrigen sehr scharf, ja von auffallender Genauigkeit sein kann, liegt es dem unkundigen Beobachter um so näher, an absichtliche Täuschung zu denken.

Auch die inneren Empfindungen werden mit abnorm lebhaften Gefühlstönen begleitet. Man kann oft beobachten, daß jeder Teil des Körpers, worauf die Aufmerksamkeit gelenkt wird, alsbald der Sitz von Schmerzen wird. Wenn man einen hysterischen Kranken zunächst seine Klagen vortragen läßt und ihn dann der Reihe nach über die Organe befragt, die er nicht erwähnt hat, so pflegt er bei jedem davon auch wieder Klagen vorzubringen. Bemerkenswert ist, wie sehr das Aussprechen dieser Klagen den Kranken erleichtert. Insofern verhält sich die hysterische Hypochondrie durchaus anders wie die neurasthenische. Die Hysterischen bringen ihre Unzahl von Klagen fast immer mit der Miene eines Berichterstatters vor, der selbst gar nicht tief betroffen ist; keine Andeutung von der Angst, die der Neurastheniker bei seinem Bericht auch unfreiwillig erkennen läßt. Manchmal hat man sogar den Eindruck, als mache es den Kranken Freude, soviel erzählen zu können. Und doch wäre es ganz verkehrt, zu glauben, daß sie damit schwindeln oder simulieren wollten, nein, sie empfinden in dem Augenblicke alles wirklich. Nur in dem Gedanken, daß ihre Klagen nicht ernst genug genommen werden könnten, kommt es schließlich zu den vielberufenen Übertreibungen, zu Selbstbeschädigungen, zur Erdichtung von Überfällen usw., wobei die Anästhesien und Parästhesien oft das Vorgehen erleichtern. Auch krankhafte Willensantriebe sind oft bei solchen Handlungen beteiligt. Mit dem Wechsel der Stimmung können alle flüchtigen und dauernden Krankheitsempfindungen völlig zurücktreten, ja ganz vergessen werden. So kommt es, daß einerseits Wundertäter, eindrucksvoll auftretende Kurpfuscher usw. staunenswerte Erfolge erringen können, daß jahrelange Lähmungen durch eine Wallfahrt nach Lourdes u. dgl. auf der Stelle verschwinden können, und daß anderseits ärztliche Erfolge, die durch mühevolle und zielbewußte Einwirkungen hervorgerufen worden sind, gering geschätzt werden, weil die Kranken gar nicht mehr wissen, wie sie vorher daran waren.

Die Unstetigkeit, die dadurch bewirkt wird, kennzeichnet die Hysterischen in jeder Beziehung. Wo ihr Interesse erweckt wird, oft durch ganz äußerliche Beziehungen, können sie mit großer Tatkraft einsetzen und eine Zeitlang wirklich

Ernstliches leisten; meist aber wird ihr Interesse bald wieder auf etwas anderes gelenkt und das bisherige Arbeitfeld unbedenklich verlassen. Ein Vorwand dazu ist immer leicht gefunden, da alles, was im geringsten gegen ihre Meinung geht, bei der großen Schätzung der eigenen Person und der eigenen Leistungen gleich als schwere Herabsetzung und Beleidigung angesehen wird. Die starke Erregbarkeit läßt sie dabei die Vorgänge nicht mit voller Treue erfassen, namentlich in der Erinnerung nimmt das, was sie selbst und was die anderen gesagt haben, oft erheblich andere Gestalt an. Dabei sind sie doch wieder leicht zu beeinflussen, wenn es nur mit dem nötigen Geschick durchgeführt wird. Sie glauben zu schieben, während sie geschoben werden.

Eine eigentümliche Erscheinung ist es, daß manche Hysterische allein und unbeobachtet vieles leisten können, was ihnen vor Augen anderer unmöglich ist. Man sieht nicht selten, daß Kranke, die an Abasie-Astasie leiden, auf keine Weise dazu zu bringen sind, auch nur einen Schritt zurückzulegen, daß sie deswegen nicht nur auf jeden Lebensgenuß verzichten, sondern sich den größten Entbehrungsqualen aussetzen, z. B. wenn versucht wird, ihnen irgend einen dringenden Wunsch nur dann zu erfüllen, wenn sie dazu einige Schritte machen, und daß sie dann, wenn niemand sie beobachtet, durch das ganze Zimmer gehen, schwere Kofferdeckel heben usw., und daß sie, die jede noch so zarte Speise ausbrechen, heimlich große Mengen schwerer Speisen ohne üble Folgen verzehren. Eine rechte Erklärung dieses Verhaltens gibt es noch nicht; der billige Hinweis auf Simulation reicht dazu entschieden nicht aus.

Große Wandlungen hat das Urteil über das Geschlechtsleben der Hysterischen durchgemacht. Während ehemals der unbefriedigte Geschlechtstrieb als Hauptursache der Hysterie angesehen und demgemäß in der Heirat das beste Heilmittel der Krankheit gesehen wurde, wissen wir jetzt, daß auch der reichlichste Geschlechtsgenuß nicht vor schwerer Hysterie schützt (Hysterie der Prostituierten ist sehr häufig). Wahrscheinlich sind mehr Hysterische frigide als übererregbar. Erklärlicherweise kommen da, wo onanistische und andere Reizungen im Kindesalter den Grund zur Hysterie gelegt haben und sowohl in den äußeren Geschlechtsteilen wie in den psychischen Zentren des Geschlechtssinnes ein Reizzustand erhalten wurde, dauernd oder zeitweise geschlechtliche Aufregungen vor. Sie wirken um so peinigender, wenn der Widerwille gegen die krankmachenden ursprünglichen Reizungen von der normalen oder onanistischen Befriedigung abhält. Gerade in solchen Fällen kommt es öfters zu anfallweise auftretenden Wollustempfindungen im Wachen, zu Koitushalluzinationen im Traum oder gar im Wachen, auch wohl zu perversen geschlechtlichen Gefühlen oder zu religiösen Erregungen, die ein gewisses Äquivalent dafür darstellen können.

Das ethische Empfinden ist bei vielen Hysterischen gestört, aber durchaus nicht bei allen. Vielmehr findet man zuweilen Kranke mit äußerst feiner Moral und durchaus hochstehender Ethik. Wo eine erhebliche Herabsetzung des moralischen Gefühls vorliegt, wird man sie dem gleichzeitig bestehenden Degenerationszustande zuzuschreiben haben.

Prognose. Eine Hysterie, die frühzeitig in Behandlung kommt, kann völlig geheilt werden. Leider werden die meisten Fälle so lange verkannt und von Spezialisten allerart, mit Ausnahme des zuständigen Nervenarztes, so lange behandelt bis die Aussichten wesentlich schlechter geworden sind. Auch sind die Eltern und Erzieher in den frühen Stadien oft nicht zu bewegen, die einzig erfolgreiche Kur in einem geeigneten Sanatorium durchführen zu lassen, weil ihnen das einfache Nervenleiden nicht die großen Opfer wert zu sein scheint, weil sie glauben, daß die Pubertät oder die Ehe oder eine Schwangerschaft usw. die Heilung bringen werde. Selbstverständlich können solche Umwälzungen der ganzen Lebensverhältnisse, wie sie durch Ehe und Schwangerschaft bewirkt werden, unter Umständen die hysterischen Erscheinungen zurücktreten lassen, und es soll auch nicht bestritten werden, daß gelegentlich eine Hysterie durch Versetzung der Kranken in gesunde und glückliche Verhältnisse geheilt wird, aber man darf darauf nicht rechnen. Im allgemeinen bringen wenigstens die ersten Einflüsse eher eine Verschlimmerung der Hysterie hervor, namentlich bei der Frau, der sie soviel Aufregungen und neue Aufgaben aufladen. Auch die oft erhoffte Besserung im Klimakterium stellt jedenfalls eine große Ausnahme dar; es ist unrecht, die Kranken darauf zu vertrösten.

Die Aussichten auf Heilung werden um so geringer, je mehr neben der Hysterie eine Degeneration besteht, also je mehr sich die Kranken den *Grenzzuständen* nähern. Die *Unterscheidung* ist im Abschnitt über Grenzzustände genauer behandelt. Den einfachen Entartungszuständen fehlen vor allem die Dämmerzustände der Hysterie, ferner auch die Krampfanfälle und die neurologischen Erscheinungen, die sensiblen und motorischen Störungen. Eine genaue Untersuchung kann diese nicht übersehen. Schwieriger ist oft die Unterscheidung, ob vorhandene Krampfanfälle *epileptischer* oder *hysterischer* Natur sind. Gilles de la Tourette, einer der vorzüglichsten Schüler Charcots, hat folgende Übersicht aufgestellt:

Hysterie.	Epilepsie.
Der Anfall tritt am Tage, nachmittags oder abends ein. Auraerscheinungen gehen vorher. Der Kranke trifft seine Vorbereitungen für den Anfall. Kein Schrei zu Beginn; heftige, wiederholte Schreie in der zweiten Periode.	Der Anfall kommt nachts oder schon morgens; die Aura ist meist zu kurz, um ausgenutzt zu werden. Der Kranke stürzt plötzlich auf der Straße, gegen den Ofen usw. zusammen, mit einem Schrei.
Die *objektiven* Zeichen der *ersten* Periode, die deshalb epileptoide Periode genannt wird, stimmen genau mit dem *ganzen* Anfall der Epilepsie überein. Jedoch fehlen Zungenbiß, unwillkürlicher Abgang von Urin oder Stuhlgang.	Der Epileptiker beißt sich in die Zunge und entleert unwillkürlich den Harn.
Das Bewußtsein kehrt mit der zweiten Periode, mit der der großen Bewegungen, wieder.	Das Bewußtsein ist während der ganzen Dauer des Anfalles vollkommen aufgehoben. Die Stöße der klonischen Phase des Anfalls sind ganz anders als die großen Bewegungen der zweiten Periode des hysterischen Anfalles.

Die dritte Periode ist kenntlich an den *Attitudes passionelles*, die einen Traum widerspiegeln.	Nichts ähnliches.
Die Delirien am Schlusse des Anfalls haben einen bestimmten logischen Inhalt.	Die zuweilen dem epileptischen Anfall folgende Geistesstörung besteht in blinden, gewalttätigen Trieben, bis zum Mordtrieb.
Der Anfall dauert eine halbe Stunde.	Der Anfall dauert selten länger als 5—10 Minuten.
Nach dem Aufhören des Anfalls erlangt der Kranke sofort seine körperliche und geistige Kraft wieder. Zerschlagenheit bleibt nur, wenn die großen Bewegungen sehr heftig gewesen sind, als reiner Zufall.	Nach dem Anfall bestehen Erschlaffung und Benommenheit, fast unwiderstehliches Schlafbedürfnis; ständige schmerzhafte Zerschlagenheit, die zuweilen 24 Stunden anhält, auch nach kleinen Anfällen; oft Sugillationen der Halsgegend.

Mehr als eine ungefähre Richtschnur kann man diesen Aufstellungen nicht entnehmen. Insbesondere kommt auch der Zungenbiß gelegentlich im hysterischen Anfall vor, ebenso der unwillkürliche Abgang der Entleerungen, wenn auch nur sehr selten. Früher glaubte man, daß nachgewiesene Pupillenstarre im Anfall sicher für Epilepsie spräche. Aber abgesehen von der Schwierigkeit der sicheren Feststellung dieser Verhältnisse während des Krampfanfalles ist in den letzten Jahren nachgewiesen worden, daß im epileptischen Anfall zwar meist, aber nicht immer die Lichtreaktion der Pupillen aufgehoben ist; die Prüfung der Akkommodationsverengerung der Pupille ist dabei natürlich unmöglich. Im hysterischen Anfall sind die Pupillen fast immer entweder sehr weit — Krampf des Dilatator — oder sehr eng — Krampf des Sphinkter —, auch Schwankungen in der Weite kommen vor. Aufhebung der Lichtreaktion wird zuweilen beobachtet, sie geht weder dem Bewußtseinszustand noch der Schwere der Krampfbewegungen parallel. Wo der Anfall durch Druck auf die Ovarialgegend gehemmt werden kann, kann gleichzeitig die Störung der Pupillen verschwinden. Wie Hoche besonders klar betont hat, handelt es sich dabei nie um einfache reflektorische Starre im ROBERTSONschen Sinne, sondern um totale Starre, d. h. die Pupille verengert sich weder bei Lichteinfall noch bei Konvergenz.

Von GILLES DE LA TOURETTE und anderen Schülern CHARCOTs ist behauptet worden, daß der nach dem hysterischen Anfall gelassene Urin eine Verminderung aller festen Bestandteile erkennen lasse; genügende Bestätigungen dieser Angabe liegen noch nicht vor. Einigermaßen kennzeichnend ist die Entleerung großer Mengen ganz wasserhellen Urins unmittelbar nach dem hysterischen Anfall oder nach seinen Äquivalenten, aber diese Erscheinung findet sich auch nur in einem Bruchteil der Fälle. Ob sie bei Epilepsie überhaupt vorkommt, ist nicht bekannt. Das Auftreten von Eiweiß im Urin hat nichts Beweisendes.

Es ist eben, wie HOCHE es zusammenfaßt, ein gewisser kleiner Bruchteil von Fällen, wo allein aus den Symptomen des Anfalls die Diagnose nicht sicher zu stellen ist. Das gilt namentlich, wie ich hinzufügen möchte, für die Unterscheidung der unausgebildeten hysterischen Anfälle und des epileptischen Petit Mal.

Diese differentialdiagnostischen Schwierigkeiten haben vor allem dazu geführt, von Hysteroepilepsie zu sprechen oder mit OPPENHEIM intermediäre Krampfzustände anzunehmen. Es besteht kein genügender Grund für diese Annahmen. In der großen Mehrzahl der Fälle ist bei hinreichender Erfahrung eine glatte Scheidung beider Krankheiten möglich; daneben kann natürlich die Möglichkeit nicht bestritten werden, daß ein Hysterischer noch dazu an Epilepsie erkrankt oder daß ein Epileptischer auch hysterische Erscheinungen bietet. Möglich ist auch, daß nach JOLLY die Hysterie unter Umständen den Hirnzustand des echten epileptischen Anfalles auslöst.

Weitere diagnostische Schwierigkeiten entstehen öfters gegenüber der Dementia praecox und der Katatonie, worüber bei diesen Krankheiten gesprochen wird.

Behandlung. Die Verhütung der Hysterie fällt mit der allgemeinen Verhütung der nervösen und geistigen Erkrankungen, mit der gesunden Erziehung des Körpers und Geistes zusammen (vgl. S. 52).

Eine direkte Behandlung ist vielfach durch gynäkologische

Eingriffe der verschiedensten Art und Schwere, bis zur völligen Entfernung der inneren Geschlechtsorgane der Frau, versucht worden. Die Erfahrungen der Nervenärzte sind diesen Versuchen nicht günstig; es dürfte nie etwas erreicht worden sein, was über den psychischen Eindruck der Operation hinausginge.

Ein wirklicher Erfolg ist nur von einer sorgfältigen, ganz individuell ausgewählten Kur zu erwarten, die das gesamte körperliche und geistige Befinden unter normale Bedingungen zu stellen sucht. Dazu gehört in den allermeisten Fällen zunächst eine gründliche Ruhekur. Völlige geistige und körperliche Ruhe ist die Grundbedingung für eine Erholung des erschöpften und überreizten Gemütes. Man hat lange die Wichtigkeit der Ruhe verkannt und die unverkennbaren Wirkungen der WEIR-MITCHELLschen Mastkur wesentlich auf die Überernährung bezogen. Für den Urheber des Verfahrens bedeutete sie allerdings einen Hauptteil, denn seine Veröffentlichung bezog sich insbesondere auf die stark abgemagerten, körperlich verfallenen Opfer langjähriger Hysterie. Für die Mehrzahl der Kranken handelt es sich aber gar nicht um die Hebung des Ernährungszustandes, und es bedeutet eine große Kritiklosigkeit, wenn man in der Praxis immer wieder Hysterische von guter Ernährung, ja sogar ausgesprochen Fettleibige, findet, denen eine Mastkur als Heilmittel empfohlen worden war. Dagegen kann nicht scharf genug betont werden, daß die für alle Hysterischen ohne Unterschied wirksamen Bestandteile des Verfahrens die Ruhe und die Trennung von der gewohnten Umgebung sind. Es hat daher im allgemeinen keinen Zweck, wenn man die Kranken zu Hause ins Bett steckt. Zumal die Hausfrauen kommen dabei doch nicht aus den Wirtschaftsgedanken heraus, und namentlich die etwa erlittenen Gemütsbewegungen wirken fort, weil sie, nach dem bekannten Gesetz der Assoziationen, an den Dingen der Umgebung haften, womit sie durch Gleichzeitigkeit oder Gewohnheit verknüpft sind. Hier fehlt also ein wichtiger Teil, die Herstellung einer Ruhe des Gemüts. Am besten wirkt darauf die Versetzung in völlig neue Umgebung. Laien und auch Ärzte fürchten oft, daß das Zusammensein mit anderen Nervenkranken und schon der Aufenthalt in einem Krankenhause auf die vermeintlich zu Einbildungen neigenden Kranken schädlich wirken könne. Das ist nicht der Fall. Gerade diesen Kranken, die gewöhnlich das Leid, als eingebildete Kranke betrachtet und nicht für voll genommen zu werden, schon allzu gründlich gekostet haben, gibt es eine gewisse Ruhe und Zufriedenheit, in einem Krankenhause zu sein, wo sie das Recht haben, sich als Kranke zu fühlen, und wo ihnen mit Verständnis begegnet wird. Und das Zusammensein mit anderen Kranken kommt ja mindestens zunächst, für die Zeit der Bettruhe, gar nicht in Frage.

Also der Kranke erhält ein Zimmer für sich allein und dazu eine Pflegerin oder einen Pfleger, der ständig für ihn und nur für ihn zu sorgen hat. Je weniger andere Personen in seinen Gesichtskreis treten, um so besser ist es. Natürlich ist der Arzt notwendig, aber es sollte auch nur einer sein, nicht mehrere, wie das der Betrieb großer Anstalten oft mit sich bringt. Der Kranke wird dadurch unwillkürlich veranlaßt seine Klagen und seine Hoffnungen zu teilen, während er einem Arzte gegenüber meist bald dazu kommt, sich ganz offen zu geben und auch die Gemütsbedrückungen zu beichten, die er keinem anderen und vielleicht nicht einmal sich selbst klar gemacht hat. Je größer der Takt des Arztes, um so schneller und vollständiger wird er volle Klarheit erhalten, Durch genaues Eingehen auf die Vorgeschichte und die Gemütsart des Kranken wird man meist genug erfahren und die Breuer-Freudsche Methode der hypnotischen Analyse sparen können. Für einzelne Fälle leistet sie allerdings, was sonst unerreichbar wäre. — Auch der briefliche Verkehr mit der Außenwelt muß völlig abgeschnitten werden, ebenso wie alle Besuche mindestens in den ersten vier Wochen verboten sind. Solange der Kranke eine Ablenkung irgendwelcher Art nach der Richtung der altgewohnten Beziehungen hat, kommt er nicht dazu, sich rückhaltlos über vertraute Dinge auszusprechen. Man hat oft den Eindruck, als ob bei völliger Einsamkeit der Kranke durch die innere Not getrieben würde, das an den Tag zu bringen, was er sonst nicht einmal selbst zu denken wagt. Man muß es ihm erleichtern, indem man kurz die Erklärung der Krankheit dahin gibt, daß alle Schmerzen und Beschwerden die Folge ungenügend überwundener Anstrengungen, Gemütsbewegungen usw. seien, und daß die Kur den Zweck habe, das belastete Gemüt durch Aussprechen und nötigenfalls Ausweinen von dem alten Drucke zu befreien und das entlastete Gemüt durch Ruhe und durch richtige Ernährung des Nervensystems usw. wieder gesund und leistungsfähig zu machen. Das ist um so wichtiger, weil viele Kranke durch die verständnislose Umgebung, durch die beschimpfende Bezeichnung hysterisches Frauenzimmer u. dgl. schon dahin gekommen sind, sich gewissermaßen ihrer Krankheit zu schämen und in der Kur eine Art Strafe zu sehen. Kommen die Kranken mit ihren Mitteilungen heraus, so hat man sie zu einer möglichst objektiven Stellung zu ihren Erlebnissen zu führen, ihnen klar zu machen, daß nichts in der Welt so schwer ist, daß es nicht überwunden werden könnte, daß es auch anderen nicht an Leid fehle, usw. Je unauffälliger es gelingt, das Mitleid mit dem Schicksal anderer zu wecken, das Interesse für irgend etwas zu erregen, das neue Gedankenkreise anregt und dadurch das krankhafte Kleben an der eigenen Persönlichkeit aufhebt, um so sicherer wird der Erfolg erreicht werden, und um so beständiger wird er sein. Die einzelnen Wege sind, den Ursachen und den Charakteren gemäß, so mannigfaltig, daß man kaum Genaueres angeben kann. Ärzte ohne gründliche psychologische und psychiatrische Ausbildung werden in veralteten Fällen immer nur Scheinerfolge erzielen; in frischen Fällen tun Ruhe und Abschließung wirklich die Hauptsache.

In schweren Fällen und überall da, wo besonders heftige oder langdauernde Gemütsbewegungen und Nervenerschütterungen die Hysterie hervorgerufen haben, genügen Ruhe und Isolierung gewöhnlich nicht, um völlige Gemütserleichterung herbeizuführen, oder es gehört wenigstens sehr viel Zeit dazu, wenn man sich auf diese Mittel beschränken will. Ich habe da wesentliche Beschleunigung und Verbesserung der Erfolge erzielt, indem ich mit der Ruhe und der Isolierung systematische Verabfolgung von Kodein oder in den schwersten Fällen von Opium verband, in der Weise, wie es S. 58 ff. geschildert ist. Es ist das etwas ganz anderes als die bei Hysterischen mit Recht besonders gefürchtete Gewöhnung an Arzneimittel. Bei der Suggestibilität der Kranken tut man gut, ihnen den Namen des Mittels, namentlich beim Opium, zu verschweigen, da für manche sicher schon in dem Namen ein Reiz zur Gewöhnung liegt. Ich habe trotz ausgedehnter Anwendung nie eine Opiumsucht bei meinen Kranken gesehen und glaube auch, daß sie in dem Sinne wie die Morphiumsucht überhaupt nicht vorkommt. Selbstverständlich darf man nicht außer acht lassen, daß plötzliche Entziehung größerer Dosen Abstinenzerscheinungen hervorruft, und damit natürlich das Verlangen nach dem Mittel, das die Beschwerden beseitigt. Die allmähliche Entziehung in dem bei der Kur vorgeschriebenen Sinne macht niemals Schwierigkeiten. Die unersetzliche Wirkung der Methode beruht darin, daß das gequälte Gemüt dabei nach einigen Wochen, im allgemeinen bei Dosen von 0,5 *Opium purum* pro die, zur Ruhe kommt, und dass diese Ruhe bei Bestand bleibt, wenn man eine Zeitlang größere Dosen, von 1,0 bis 1,5 pro die, gegeben hat. Während dieser Zeit hat man dann hinreichend Gelegenheit, erzieherisch auf die Kranken einzuwirken, die in ihrer erleichterten Stimmung um so lieber und fester alles aufnehmen, was der Arzt ihnen sagt. Die Erfolge, die ich so erzielt habe, gehören zu den glänzendsten und dankenswertesten, die es überhaupt gibt.

Die während der Kur vorzuschreibende Diät soll sich so viel wie möglich im Rahmen einer normalen gemischten Kost halten. Alles, was von einer normalen Kostordnung abweicht, muß später erst mühsam wieder beseitigt werden, und die verkehrt gewöhnten Hysterischen bilden einen großen Teil der Menschen, die ihr Leben lang einer besonderen Kost bedürfen, weil sie ihrer zu bedürfen glauben. Ist eine Hebung des Ernährungszustandes nötig, so gestaltet man die einzelnen Mahlzeiten nahrhafter, indem man namentlich Fett zulegt, z. B. immer statt Milch Sahne nehmen läßt, am besten, ohne daß der Kranke es weiß. Ferner lasse ich gern in solchen Fällen abends vor dem Einschlafen eine sechste Mahlzeit nehmen, die aus Milch, Milchkakao usw. oder aus Sahne usw. besteht. Dadurch wird die Quälerei der eigentlichen Mastkuren wohl für alle Fälle überflüssig. In meinem Diätetischen Kochbuch, 2. Aufl., Leipzig 1904, ist Genaueres über die Ernährungsfrage angegeben.

Für die psychischen Störungen der Hysterischen kommt dieselbe Verbindung von Ruhe, besonders Bettruhe, und Absonderung mit guter Ernährung in Frage. Besonders Gutes leistet hier noch die Hinzufügung einer richtigen Wasserbehandlung. Bei Aufregungszuständen und bei Schlafstörungen wirken am besten die **Dauerbäder**, von halbstündiger bis zu vielstündiger Dauer, vgl. S. 57. Im weiteren Verlauf benutzt man mit großem Vorteil **Halbbäder** von 30 ° C und vier Minuten Dauer, täglich oder jeden zweiten Tag. Von den früher viel gerühmten kalten Duschen usw. habe ich nie wirklichen Nutzen gesehen. Was davon berichtet wird, sind wesentlich symptomatische Erfolge von kurzem Bestand. Oft handelt es sich nur um eine Einschüchterung der Kranken durch das ihnen unangenehme Heilmittel. Der Grundzustand, die hysterische Disposition, wenn man so sagen darf, wird dadurch natürlich nicht berührt, und jeder neue Anstoß bringt die Krankheit wieder zum Vorschein.

Soweit die Krankheiterscheinungen Nachts auftreten, wie das **Schlafwandeln**, nächtliche Delirien usw., kann sich die Anwendung von **Schlafmitteln** sehr nützlich erweisen. Am meisten haben sich mir dazu *Dormiol*, *Veronal* und in leichteren Fällen *Bromnatrium* bewährt. Wenn an die Stelle eines Halbwachens oder eines lebhaften Traumes tiefer Schlaf tritt, so hören natürlich die krankhaften Erscheinungen auf, und es wird noch über die Nacht hinaus der Vorteil geschaffen, daß an die Stelle der erschöpfenden Unruhe ein wirklich erquickender Schlaf getreten ist, der dem Nervensystem neue Kräfte bringt. Bedingung dafür ist, daß man genügende Dosen gibt: *Dormiol* bis 6,0 des *Dormiolum solutum* 1 : 1, *Veronal* 1,0—1,5, *Bromnatrium* 5,0. Man sieht dann in diesen Fällen sehr deutlich, daß die Laienmeinung, der künstliche, durch Arzneimittel herbeigeführte Schlaf sei nicht so viel wert wie der natürliche, durchaus nicht zutrifft. Nur ungenügende Gaben, die keinen Schlaf herbeiführen, hinterlassen für den anderen Tag Abgeschlagenheit und Schlafbedürfnis. Bei manchen Kranken muß das Schlafmittel sehr früh, manchmal schon im Laufe des Nachmittags, gegeben werden, um für die Nacht zu wirken.

Selbstverständlich empfiehlt sich der Gebrauch von Schlafmitteln nur innerhalb einer Kur, die Aussicht bietet, den krankhaften Zustand zu beseitigen. Bei keiner Krankheit wird so viel wie bei der Hysterie durch Augenblicksmittel geschadet, die gewisse Beschwerden des Kranken beseitigen und ihn gerade davon abhalten, etwas Ernstliches gegen sein Leiden zu unternehmen.

Dasselbe gilt von den Palliativmitteln gegen die einzelnen Erscheinungen der Hysterie. Gerade in der Kur soll man nach Möglichkeit darauf verzichten. Es ist ja nur eine Suggestion, wenn man dem Kranken wegen seiner hysterischen Beinschmerzen wegen seiner Abasie usw. die Beine elektrisiert, massiert und sonstwie behandelt. Eine Besserung, die dadurch hervorgerufen wird, kann natürlich immer nur kurze Zeit vorhalten, solange nämlich das neue Verfahren einen Eindruck auf den Kranken macht. In Wirklichkeit schadet man sogar, weil alles, was an dem leidenden Körperteil geschieht, die Aufmerksamkeit darauf hinlenkt, während sie besser davon abgelenkt würde. Seit ich meine Kranken von vornherein darüber aufkläre, daß ihre Schmerzen usw. in den Gliedern nur der Ausdruck der zentralen Reizung oder Schwäche sind, und daher alle örtlichen Anwendungen unterlasse, sind meine Erfolge entschieden besser geworden. Natürlich muß man auch hierin den einzelnen Fall ansehen und dem Kranken heftige Schmerzen zu rechter Zeit abnehmen, weil sie ungünstig auf den Allgemeinzustand einwirken.

In der Wirkung deckt sich mit dem angegebenen Verzicht auf örtliche Behandlung der besonders von BRUNS empfohlene Weg der Behandlung Hysterischer mit zielbewußter Vernachlässigung oder mit Nichtbeachtung, wie FUERSTNER zu sagen vorzieht. Je nach der Bildung des Kranken wird man mehr hiermit oder mehr mit der von mir empfohlenen Aufklärung über das Wesen der Erscheinungen erreichen. Für wenig empfehlenswert halte ich das sogenannte Überrumpelungsverfahren, wobei z. B. der astasisch-abasische Kranke plötzlich auf die Beine gestellt wird mit dem Befehl, zu gehen, usw. Namentlich bei Kindern und sodann vielleicht bei Kranken, die mit großen Erwartungen zu einer Autorität kommen, an die sie glauben, kann man damit große und überraschende Augenblickserfolge erzielen, aber das ist doch von einer Heilung unendlich verschieden. Völlig verwerflich ist es, die Kranken durch Scheinoperationen u. dergl. von einer „fixen Idee“ heilen zu wollen, denn dadurch wird die falsche Vorstellung befestigt und der Grundzustand nicht gebessert.

Streitig ist auch noch die Frage nach dem Wert der hypnotischen Behandlung der Hysterie. Ich stimme mit

Kraepelin darin überein, daß sie namentlich bei Kindern oft in kurzer Zeit überraschende, durch andere Mittel lange vergeblich erstrebte Heilungen herbeiführt. Bei Erwachsenen ist sie für manche Fälle ein schätzbares Hilfsmittel, zumal zur Bekämpfung einzelner Erscheinungen, die der Allgemeinbehandlung nicht weichen wollen. Genaue Kenntnis der hypnotischen Einwirkungen ist unbedingtes Erfordernis für einen Erfolg. Ich habe wiederholt Schädigungen der Kranken durch unberufene Hypnotiseure aus dem Laien- und aus dem Ärztestande gesehen.

5. Epilepsie.

Die Epilepsie besteht in Anfällen von Bewußtlosigkeit, die ohne äußeren Anlaß, aus einer bisher nicht bekannten inneren Ursache, wiederkehren. Diese epileptischen Anfälle können sehr verschiedene Formen annehmen. Die Zusammengehörigkeit aller dieser Formen mit dem schon aus dem Altertum bekannten legitimen epileptischen Anfall ist großenteils erst in den letzten Jahrzehnten erkannt worden.

Formen des epileptischen Anfalles.

1. Der echte epileptische Anfall. Er beginnt häufig mit sekunden- oder minutenlangen Vorboten, der sogenannten Aura. Sie besteht meist in einem Gefühl von Kribbeln oder Schmerz, das vom Arm, vom Bein oder von der Magengegend nach dem Kopfe aufzusteigen scheint: sensible Aura; seltener in leichten Zuckungen oder Paresen: motorische Aura; in subjektiven Gesichts-, Gehörs-, Geruchs- oder Geschmacksempfindungen, wie Farben- oder Lichterscheinungen, Sausen, Knall usw.: sensorische Aura; zuweilen auch in bestimmten Vorstellungen oder geistiger Unruhe: psychische Aura; manchmal mit schnellem Vorwärtslaufen: Epilepsia procursiva. Zuweilen läßt sich der Anfall abschneiden, indem man während der sensiblen Aura das betroffene Glied umschnürt. Andernfalls tritt nun, oft durch einen gellenden Schrei eingeleitet, der Krampfanfall ein. Der Kranke stürzt plötzlich zusammen, meist mit dem Gesicht oder mit dem Hinterkopf aufschlagend; nur selten hat ihm die Aura

Zeit gegeben, sich hinzulegen. Das Bewußtsein ist völlig erloschen. Zunächst stellt sich ein allgemeiner tonischer Streckkrampf ein (Fig. 7), die Augen sind starr, die Pupillen meist weit, die Atmung ist unterbrochen, so daß das anfangs blasse Gesicht stark cyanotisch wird. Nach wenigen Sekunden, längstens nach einer Minute, geht der tonische Krampf meist durch ein ausgebreitetes Zittern in den klonischen über; die Gesichts-

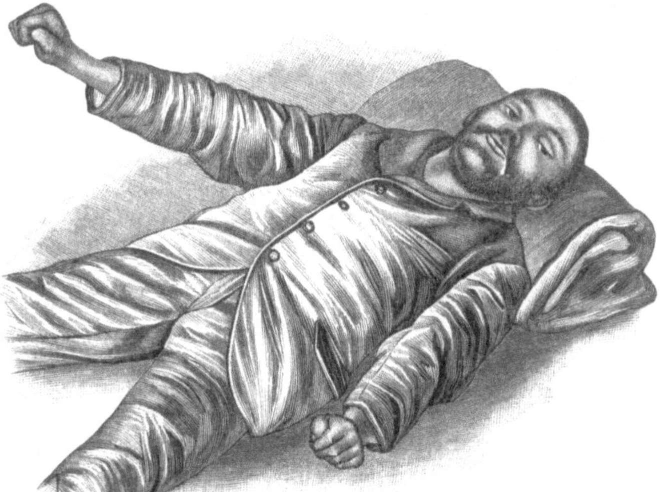

Fig. 7. Epileptischer Anfall. (Nach WEYGANDT.)

muskeln werden heftig hin- und hergezerrt, die Kiefer mahlen aufeinander, aus dem Munde tritt Schaum, der oft durch Zungenverletzungen blutig gefärbt ist, die Augen werden verdreht, der Kopf und die Glieder hämmern heftig auf die Unterlage. Bei der vollkommenen Bewußtlosigkeit kommt es dabei oft zu erheblichen Verletzungen. Die Finger sind meist gebeugt und der Daumen in die Hand eingeschlagen; im Volke ist das so bekannt, daß Simulanten, denen man den Daumen streckt, ihn wieder einschlagen, während das im wirklichen Anfall nicht geschieht. Häufig erfolgt im Anfall Harnabgang, seltener Stuhlgang oder Ejakulation. Die Atmung ist unregelmäßig, schnarchend und rasselnd; erst mit dem Aufhören der Zuckungen, gewöhnlich einige Minuten nach dem Beginn des Krampfstadiums, wird sie wieder normal. Oft schließt sich nun ein kürzerer oder längerer Schlaf an, woraus die Kranken ohne Erinnerung an das Vorgefallene erwachen; häufig merken sie aus der Erfahrung an Kopfschmerzen, Zungenbiß u. dgl., daß sie einen Anfall gehabt haben. Viele Kranke schlafen nach dem Anfall nicht, sondern kommen gleich wieder zu sich oder sind noch kurze Zeit etwas verwirrt. In dem nächsten Harn findet sich manchmal etwas Eiweiß. Recht selten bleiben nach dem Anfall Pupillendifferenz, Augenmuskel- oder Fazialisparesen, Zungenabweichung usw. für einige Zeit zurück, häufiger ist gleich nach dem Anfall der Patellarreflex erloschen und bald darauf kurze Zeit erhöht.

2. Das Petit mal besteht entweder nur in einer flüchtigen Bewußtlosigkeit, so daß die Kranken z. B. plötzlich in der Rede stocken, geistesabwesend vor sich hinsehen — daher die französische Bezeichnung *absence* — und nach Sekunden, seltener erst nach Minuten entweder da fortfahren, wo sie durch die Bewußtlosigkeit unterbrochen worden waren, oder einen neuen Faden beginnen, weil ihnen auch das kurz vor der *absence* Gedachte entschwunden ist.

3. Sehr oft verbindet sich solche absence mit vasomotorischen oder motorischen Erscheinungen: Erblassen des Gesichtes, vorübergehendem Schielen oder Verdrehen der Augen in irgend einer Richtung, Verdrehen des Kopfes oder der Glieder, Verzerren des Gesichtes, unwillkürlichem Aussprechen von Worten oder gestotterten Silben, plötzlicher Erweiterung der Pupillen usw.

4. Nicht selten tritt eine unscheinbare Bewußtlosigkeit auf mit Herzklopfen oder mit Angst, plötzlichem Schweißausbruch, Schwindelgefühl, Zittern, auch wohl mit neuralgischem Schmerz, besonders Interkostalneuralgie, oder mit auraartigen Erscheinungen. Die Bewußtlosigkeit wird wegen ihrer kurzen Dauer oder wegen der hervorstechenden anderen Erscheinungen oft übersehen oder nur als Schwäche oder Ohnmacht infolge der körperlichen Zufälle gedeutet. Genaue Beobachtung ergibt das Richtige. Besonders deutlich erweisen sich diese Erscheinungen als Äquivalent des epileptischen

Anfalles dann, wenn sie mit echten Anfällen abwechseln oder z. B. im Verlauf einer Kur an Stelle der ausbleibenden Anfälle eintreten.

5. Die epileptische Bewußtlosigkeit zeigt sich in Gestalt von Ohnmachten oder von Schlafanfällen, die ohne äußeren Anlaß plötzlich eintreten und ebenso plötzlich wieder aufhören.

Mit diesen verschiedenen Formen der Bewußtlosigkeit ist aber die vielgestaltige Krankheit noch lange nicht erschöpft. Gerade die Psychiatrie wird noch mehr berührt durch eine Reihe von Zuständen, wo das Bewußtsein nicht völlig aufgehoben, sondern nur verändert oder getrübt ist, oder wo bei wesentlich erhaltener Klarheit des Bewußtseins krankhafte Verstimmungen und Triebe die Herrschaft über die Persönlichkeit gewinnen.

6. Epileptische paroxysmelle Verstimmung.

ASCHAFFENBURG hat mit Recht betont, daß eine der häufigsten anfallweise auftretenden Erscheinungen bei Epileptischen eine krankhafte Verstimmung und Gereiztheit ist, die ohne äußeren Anlaß eintritt und meist nach einem Tage oder einigen Tagen verschwindet, seltener Wochen oder gar Monate anhält. Die Kranken erscheinen dann plötzlich verändert, meist finster, mißmutig, drohend, manchmal mehr ängstlich oder trübselig, immer sehr reizbar und zu Gewalttätigkeit geneigt. Oft finden sich daneben Kopfschmerzen, Schweißausbrüche, schneller Puls, blasses oder rotes Gesicht, weite und mangelhaft reagierende Pupillen, Muskel- und Nervenschmerzen usw. Auch Funken- und Flammensehen, Ohrensausen und dergleichen unbestimmte Sinnestäuschungen kommen vor, seltener ausgeprägte Halluzinationen. Nach Ablauf ihrer Zeit geht die Störung plötzlich und unvermittelt wieder in die normale über. Die Kranken sprechen hinterher nicht gern davon und sind sich anscheinend nicht ganz klar, wieweit die Erscheinungen krankhaft oder begründet waren.

7. Epileptische paroxysmelle Triebe.

Erst neuerdings ist, namentlich durch die KRAEPELINsche Schule, erwiesen worden, daß die schon lange bekannte Dipsomanie, der zeitweise auftretende unüberwindliche Trieb zu unmäßigem Trinken, der Epilepsie angehört. Die Dipsomanie besteht darin, daß bei Leuten, die für gewöhnlich ganz nüchtern sind oder gar nichts trinken, zeitweise plötzlich der Trieb entsteht, zu trinken, und zwar geschieht dies immer in ganz unsinnigem Maße, meist auch in einsamer, ungeselliger Weise, nicht in der bekannten heiteren Stimmung der gewöhnlichen Trinker. Die Kranken ziehen von einem Wirtshaus ins andere, trinken ohne Aufhören alles durcheinander, verschaffen sich die Mittel dazu auf jede erlaubte oder unerlaubte Weise und ohne Rücksicht auf ihre sonstigen Gewohnheiten und auf ihre Stellung usw. Sie verzichten dabei auf Essen und Schlafen und kommen trotzdem gewöhnlich nicht in eigentliche schwere Trunkenheit. Kranke, die es zu Hause haben können, trinken auch daheim, im Notfall greifen sie sogar zu Äther, Petroleum und anderen sonst ungenießbaren Dingen. Mit dem Aufhören der Störung stellen sich Ekel, oft heftiges Erbrechen und Schwächezustände ein, zuweilen auch Halluzinationen und Delirien. Die Erinnerung an das Vorgefallene ist meist dunkel, gewöhnlich ist die Reue sehr lebhaft, und sie veranlaßt oft die Kranken, völlig abstinent zu bleiben, natürlich nur, bis ein neuer Anfall kommt. Dann ist der Trieb wieder so zwingend, daß alle Grundsätze und alles Zureden der Umgebung ohne Einfluß sind. Jeder solche Exzeß schwächt die Widerstandskraft, und daher werden die anfangs oft Monate, ja Jahre dauernden Pausen mit der Zeit meist viel kürzer. Die volkstümliche Bezeichnung Quartalsäufer gibt also keine wirkliche Zeitbestimmung.

Die Dipsomanie wird als epileptische Störung dadurch gekennzeichnet, daß die Anfälle nicht selten in die weiterhin zu beschreibenden Dämmerzustände übergehen, sowie dadurch, daß bei denselben Kranken zu anderen Zeiten die vorhin besprochenen epileptischen Verstimmungen ohne Trinktrieb oder auch andere Zeichen der Epilepsie vorkommen. Werden die Dipsomanen in Anstalten dauernd abstinent gehalten, so kommt es überhaupt nur zu den gewöhnlichen epileptischen Verstimmungen oder zu Dämmerzuständen. Weitere Hinweise bestehen nach Gaupp darin, daß auch bei gewöhnlicher Epilepsie öfters triebartige Trinkanfälle auftreten.

Eine seltenere, aber für die gerichtliche Medizin sehr

wichtige Form anfallweise auftretender Triebe auf epileptischer Grundlage sind Anfälle von geschlechtlichen perversen Äußerungen bei sonst geschlechtlich normal empfindenden Menschen. Es kommt dabei entweder zu öffentlicher Entblößung der Geschlechtsteile, öffentlichem Onanieren, geschlechtlichen Aufforderungen an Kinder usw., oder zu triebartiger Päderastie u. dgl. Auch hier sprechen der plötzliche Eintritt der den sonstigen Gesinnungen nicht entsprechenden Handlungsweise, die schwere geistige Verstimmung mit Aufregung und Schlaflosigkeit, der unbezwingliche Antrieb und die plötzliche Rückkehr zu normalem Empfinden für die epileptische Grnndlage. Vor Gericht muß natürlich in jedem einzelnen Falle die bestehende epileptische Störung aus anderen Anzeichen erwiesen werden.

8. Epileptische Dämmerzustände.

Sie haben ihr Wesen in einem traumhaft veränderten Bewußtsein. Entweder ist das Bewußtsein, die Auffassung der Umgebung einfach herabgesetzt, bis zum Stupor, der rein oder unter schreckhaften Delirien stunden- bis tagelang anhält, gewöhnlich mit Mutazismus, seltener mit Verbigeration, oder es treten noch krankhafte Affekte, Wahnvorstellungen und Halluzinationen hinzu: epileptisches Delirium, oder endlich es kommt zu einer eigentümlichen Mischung von geordnetem Benehmen und traumhafter Veränderung des Bewußtseins, zuweilen mit Dazwischentreten gewalttätiger Handlungen: besonnenes Delirium.

Alle diese Zustände kommen teils im Anschluß an einen gewöhnlichen Krampfanfall, als postepileptische Geistesstörung, vor, oder an Stelle eines Anfalles, als epileptisches Äquivalent. Als präepileptische Geistesstörung bezeichnet man Dämmerzustände, die eine Ausgestaltung der Aura darstellen: subjektive Sinnesempfindungen, wie Flammenschein, Ohrensausen u. dgl. oder Halluzinationen von Teufeln, wilden Tieren, drohenden Worten, oder auch blinde Antriebe zum Onanieren, Kotschmieren, Ansichnehmen von Gegenständen, Feueranlegen, zu gewalttätigen Handlungen oder auch zu blindem Vorwärtslaufen ,*Epilepsia procursiva.* Diese psychische Aura kann Stunden bis Tage währen und wird dann durch den Krampfanfall beendigt.

In den besonnenen epileptischen Delirien machen die Kranken bei genauerer Beobachtung den Eindruck von Schlafwandelnden oder Hypnotisierten. Für Fremde ist das Benehmen dabei manchmal so wenig auffällig, daß gar kein krankhafter Zustand angenommen wird. So konnte ein von LEGRAND DU SAULLE beobachteter Pariser Kaufmann in solchem Zustande eine nicht beabsichtigte Reise nach Indien unternehmen; er erwachte zu seinem Erstaunen auf der Reede von Bombay. Hierher gehört auch das außer bei Hysterie auch bei Epilepsie vorkommende Nachtwandeln, das zuweilen im Jugendalter die einzige Andeutung der Krankheit bilden kann.

In den meisten Fällen machen die Dämmerzustände deutlicher als hier einen krankhaften Eindruck, indem die Kranken ängstliche oder im Gegenteil heitere Erregung erkennen lassen und verstört erscheinen, unbegründete Versündigungsvorstellungen oder Größenideen äußern, Zerstörungstrieb, Fluchtdrang kundgeben, von Halluzinationen in elementarer oder in genauer ausgearbeiteter Form (Gottvisionen, Erscheinung der Mutter Gottes mit singenden Engelscharen usw.) berichten u. dgl. m. Auch diese Formen verlaufen gewöhnlich in Stunden oder Tagen. In anderen Fällen besteht der Dämmerzustand, hier sich meist an einen Krampfanfall anschließend, in einem ausgeprägten halluzinatorischen Delirium, meist mit erschreckendem, seltener mit religiös erhebendem Inhalt, wobei oft katatonische Haltungen, einförmige Bewegungen und Verbigeration (vgl. S. 40) beobachtet werden. Häufig sind die Betreffenden zu benommen, um Fragen aufzufassen und zu beantworten, man kann dann den Inhalt ihrer Störung nur aus vereinzelten Äußerungen oder Gebärden oder aus den zuweilen hinterbleibenden Erinnerungsresten entnehmen. Die während des Zustandes gefühlten Qualen werden dann nicht selten der Umgebung zur Last gelegt, so z. B. halluzinierte Schmerzen im Leibe, Interkostalschmerzen usw. auf Fußtritte zurückgeführt. Im allgemeinen überwiegen die Halluzinationen des Gesichtssinns, wobei das Gesehene oft rot oder von Flammen umgeben erscheint. Gerade diese Täuschungen geben durch ihre beängstigende Wirkung am häufigsten Anlaß zu rücksichtslosen Gewalttaten.

Das epileptische halluzinatorische Delirium kann mehrere

Wochen lang anhalten und dann plötzlich oder allmählich zurückgehen. Die Erinnerung an die krankhaften Erlebnisse ist meist sehr lückenhaft, aber es gelingt nicht selten, durch Erwähnung bestimmter Äußerungen oder Vorgänge den Kranken wieder auf dies und jenes zu bringen. Ebenso verhält sich gewöhnlich die Erinnerung für die Dämmerzustände. Diese kann auch von selbst sehr wechseln, z. B. gleich nach der Tat vorhanden sein, dann völlig zurücktreten und weiterhin, zumal unter dem Einfluß äußerer Hilfen, wieder erscheinen. Wegen der häufigen Gewalttaten und Vergehen in den Dämmerzuständen der Epileptischen hat dies eigentümliche Verhalten große gerichtliche Bedeutung. Es ist wiederholt vorgekommen, daß Epileptische im Dämmerzustande, unter irgend einem traumhaften Gedanken, der nachher völlig unerfindlich war, Reisen angetreten haben und erst am Ziel zum Bewußtsein gelangten, ohne an ihre Fahrt eine Erinnerung zu haben, und ohne daß sie unterwegs den Reisegenossen als Kranke erschienen waren. Wo in solchen Zuständen Verbrechen verübt waren, ist meist eine große Rücksichtslosigkeit der Tat vorhanden, während mit dem Auftauchen der frühzeitigen Erinnerung Versuche zur Verlöschung der Spuren gemacht werden, die den bewußten Zustand des Täters zu beweisen scheinen.

Nicht selten kommen solche Dämmerzustände vor, ohne daß je epileptische Krämpfe vorhanden gewesen oder beobachtet worden sind. Man hat sich lange gesträubt, in solchen Fällen die Diagnose auf Epilepsie, larvierte E., anzuerkennen, aber die Tatsachen haben mehrfach den Beweis geliefert, indem schließlich auch deutliche Krampfanfälle auftraten. Da außerdem die Anamnese lückenhaft sein oder ganz fehlen kann, ist es von großem Wert, daß man aus einer Reihe von Erscheinungen ziemlich sicher die epileptische Natur einer Geistesstörung erkennen kann. Dazu gehören vor allem die tiefe Bewußtseinstrübung und die traumartige Verwirrtheit, beide gewöhnlich kurzweg aus einem auraähnlichen Vorstadium hervorgegangen; das Vorwiegen entweder erschreckender, häufig feurig oder blutrot erscheinender oder anderseits religiöser Gesichtshalluzinationen; der plötzliche Eintritt, die kurze Dauer und die oft im Schlaf erfolgende Lösung der tiefen Geistesstörung; die ungenügend begründeten, oft überaus gewalttätigen Handlungen der Kranken; endlich das eigentümliche Verhalten der Erinnerung.

Während des Dämmerzustandes pflegen starke Erweiterung der Pupillen mit herabgesetzter Lichtreaktion und Steigerung der Sehnenreflexe zu bestehen.

Wichtige Hinweise geben endlich aus der Vorgeschichte nicht selten die Angaben über erbliche Anlage oder Kopfverletzungen, über Krämpfe in der frühesten Kindheit, lange fortgesetztes, die Pubertät überdauerndes Bettnässen, Erwachen aus benommenem Zustande, Zungenbißnarben usw. Werden mehrere Dämmerzustände oder Äquivalente beobachtet, so ist ihre Übereinstimmung in Verlauf und Dauer sehr wichtig.

Verlauf und Ausgänge.

Die Epilepsie beginnt oft schon in den ersten Lebensjahren, am häufigsten wohl um das achte Lebensjahr und zur Zeit der Pubertät. Fast drei Viertel der Krankheitfälle beginnen vor dem 20. Jahre. Mit dem zunehmenden Alter wird die reine Epilepsie immer seltener; abgesehen von der Alkoholepilepsie gibt es dann fast nur noch epilepsieähnliche Erkrankungen durch Gehirntumoren, Syphilis u. dgl. Die Zahl der Anfälle unterliegt den größten Verschiedenheiten. Es gibt Fälle, wo durch Jahrzehnte hindurch nur alle Jahre einmal oder noch seltener ein Anfall auftritt, und andere, wo von Anfang an oder zeitweise Tag für Tag oder mehrmals täglich Anfälle auftreten. Wie schon erwähnt, kommt es in vielen Fällen nie zu echten Krampfanfällen, sondern nur zu angedeuteten Anfällen oder zu Äquivalenten, insbesondere zu der beschriebenen periodischen Verstimmung und zu Dämmerzuständen. Bemerkenswert ist es, daß die sogenannte Epilepsia mitior, das Petit mal, mit den kleinen, rudimentären Anfällen durchaus nicht etwa eine leichtere Erkrankung darstellt, sondern sich oft besonders hartnäckig und auch in bezug auf die geistigen Störungen ungünstig erweist.

Man nimmt an, daß etwa ein Drittel der Epileptischen geistig gesund bleibt. Bei dem Rest kommt es im Laufe der Krankheit, abgesehen von den bereits beschriebenen Zufällen von geistiger Störung, zu eigenartigen geistigen Veränderungen, die man als epileptischen Charakter zusammenzufassen pflegt. Diese Geistesveränderung der Epileptischen besteht in krankhafter Reizbarkeit, die sich bald in wechselnder, launischer Stimmung, bald mehr in maßlosen Zornausbrüchen auf geringe, oft nur in eigensinniger Weise eingebildete Anlässe hin äußert. Alle Gemütseindrücke haften abnorm lange, mit der Zeit verarmt das Vorstellungsleben überhaupt und schränkt sich vorzugsweise auf die Kreise ein, die mit der eigenen Stimmung, bei anderen mit den gesteigerten Wünschen und Ansprüchen, bei noch anderen mit einer gewissen, oft nur sehr äußerlichen Religiosität zusammenhängen. Nicht selten kommt es zu einem bedeutenden Schwachsinn, aus dem noch immer die große Reizbarkeit hervorzuleuchten pflegt, manchmal zu den schwersten Graden der Verblödung, wo alles geistige Leben erloschen scheint. Zuweilen bringt der zunehmende Schwachsinn eine albern heitere Stimmung mit sich, die Kranken glauben fälschlich, daß es ihnen besser gehe, daß ihre Anfälle längst ausgeblieben seien usw., andere Male tritt mehr und mehr ein ethischer Verfall mit Neigung zu Ausschreitungen und verbrecherischen Handlungen hervor. Mit den höheren Graden von Schwachsinn verbinden sich häufig auch körperliche Zeichen des Verfalls, Zittern, umschriebene oder ausgebreitete Lähmungen und Paresen, Störungen der Sprachartikulation, Stottern, Aphasie usw. Alle diese Erscheinungen pflegen um so schwerer zu sein, je früher die Epilepsie eingetreten ist. Die Fälle, wo sie sich schon in den ersten Lebensjahren entwickelt hat, sind praktisch meist der Idiotie zuzurechnen.

In den meisten Fällen sind jahrelang epileptische Krämpfe oder Schwindelanfälle den geistigen Störungen vorausgegangen. Woran es liegt, daß diese oft verhältnismäßig bald hinzutreten, häufig während der jahrzehntelangen Dauer einer Epilepsie gar nicht oder ein einziges Mal vorkommen, bei anderen Kranken fast jeden Anfall begleiten oder schließlich eine nur durch kurze Zwischenzeiten unterbrochene Reihe von Dämmerzuständen oder von Äquivalenten bilden, ist ganz unklar. Eine Vorhersage über den einzelnen Fall ist in dieser Beziehung also unmöglich. Im ganzen haben die schwereren geistigen Störungen entschieden eine ungünstige Bedeutung, obwohl sie bei geeigneter Behandlung seltener werden und erst sehr spät zu Schwachsinn und Verblödung führen können. Eine Heilung wird dagegen dann viel näher gerückt, wenn bei einem durch erbliche Belastung oder Kopfverletzung Veranlagten durch Alkoholmißbrauch Krämpfe und Äquivalente hervorgerufen sind. Hier kann bei nicht zu langer Dauer die völlige Vermeidung des Alkohols glänzende Erfolge bringen.

In den anderen Fällen wird vielleicht die planmäßige Bearbeitung der Therapie, die von den neueren, ärztlich geleiteten und auch frischere Fälle aufnehmenden Epileptikeranstalten zu erwarten ist, die bisher recht trübe Vorhersage günstiger gestalten. Jedenfalls ist anzunehmen, daß die rechtzeitige Behandlung der einfachen Epilepsie häufig den geistigen Störungen vorbeugen wird.

Die Lebensdauer der Epileptischen ist bedroht durch die Gefahr absichtlicher und unabsichtlicher Selbstbeschädigung, durch die Häufigkeit von Schluckpneumonien im Anschluß an länger dauernde Bewußtlosigkeit, durch eine gewisse Neigung für Tuberkulose usw., weiterhin durch die Möglichkeit des Todes im Anfall oder im Status epilepticus oder in dem zuweilen sich einstellenden *Coma epilepticum.* Der einzelne Anfall führt nur selten zum Tode durch Gehirnlähmung oder durch Erstickung, dagegen endet nicht selten der Status epilepticus, die Häufung der Anfälle, tödlich. Es kommt dabei entweder in allmählichem Ansteigen oder in unvorbereitetem, zuweilen an längere freie Zeiten anknüpfendem Auftreten zu einer großen Zahl von Krämpfen, 40, 60 100 und mehr in 24 Stunden, in deren Pausen der Kranke nicht mehr zum Bewußtsein gelangt. Die Körpertemperatur steigt zugleich häufig auf die höchsten Grade, allerdings nach meiner Erfahrung weit seltener bei den schnell verlaufenden Fällen als bei den langsameren, wo sich gewöhnlich Schluckpneumonien ausbilden. Der Beweis eines rein zentralen Fiebers dürfte sich auch hier nur schwer liefern lassen. Auch aus schwerem Status epilepticus kann der Kranke erwachen, häufig aber nimmt die Bewußtlosigkeit immer zu, die Atmung wird oberflächlich, gehetzt, nicht selten unregelmäßig in der Art des CHEYNE-STOKESschen Phänomens, der Puls wird unzählbar schnell und sehr klein, und endlich erlischt allmählich das Leben.

In anderen Fällen kommt es zu einer zunehmenden Benommenheit bis zu völliger Bewußtlosigkeit, ohne daß Krämpfe aufträten. Ich möchte den meines Wissens sonst nicht beschriebenen Zustand nach bekannten Vorgängen als *Coma epilepticum* bezeichnen. Ähnliche Erscheinungen erwähnen namentlich französische Schriftsteller als Folge plötzlicher Unterbrechung der Bromkur, aber diese Ursache trifft nicht immer zu.

Diagnose. Über die Unterscheidung des epileptischen und des hysterischen Krampfanfalles ist S. 147 das Nötige mitgeteilt worden. Von der einfachen Ohnmacht unterscheidet sich der ohnmachtartige epileptische Anfall durch die fehlende direkte Ursache in äußeren oder innerlichen Vorgängen (Schreck, Aufregung, Blutverluste, Herzschwäche), die durch die Anamnese oder durch die ärztliche Untersuchung festgestellt werden. Bei den im reiferen Alter entstehenden epileptiformen Anfällen ist mit großer Sorgfalt darnach zu fahnden, ob erworbene oder ererbte Syphilis oder Zeichen einer Gehirngeschwulst vorliegen, oder ob chronische Nephritis, Arteriosklerose im Gehirn oder Alkoholismus nachweisbar sind. Ferner ist dann daran zu denken, daß der Anfall einer beginnenden Dementia paralytica angehören kann. Zur Erkennung der verschiedenen geistigen Störungen der Epilepsie ist das Nötige bei ihrer Beschreibung gesagt worden.

Gerichtlich-medizinische Bedeutung. Die Epilepsie gehört zu den Geisteskrankheiten, die häufig gerichtlich medizinische Bedeutung erlangen. Schon die allgemein dem Epileptischen, auch dem geistig normalen, eigene Reizbarkeit und Affekterregbarkeit führen sehr leicht zu Übertretungen des Gesetzes und zu Vergehen. Namentlich Bedrohung, Sachbeschädigung, Widerstand, ruhestörender Lärm Körperverletzung, Totschlag sind häufige Folgen, um so mehr, da der Alkoholgenuß die Reizbarkeit so sehr erhöht. Ferner bilden Epileptische einen großen Teil der Landstreicher, Zuhälter und Prostituierten, teils weil ihre Krankheit und ihre geistigen Eigentümlichkeiten ihnen eine regelrechte Beschäftigung erschweren, teils weil sie zu unstet dazu sind. Auch die paroxysmelle Verstimmung hat daran einen wesentlichen Anteil. Einen weiteren Anlaß zu Gesetzesverletzungen bieten die als Äquivalent auftretenden Angstzustände, die nicht selten Brandstiftungen u. dgl. veranlassen. Die mit Reisetrieb verbundenen Dämmerzustände führen bei Soldaten oft zur Fahnenflucht. Die triebartigen Vergehen gegen die

Sittlichkeit sind bereits erwähnt worden, S. 161. Auch in Dämmerzuständen sind sie etwas sehr Häufiges, da diese oft mit gesteigertem Geschlechtstrieb verlaufen oder wenigstens beginnen. Auch Mord, Brandstiftung, schwere Gewalttaten gegen zufällig begegnende Personen usw. kommen häufig vor.

Die Beurteilung ist, wenn ausgesprochene Dämmerzustände nachweisbar sind, für den Sachverständigen nicht schwer, leider sind aber die Richter nicht immer davon zu überzeugen. In jedem Falle gehört eine genaue Abwägung der ganzen Persönlichkeit dazu und daneben eine sehr genaue Erforschung des streitigen Augenblicks, um zu beurteilen, ob der Schutz des § 51 oder wenigstens, wo es zulässig ist, mildernde Umstände in Frage kommen.

Behandlung. Die Behandlung des epileptischen Irreseins fällt mit der Behandlung der Epilepsie zusammen. Der Beseitigung der Ursachen dient in bestimmten, jedenfalls seltenen Fällen die Entfernung von Schädelnarben und Gehirnherden oder von peripherischen Narben und Erkrankungen, die reflektorisch Krämpfe hervorrufen könnten, öfter schon die Behandlung einer ererbten oder erworbenen Syphilis oder die Entwöhnung vom Alkoholgenuß.

Die völlige Alkoholabstinenz ist für alle Epileptischen streng zu fordern. Auch geringe Alkoholmengen schaden den Kranken sicher. Oft rufen schon kleine Gaben krankhafte Rauschzustände hervor, schwere Erregungen mit Neigung zu Streit und Gewalttätigkeit, starke Trübungen des Bewußtseins und nachfolgende Amnesie; auch echte epileptische Anfälle sind oft die Folge, und vor allem gehen auch leichtere Formen der Epilepsie unter dem Einfluß des Alkoholgenusses oft in schwere über. Die Behandlung der Epileptischen ohne Abstinenz von Alkohol ist daher undenkbar. Gerade hier erweist es sich als ein Fluch, wenn der Arzt glaubt, mit dem Rat der Mäßigkeit auskommen zu können.

Auch sonst wird in der Ernährung von Reizmitteln möglichst abgesehen. Ich habe mich allerdings nie davon überzeugen können, daß mäßiger Genuß von Kaffee oder Tee einen ungünstigen Einfluß auf die Epilepsie habe, und erlaube diese Genußmittel meinen Kranken um so lieber, weil das ihnen die Alkoholabstinenz erleichtert. Auch mäßiger Gebrauch von Gewürzen wird nicht schaden. ZIEHEN warnt besonders vor den Extraktivstoffen des Fleisches und demnach auch vor Bouillon. Die Hauptsache wird immer sein, daß man eine vernünftige gemischte Kost verordnet, jedenfalls die obere Grenze der Fleischportion feststellt und ein reichliches Maß von Gemüsen und Kartoffeln vorschreibt, außerdem das Obst als wohlschmeckendes und durststillendes Genußmittel empfiehlt.

Die von manchen Seiten empfohlene Bettruhe hat jedenfalls vorübergehend einen Einfluß, indem sie die Zahl der Anfälle vermindert; eine Besserung der Krankheit ist nicht davon zu erwarten. Ich ziehe sie daher höchstens im Anfang der Kur heran; für gewöhnlich ist körperliche Ausarbeitung entschieden vorteilhafter. Regelmäßige Beschäftigung, am besten mit körperlicher Arbeit im Freien, ist von zweifellos günstiger Einwirkung.

Arzneibehandlung. Wirkliche Erfolge bringt vor allem die Brombehandlung. Die Anwendung ist im ganzen sehr verschieden. In einer großen Anzahl von Fällen hat es sich mir bewährt, täglich nur einmal, etwa gleich nach dem Nachtessen oder nach dem zweiten Frühstück, Bromnatrium (das den Magen recht wenig belästigt) in einem Wasserglase voll Wasser (oder Selterswasser, Milch) gelöst trinken zu lassen, und zwar zunächst 3,0 (einen gestrichenen Teelöffel voll), bei zu geringem Erfolg nach zwei Monaten, in schweren Fällen schon nach einem Monat auf 4,0 und weiter in derselben Weise auf 5 und 6 Gramm steigend. Setzen die Anfälle aus, so bleibt man 4—6 Monate lang bei der erreichten Gabe, um dann ebenso langsam stufenweise wieder abzufallen und beim Wiederauftreten der Krämpfe abermals zu steigen. Jahrelanger Gebrauch ist meistens nötig. Ungünstige Zufälle sieht man bei dieser Methode selten; tritt Benommenheit ein, was übrigens auch ohne Bromgebrauch vorkommen kann, so läßt man die Kranken zu Bett liegen, lauwarme Bäder oder nasse Abreibungen nehmen, und versucht, ob vorsichtige Verminderung der Bromgabe den Zustand bessert. Ebenso häufig sieht man, daß die Benommenheit bei Epileptischen, die zuvor nicht arzneilich behandelt waren, durch Bromgebrauch schwindet. Bromakne, Zittern und Aufhebung des Rachenreflexes sind ziemlich sichere Zeichen der Bromvergiftung, aber hervorragende Autoren nehmen an, daß ohne diese Reflexaufhebung überhaupt keine Wirkung erzielt wird. Unkenntnis der Epilepsie hat jedenfalls schon manches für Bromvergiftung ansehen lassen, was der Epilepsie angehört. Im Beginne des Komas ist ebenfalls zu erwägen und unter Umständen zu versuchen, ob Minderung oder Steigerung der Bromgabe das Richtige ist; auf der Höhe der Erscheinungen wird man Kampfer- oder Koffeineinspritzungen u. dgl. anwenden.

Wo die angeführten Mengen die Anfälle nicht zum Verschwinden bringen, versucht man — immer nach sehr langsamem Aussetzen des Broms, da die plötzliche Entziehung gefährlich ist — am besten die von FLECHSIG empfohlene verbundene Opium-Brom-Kur. Man verabreicht zunächst Opium in allmählich steigenden Gaben, ganz wie S. 58 ff geschildert ist, bis die Tagesmenge von 1,0, bei kräftigen Erwachsenen von 1,5, erreicht ist. Dann wird plötzlich abgebrochen und statt des Opiums nunmehr Bromnatrium in einmaliger Tagesgabe von 7,0 bei Erwachsenen, 5,0—4,0 bei Jüngeren monatelang gegeben. Der Erfolg tritt häufig erst nach dem Aufhören der Opiumkur ein, aber oft auch in Fällen, wo die einfache Bromkur nutzlos gewesen war. Die von manchen Autoren mitgeteilten Gefahren der Methode habe ich trotz vielfacher Erfahrung nicht gesehen. Sie liegen jedenfalls, wie auch ZIEHEN betont hat, nicht in der Opiumkur, sondern in dem plötzlichen Ersatz durch große Bromgaben. Man wird also bei Störungen die Brommenge herabsetzen und nebenbei mittlere Gaben Opium verordnen.

Von den übrigen Mitteln können, wo Brom und Brom-Opium versagen, am meisten Atropin und Skopolamin empfohlen werden. Man gibt ein- bis zweimal täglich $^1/_4$—1 mg, ebenfalls monatelang. Auch Amylenhydrat (in Gaben von 2,0 — 4,0—8,0 täglich in Wasser) kann versucht werden.

Im Status epilepticus ist Eis auf den Kopf und Bromkalium oder Chloralhydrat im Klistier die übliche Behandlung. Durchgreifende Erfolge davon habe ich nie gesehen, vielleicht weil die Chloralgabe zu klein gewählt wurde (2,0), aus erklärlichen Gründen (vgl. S. 62). Dagegen schienen subkutane Einspritzungen von Atropin (0,0005—0,001 mehrmals) in einigen Fällen deutlichen Nutzen zu bringen.

Die allgemeine Eigenart der Epileptischen erfordert in ihrem und im öffentlichen Interesse für einen großen Teil der Kranken wenigstens zeitweise, bei etwa der Hälfte dauernd die Anstaltsbehandlung. Während die Epileptischen mit schweren und dauernden geistigen Störungen am besten den Irrenanstalten zu überweisen sein dürften, eignen sich die anderen sehr zur Verpflegung in eigenen freien Anstalten, denen natürlich die Einrichtungen für gewisse Erregungszustände nicht fehlen dürfen. Auch bei Epileptischen behandelt man diese zunächst mit Bettruhe, wodurch man die krankhaften Affekte und die kurzen Störungen nicht selten abschneiden kann. Bei den Dämmerzuständen ist ebenfalls eine günstige Wirkung häufig, während Kranke mit großer Neigung zum Lärmen, Umherrennen, Schreien, Schlagen usw. oft nur im Einzelzimmer gut aufgehoben sind. Natürlich muß auch hier die Verlegung in den Krankensaal möglichst beschleunigt werden. In den schwersten Erregungszuständen, namentlich auch außerhalb der Anstalt, ist das Skopolamin (S. 61) das einzig zuverlässige Mittel. In zweiter Linie kommen Chloral und Morphium in Betracht.

6. Choreatisches Irresein.

Die Chorea minor ist in den meisten Fällen von gewissen geistigen Veränderungen begleitet. Reizbarkeit, Neigung zu unbegründetem Stimmungswechsel, Teilnahmlosigkeit, Unfähigkeit zu geistiger Anspannung, Zerstreutheit begleiten die Krankheit meist von Anfang an. Zuweilen treten diese Erscheinungen von vornherein in den Vordergrund, so daß die Bewegungstörungen ganz übersehen und die Kranken, wenn es sich um Kinder handelt, als faul, unartig usw. gestraft, wenn es Erwachsene sind, wegen ihrer Launen getadelt werden. Bei Erwachsenen überwiegen im allgemeinen depressive Stimmungen, in manchen Fällen findet sich eine krankhafte Vielgeschäftigkeit, wobei doch nichts Rechtes geleistet wird.

Nicht selten entwickeln sich aus diesen geistigen Veränderungen echte Psychosen, und zwar bei akut auftretender Chorea meist akute Verwirrtheit (vgl. S. 80) mit Aufregungszuständen, bei chronischerem Verlaufe öfters eine Melancholie mit Stupor, die oft in Verblödung übergeht. Bei den anderen Störungen ist die Aussicht auf Heilung im ganzen günstig.

Die Behandlung ist, abgesehen von der gewöhnlichen Behandlung der Chorea, symptomatisch.

V. Die Grenzzustände.

Wie auf körperlichem Gebiet, so gibt es auch auf geistigem Gebiet fließende Übergänge zwischen Gesundheit und Krankheit. Insbesondere bei erblich neuropathisch Belasteten (vgl. S. 7) findet man Abweichungen im geistigen Verhalten, die nicht zu den eigentlichen Geisteskrankheiten gehören. Man bezeichnet sie daher als Grenzzustände zwischen Geisteskrankheit und Gesundheit; weil die zugrunde liegende Belastung in der Mehrzahl der Fälle ererbt ist, werden sie auch hereditäres Irresein genannt. Ich habe vorgeschlagen, sie nach einem ihrer wesentlichen Züge Parapsychien zu nennen, weil die Eigentümlichkeit ihres formell oft kaum gestörten Geisteslebens die daran Leidenden gewissermaßen neben den geistig Normalen stellt. Andere Autoren sprechen von psychopathischer Minderwertigkeit, Instabilität, Irresein der Entarteten, psychopathischen Zuständen usw.

Die geistige Belastung kann ererbt oder, was viel seltener ist, erworben werden. Kopfverletzungen, Gehirn- und Nervenkrankheiten, Überanstrengung bei ungünstiger Ernährung, schwere Krankheiten wie z. B. Typhus, Alkoholmißbrauch u. dgl. können auch ohne erbliche Anlage zu diesen Zuständen führen, zumal wenn sie im Kindes- oder im Jugendalter einwirken. Bei Erwachsenen sind Kopfverletzungen und überstandene Geisteskrankheiten in dieser Richtung am gefährlichsten (vgl. Heilung mit Defekt, S. 51).

Das Wesentliche der Erscheinungen ist das mangelhafte Gleichgewicht der geistigen Funktionen. Ohne daß ausgesprochene Geisteskrankheiten vorliegen, findet man ein allzu bewegliches Gemüt, eigentümliche Denktätigkeit und ungewöhnliche Handlungen, in sehr wechselnder Zusammenstellung. Den Grundzug bildet die reizbare Schwäche: Stimmung, Vorstellung und Wille sind allzu leicht erregbar, aber meist ohne die richtige Nachhaltigkeit. Ähnliches Verhalten bietet normalerweise das Kind und bis zu einem gewissen Grade das Weib.

Bei den Belasteten bleiben diese Züge für das Leben, und teilweise in übermäßiger Deutlichkeit. Der Verstand kann dabei ausgezeichnet entwickelt sein, aber er ist oft einseitig, mehr dem Talent in bestimmter Richtung als dem umfassenden Genie zuneigend. Das Urteil wird oft unverkennbar durch unklare Stimmungen, Phantasietätigkeit und zufällige Assoziationen beeinflußt, so daß der Charakter schwankend sein kann. Neu in den Gesichtskreis tretende Personen und Ereignisse erwecken Sympathien und Antipathien, wofür kein klarer Grund angegeben werden kann. Die bewußte Überlegung solcher und andrer Erscheinungen wird vermieden, statt dessen unbestimmten Bildern und mystischen Eindrücken ein bedeutendes Interesse entgegen gebracht. Spiritismus, Anarchismus und andre Richtungen gewinnen daher ihre Fanatiker aus diesen Kreisen.

Das Zurücktreten der höheren Urteilsassoziationen macht so die Belasteten entweder indolent, gleichgültig gegen wichtige Geistesinteressen, oder impulsiv, zu Äußerungen und Handlungen geneigt, die eine gesunde Überlegung zurückhalten würde. Andererseits begünstigt das mangelhafte Urteil, indem es die auch normalerweise mächtige Wirkung der Erwartung auf die Wahrnehmung ins Krankhafte steigert, zumal im Affekt das Zustandekommen von Erinnerungsfälschungen (vgl. S. 27). Der Belastete entnimmt aus den Äußerungen andrer und aus Erlebnissen gern das, was er erwartet hat, und reiht es in dieser Form einem Gedächtnis ein. Eigentliche Illusionen sind dabei nicht ausgeschlossen.

Die höchsten Assoziationen, die ethischen, sind in ihrer Leistung am wenigsten wirksam. Auch wo die Erziehung viel getan und die ethischen Begriffe dem Bewußtsein eingeprägt hat, bleiben sie ohne die normale Betonung, und zumal der Affekt oder das Begehren, aber auch schon das Vortreten des eigenen Ichs bringt sie zum Erblassen. So sind die Belasteten Egoisten, ohne das warme Gefühl für die Familie, schon den Eltern gegenüber von kühlobjektivem Urteil, an Stelle der echten, verschönenden Kindesliebe, ferner auch ohne innere Neigung zu geordnetem Leben und Arbeiten. Wo sie Besonderes leisten, trägt meist die zur Selbstsucht nahe zugehörige Eitelkeit das Hauptverdienst. Wo sie fehlt, ist oft sogar der gewöhnliche Sinn für Ordnung und Sauberkeit mangelhaft entwickelt. Die Überschätzung der eigenen Person führt im Verein mit der geringen Objektivität und mit Affekten nicht selten zu unbestimmten Beeinträchtigungsvorstellungen; Andere sind daran schuld, daß die eigenen Leistungen nicht mehr gewürdigt werden, oder umgekehrt, man könnte mehr leisten, wenn nicht durch Andere Hindernisse und Gemütsbewegungen geschaffen würden.

Neben dem mangelnden Gleichmaß der einzelnen Geistesvermögen stehen bei den Belasteten sehr oft zeitliche Schwankungen des ganzen Wesens, ein regelmäßiger oder unregelmäßiger Wechsel von ruhigerem, „vernünftigerem" Verhalten und triebartiger Unruhe mit lebhafterem Hervortreten aller krankhaften Eigentümlichkeiten. Diese „Periodizität" findet ihren höchsten Ausdruck in dem (ebenfalls konstitutionell und meist hereditär begründeten) periodischen Irresein (vgl. Abschnitt VI, 2).

Viele unserer Kranken haben, abgesehen von den recht häufigen anatomischen Entartungszeichen, auch im Äußeren manches Auffallende. Der Blick ist nicht selten eigentümlich unstet, ausweichend, oder aber stechend, flammend, bei weit aufgerissenen Augen, zuweilen in Tränen schwimmend; das Gesicht zeigt meist frische oder übermäßig lebhafte Farben, die bei Gemütsbewegungen schnell mit schwerer Blässe wechseln können. Oft sehen die Betreffenden besonders jung oder umgekehrt älter aus als sie sind, ihr Alter ist gar nicht nach dem Aussehen zu schätzen. Die Gesichtsinnervation ist häufig vermehrt, bis zur Spannung oder zu feinem Zittern und Grimmassieren. Je nach dem Charakter können auch die Haarfrisur (ordentlich oder unordentlich), die Lage des Scheitels, Menge und Länge des Haares, weibische Frisur usw., der Gang und die Haltung (selbstbewußt, schlaff, zappelnd, kindisch usw.), die Art der Kleidung (nachlässig oder gigerlhaft, auch an die Tracht des anderen Geschlechtes erinnernd usw.) Besonderheiten aufweisen.

Die Entwickelung der Eigentümlichkeiten erfolgt fast immer ganz allmählich. Die ererbte Belastung läßt die Kinder häufig besonders lebhaft und begabt, zu nervösen Störungen in der Zahnzeit und zum Delirieren in fieberhaften Krankheiten geneigt erscheinen. Oft werden delirante Zustände beobachtet, die sehr an Gehirnhautentzündung erinnern und in der Anamnese gewöhnlich so bezeichnet werden. Die Talente richten sich oft einseitig auf Musik, Rechnen, Poesie, Schauspielkunst. Den Mitschülern ist das häufig viel auffallender, als den Eltern, Angehörigen und Erziehern, sie verfolgen den mit einem „Strich“ oder „Stich“ Behafteten mit jugendlicher Unbarmherzigkeit und erhöhen dadurch seine Neigung, einsam zu sein und durch Grübeleien, dumpfes Hinbrüten oder phantastische Gedanken die Zeit zu vertreiben. Öfters sieht man bei den Abnormen, daß sie ohne Grund beim Gehen eine eigentümliche Wahl zwischen den Steinplatten treffen, z. B. nur die diagonal gestellten benutzen und bei unregelmäßiger Lage derselben umständliche Sprünge machen, oder daß sie zeitweise ohne Anlaß in Laufen übergehen usw. Das spätere Leben kennt sie z. T. als Sonderlinge, Träumer, Schwärmer usw., oder es wird bewundert, daß der flotte Kavallerieoffizier in seinen Mußestunden SCHOPENHAUER, NIETZSCHE, LOMBROSO, MANTEGAZZA studiert — man kann eben die Oberflächlichkeit seines Wissens nicht beurteilen. Bei anderen tritt die Mangelhaftigkeit da hervor, wo das Leben größere Anforderungen an sie stellt. Bei Männern deckt häufig der Eintritt in den Heeresdienst die Schwäche auf, bei Mädchen ist es die körperlich und geistig angreifende erste Menstruation, bei Frauen die Begründung des Haushaltes und weiterhin jede größere Umwälzung darin, was die geringere Widerstandsfähigkeit hervortreten läßt. Es verringert die Leistungsfähigkeit schon erheblich, wenn unvorbereitet oder in Gegenwart anderer etwas schnell geschehen soll; unter solchen Umständen will z. B. auch schreibgewandten Belasteten nicht der einfachste Brief aus der Feder. Der Charakter, der bei Normalen doch um den Beginn des dritten Jahrzehnts, oft schon früher eine gewisse Reife erlangt hat, kommt hier weit später oder auch niemals zur rechten Entwickelung.

Bemerkenswert ist die außerordentliche Veränderung der Stimmung und des Bewußtseins durch gewisse Einflüsse. Geringe Alkoholmengen verursachen Rauschzustände mit völliger Veränderung des Wesens, bis zu schweren Bewußtseinstrübungen, brutalen Gewalttaten usw.: pathologischer Rausch, auch mit eigentümlichen Nachwirkungen, so bei einem Manne, der am Morgen nach einer Zecherei mit der zwingenden Vorstellung in seinem Bette erwacht, daß alle Menschen seiner näheren Umgebung gestorben seien; er muß erst aufstehen und alle Einzelnen aufsuchen, bevor er sich von der Unrichtigkeit überzeugt. Krankhaft schwere Erscheinungen werden bei Belasteten oft auch durch Fieber und durch Gemütsbewegungen, namentlich Zorn, hervorgerufen: pathologischer Affekt, ebenfalls bis zu schweren Bewußtseinstrübungen. Es ist allerdings nicht unwahrscheinlich, daß der pathologische Rausch und der pathologische Affekt ausnahmslos der Epilepsie angehören (vgl. S. 168), deren Krampfanfälle vorläufig fehlten.

Bei den weiteren Erscheinungen der Grenzzustände kann man der Übersicht wegen eine gewisse Einteilung nach den vorzugsweise berührten geistigen Gebieten vornehmen, aber es muß betont werden, daß die Trennung künstlich ist, und daß verschiedene krankhafte Richtungen nebeneinander vorkommen können.

1. Einfache Gefühlsanomalien.

Häufig findet man als Äußerung des Grenzzustandes eine anhaltend trübe Gemütslage, einen wahren Pessimismus: konstitutionelle Verstimmung nach Kraepelin. Alles wird nach der schweren Seite hin aufgenommen, die Betreffenden „leben nun einmal schwer". Traurige Eindrücke haften unendlich lange, jede Aufgabe steht vor ihnen wie ein Berg, die Beschwerden der Schwangerschaft werden so gefürchtet, daß schon vor der Ehe Kinderlosigkeit ausbedungen wird, das lebhafte Treiben des Kindes, die Freude anderer Mütter, wird als unerträglich empfunden. Die Dienstboten sind nicht da, wenn sie gebraucht werden, aber ihre Nähe ist so verhaßt, daß sie immer wieder fortgeschickt werden. Jede begonnene Arbeit wird nach kurzer Zeit durch Ermüdung, Kopfdruck, Aufregung unmöglich. Von der Umgebung glauben sich die Kranken oft nicht gern gesehen, von Fremden nichtachtend behandelt, sie möchten deshalb am liebsten aus der Welt sein. Sie machen sich dann auch selbst Vorwürfe über irgend welche Verfehlungen oder Nachlässigkeiten oder glauben, ihre Gesundheit irgendwo unausgleichbar geschädigt zu haben. Für die Zukunft wird ebenfalls nichts Freudiges erwartet. Von der Melancholie unterscheidet sich das Bild dadurch, daß die Verstimmung mit periodischen Schwankungen das ganze Leben hindurch gleichmäßig anhält und im Gegensatz zu jener gerade durch Zerstreuungen, Vergnügungen usw. gebessert wird. Oft werden diese mit der größten Heiterkeit genossen und erst in der Erinnerung ebenfalls in die allgemeine Farbe getaucht. Vielfach hat die Witterung einen überaus großen Einfluß auf die Stimmung dieser Kranken. Zuweilen entwickeln sich vorübergehend ausgesprochene Depressionszustände (Abschnitt VI, 2).

Andere Kranke haben umgekehrt eine vergröberte Empfindung; es fehlt ihnen der feinere Geschmack, das Taktgefühl und die Rücksicht, obwohl sie selbst oft sehr empfindlich sind. Sie machen sich nichts daraus, nachts durch Unruhe ihre Nachbarn zu stören, sind aber außer sich, wenn sie am Schlafen gehindert werden. Meist fehlt ihnen auch der körperliche feine Geschmack für Speisen und Getränke, obwohl sie großen Wert auf ihre Nahrung legen, und der feinere Sinn für Musik und Kunst und ein höheres Naturgefühl. Ihre Stimmung ist oft anhaltend gereizt und übellaunig, sie sind mißtrauisch und streitsüchtig und stets bereit, andere zu ärgern, zu verletzen, zu schädigen. Abwechselnd damit kommt es wieder zur Unterwürfigkeit, Verzagtheit und Selbstvorwürfen.

Andere Gefühlsanomalien zeigen sich in der übermäßigen Liebe zu Tieren, die sich bis zur Gründung von Asylen für unheilbar kranke oder alterschwache Hunde und Katzen und zu Verzweiflungsausbrüchen bei ihrem Tode erstrecken kann. So schickte eine hochstehende Dame ihren Affen, der den deutschen Winter nicht vertrug, für die kalte Jahreszeit mit ihrer Gesellschafterin nach Algier, während sie ihren Leuten kaum die notdürftigste Fürsorge widmete. Unter den Fanatikern der Antivivisektion sind sicher nicht wenige derartige Gemüter. Wieder andere haben eine krankhafte Schätzung der Hände anderer Menschen, sie betrachten bei jedem, mit dem sie zusammenkommen, besonders die Hände und bestimmen darnach ihre Neigung oder Abneigung. Ferner gehören hierher die übermäßige Vorliebe oder Abneigung gegen bestimmte Gerüche, Anblicke, Berührungen, Brechreiz der Frau beim normalen Beischlaf usw.

2. Zwangszustände, Phobien.

Ihr bekanntester Typus ist die Agoraphobie, die Platzangst. Hierbei bekommt der Kranke, wenn er allein über einen freien Platz gehen soll, eine unüberwindliche Angst mit dem Gefühl des Versagens der Beine, schwerem Herzklopfen usw., wodurch ihm das Weitergehen völlig unmöglich wird. Andere bekommen ähnliche, zuweilen unbestimmtere, aber immer ebenso zwingende peinliche Gefühle, wenn sie eine hohe Treppe hinabsteigen sollen, oder auf Höhen, Türmen, Balkonen, ja in hochgelegenen Wohnungen: Höhenangst, noch andere in geschlossenen Räumen: Klaustrophobie, sei es nun das einsame eigene Zimmer, das Eisenbahncoupé oder ein großer, menschengefüllter Saal, wieder andere beim Nahen eines Gewitters: Astraphobie, auch wohl beim Anblick eines bloßen Degens usw. Andeutungen davon finden sich bei vielen normalen Menschen, die z. B. keinen Brief schreiben, nicht Urin lassen können usw., wenn sie dabei beobachtet werden; auch das geistig bedingte geschlechtliche Unvermögen gehört hierher.

Eine dritte Form sind die eigentlichen Zwangsvorstellungen, wo im Gegensatz zu den Phobien nicht ein unklares Angstgefühl, sondern ganz bestimmte Vorstellungen das Quälende sind. Man unterscheidet dabei besonders die Zweifel- oder Grübelsucht und die Berührungsfurcht.

Die Zweifel- oder Grübelsucht entwickelt sich meist langsam, häufig schon in der Kindheit oder in der Pubertät. Die Kranken haben beständig übertriebene Bedenken, nehmen alles zu schwer, sehen überall nur die trübe Seite (vgl. S. 176). Bei einer weiteren Steigerung kommt es dazu, daß die Kranken zwecklose Fragen immerfort „wiederkäuen“ müssen, obwohl sie von der Unsinnigkeit überzeugt sind und sehr unter dem Zwange leiden. Die Fragen betreffen abwechselnd Gott, die heilige Jungfrau, die Schöpfung, den Unterschied der Geschlechter usw. Ein von Griesinger beschriebener Kranker wurde in seiner geschäftsfreien Zeit unablässig von fragenden Gedanken bestürmt: Woher kommt das Glas? Woher kommen die Würmer? Welches ist der Ursprung der Schöpfung? Durch wen ist der Schöpfer erschaffen? Woher kommen die Sterne? Warum gibt es Mann und Frau? Warum bleibt die Natur sich immer selbst gleich? usw. Das Krankhafte liegt manchmal weniger in dem Inhalt der Frage, als darin, daß ihre Beantwortung über den Gedankenkreis des Fragenden hinausgeht, oder daß er auch bei befriedigender Antwort (z. B. wo ist der

Sitz des Verstandes? Antwort: im Gehirn) stundenlang darüber weiter grübeln muß. Andere Male sind die Fragen an sich äußerst töricht: Warum ist ein Mensch groß, der andere klein? Warum sind die Menschen nicht so groß wie die Häuser? u. dgl. m. Nicht selten haben die Vorstellungen einen blasphemischen oder obszönen Inhalt: Der Kranke muß gotteslästernde Wendungen denken, manchmal mitten im Gebet, er glaubt, nicht lesen zu dürfen, ohne Gott verflucht zu haben; er muß sich die Geschlechtsteile der Leute vorstellen, mit denen er zusammen ist, sich den geschlechtlichen Verkehr von Menschen und von Tieren ausmalen usw. Andere Kranke müssen sich die Personen der Umgebung im Sarge oder verwest vorstellen usw. Manche können diesen oder jenen Weg nicht gehen, weil sich sonst Befürchtungen oder Grübeleien einstellen könnten, sie müssen erst dies und jenes verrichten, bevor sie einen Eintretenden begrüßen usw.

Die Grübeleien können sich auch auf bestimmte Handlungen und Unterlassungen in der Vergangenheit beziehen, z. B. ob man bei einer Beichte nichts vergessen habe, ob man ein Stückchen von der Hostie verschüttet, bei irgend einem Handel den Gegner übervorteilt, durch eine Arzneiverordnung einen längst wieder Genesenen gefährdet habe; auch wohl, ob man für einen Dieb gehalten werde usw. Andere Kranke quälen sich mit dem Gedanken, ob sie nicht diese oder jene Speise besser nicht gegessen hätten; Mütter werden keinen Augenblick die Vorstellung los, daß ihren Kindern etwas Übles geschehen sei usw. Wieder andere Grübeleien betreffen alles, was der Kranke sagt: ob Wörter mit einer bestimmten Anzahl von Buchstaben dabei sind, ob man ein bestimmtes Wort ohne Fehler herausbringen oder sich auf einen Namen besinnen können werde: Onomatomanie; oder die Kranken müssen alles zählen, was ihnen vorkommt; vorbeifahrende Wagen, vorübergehende Menschen, die Gesamtzahl gewisser Buchstaben in den fünf Büchern Mose, die Steinfliesen auf der Straße usw.: Arithmomanie. Ein daran leidender Kranker, der Legrand du Saulle konsultiert hatte, rief beim Hinausgehen: „Sie haben 44 Bücher auf dem Tisch liegen und tragen eine Weste mit 7 Knöpfen. Entschuldigen Sie, es geschieht unwillkürlich, aber ich muß zählen.“ Die abergläubische Scheu vor der Zahl 13 ist ein Gegenstück zu diesen Zuständen, das dem normalen Bereich angehört.

Die Berührungsfurcht, *Délire du toucher*, besteht in der einfachsten Form in der Furcht vor der Berührung bestimmter Gegenstände trotz der Einsicht, daß die Befürchtung grundlos und unsinnig ist. Weiterhin ist vielfach diese Überzeugung nicht deutlich vorhanden, sondern nur ein unbestimmtes Gefühl, daß die Vorsicht übertrieben sei. Während z. B. manche eine Abneigung gegen das Anfassen von Geldstücken, Türdrückern, Nadeln, Messern u. dgl. empfinden, obwohl sie deutlich die Grundlosigkeit einsehen, fürchten andere den Händedruck des Arztes, weil er Krankheiten übertragen könne, und waschen sich nachher mit unendlicher Sorgfalt; eine meiner Kranken bekam die Befürchtungen, nachdem ihr Verlobter an Typhus gestorben war, und konnte lange Zeit niemand aus seinem Hause in ihre Nähe kommen sehen, ohne in die größte Angst zu geraten, die sich zuweilen in wilden Beschimpfungen und Drohungen Luft machte; die Krankheitbefürchtung hielt sie für nicht ganz unbegründet, das Unsinnige ihrer Reaktion dagegen sah sie vollkommen ein. Die Berührungsfurcht führt gewöhnlich zu sehr umständlichen Schutzmaßregeln. Die Kranken waschen sich beständig, wischen immerfort Staub ab, bedecken Teile des Fußbodens mit Deckeln oder umgestülpten Schüsseln, lassen offene Schalen mit antiseptischen Lösungen im Zimmer stehen usw. Häufig erstreckt sich die Furcht auf vermeintlich tolle Hunde, auf das Verschlucken von Nadeln oder Knochenstückchen beim Essen; wieder andere fürchten sich, auf schwärzlichem Boden zu gehen. Übergänge zu diesen Zuständen kommen im normalen Leben genugsam vor, so bei Menschen, die nicht wohl eine behaarte Frucht (Pfirsich, Aprikose) essen können, übermäßige Angst vor Kröten, Spinnen, Mäusen haben u. dgl. Dabei sind die Kranken im übrigen durchaus klar und besonnen. Trotz der Hemmung, die ihnen in bestimmter Hinsicht, oft in vielen Richtungen, durch die Zwangsvorstellungen auferlegt werden, können die Meisten ihren Beruf nachgehen oder sich im Leben bewegen, ohne daß ihrer Umgebung etwas auffällt.

Als vierte Form kann man, obwohl wir damit über das Gebiet der bloßen Gefühle hinausgehen, gewisse Zwangshandlungen hierherstellen, die ebenfalls besonders bei erblich Belasteten vorkommen, häufig mit hoher Verstandesentwicklung vereinigt. Ein bekannter verstorbener Diplomat und Parlamentarier z. B. war gezwungen, zur Vermeidung von Angstempfindungen beständig zwei kleine Stöckchen oder Gerten in den Händen zu haben, ein andrer Angehöriger der vornehmen Kreise mußte, ehe er bei der Tafel sein Glas ergriff, unter lebhaftem Grimassieren die Arme über den Kopf hinauf recken, im Gespräch häufig die Zunge weit ausstecken und ohne Rücksicht auf die Gelegenheit „Schweinhund“ ausrufen. Derartige Zwangshandlungen, die man auch als GILLES DE LA TOURETTEsche Krankheit, Echolalie und Koprolalie, oder als *Maladie des tics impulsifs* bezeichnet, kommen nicht selten durch Kontrastvorstellungen zustande, z. B. als zwangsmäßige Gotteslästerungen während des Gebets. Häufiger besteht der Antrieb zu solchen Handlungen nur in der Vorstellung; der Neurastheniker denkt z. B., wie wäre es, wenn du das Messer deinem Nachbar in die Brust stießest, wenn du deinem Vorgesetzten jetzt plötzlich einen Kuß oder eine Ohrfeige gäbest usw., aber er schreitet nicht zur Ausführung.

3. Abweichungen des Geschlechtsgefühls.

Abweichungen auf dem geschlechtlichen Gebiete finden sich bei den Belasteten sehr vielfach. Der Geschlechtstrieb kann das ganze Leben hindurch fehlen, wobei dann gewöhnlich auch die sekundären Geschlechtscharaktere wenig ausgeprägt sind: bartlose Männer, knochige Frauen mit mannähnlichem Körper usw.; er kann aber auch abnorm früh erwachen, schon in den ersten Lebensjahren durch Neigung zum Onanieren sich kundgeben, bei beiden Geschlechtern, mit den bekannten Bewegungen und Gebärden. Im Gegensatz zu gesunden Kindern bieten Belastete diese Erscheinungen ohne jeden äußeren Anlaß, ohne durch Verführung oder durch Wurmreiz u. dgl. dazu veranlaßt zu sein. Häufiger zeigen sich die Störungen erst zur Zeit der Geschlechtsentwicklung. Insbesondere bei Mädchen ruft der Beginn der menstruellen Entwicklung Störungen hervor: Nachtwandeln, Zittern, Beängstigungen, Träume mit unklaren Beängstigungen oder mit religiösem Inhalt, übermäßige Sentimentalität, Freundschaften bis zum

Wunsch gemeinsamen Todes usw. — Bei Erwachsenen zeigt sich die Abnormität des Geschlechtstriebes z. B. in dem unstillbaren Bedürfnis, das namentlich zeitweise in der Art der tierischen Brunst auftritt, bei Frauen zuweilen nur zur Zeit der Menstruation. In manchen Fällen ist das ganze Denken von geschlechtlichen Vorstellungen erfüllt, alles weckt die Erregung, und um jeden Preis wird nach Stillung der Begierden gesucht. Männer suchen die Gelegenheit unter Umständen durch Gewalt, Notzucht oder Mißbrauch von Kindern herbeizuführen, Frauen geben sich dem ersten Besten hin oder wenden sich dauernd der Prostitution zu. Andere Frauen finden eine Befriedigung darin, beständig von Heirat und Verhältnissen zu sprechen, andere Frauen oder Männer geschlechtlich zu verdächtigen; manche leben nur auf, wenn sie sich unter Herren befinden, und lassen dann alle Künste der Koketterie spielen, während sie unter Frauen schlaff und teilnahmlos erscheinen. Auch der Trieb, sich gynäkologisch untersuchen oder behandeln zu lassen, kommt unter solchen Verhältnissen vor. Daneben findet sich sehr oft religiöse Inbrunst, die sich nicht selten mit der geschlechtlichen Erregung verbindet. — Besteht bei Männern Impotenz neben geschlechtlicher Erregung, so kommen sie nicht selten dazu, die Geschlechtsteile vor Angehörigen des anderen Geschlechts zu entblößen, ihre Harn- und Stuhlentleerung ansehen zu wollen, von anderen den Beischlaf vor sich vollziehen zu lassen, kleine Kinder unsittlich anzugreifen usw.

Bei einer anderen großen Gruppe von Belasteten findet sich perverse Sexualempfindung. Sie richtet sich entweder auf das andere Geschlecht, aber unter Verkehrung der Lustempfindungen, oder aber es besteht nur ein Geschlechtstrieb zum eigenen Geschlecht.

a) Der Trieb zum anderen Geschlecht erscheint, nach Krafft-Ebing, in den von ihm so benannten Formen des Sadismus, Masochismus und Fetischismus.

Als Sadismus bezeichnet man nach dem Marquis de Sade, der an dieser geschlechtlichen Abnormität litt und dadurch historisch geworden ist, die Eigentümlichkeit, daß die geschlechtliche Befriedigung nicht durch den Beischlaf, sondern durch Grausamkeiten erreicht wird, die gegen ein Weib vor, bei oder nach dem Beischlaf oder gegen Knaben oder gegen Tiere ausgeübt werden. In den schwersten Fällen führt der Sadismus zum Lustmord, zur Tötung des Opfers, auch zur Zerstückelung der Leiche, zum Mitnehmen und zum Verzehren von Leichenteilen, insbesondere der Geschlechtsteile.

Als Masochismus bezeichnet man die umgekehrte Empfindung, nämlich daß die Wollust eintritt, wenn der Masochist von einem Weibe gezüchtigt wird oder sich ganz in ihrer Gewalt fühlt. Auch diese Erregung wird vor, während oder nach dem Beischlaf herbeigeführt oder tritt ganz an dessen Stelle. Der Mann läßt sich je nach der Art seiner perversen Empfindung züchtigen oder fesseln, demütigen, usw., sich in den Mund urinieren oder defäkieren usw.

Beim Fetischismus wird die Wollust nicht durch das Weib als solches, sondern durch einzelne Körperteile des Weibes oder durch Kleidungstücke oder Stoffe hervorgerufen: Brüste, Hände, Leibwäsche, Schürzen, Taschentücher, Pelzwerk, Seide, Samt usw. Oft ist Potenz nur vorhanden, wenn diese berührt oder gesehen werden, oder indem daran gedacht wird; auch in Abwesenheit des Weibes können sie Erektion nnd Ejakulation herbeiführen.

b) Bei der konträren Sexualempfindung (Westphal) ist nur ein Trieb zum eigenen Geschlecht vorhanden, keine oder doch nur geringe sexuelle Empfindung für das andere Geschlecht, obwohl die Geschlechtsorgane normal entwickelt sind und normal funktionieren. Krafft-Ebing stellt vier Entwicklungsstufen oder Erscheinungsformen dieses Zustandes auf:

1. Bei vorwaltender homosexualer (auf das eigene Geschlecht gerichteter) Geschlechtsempfindung bestehen Spuren heterosexualer, auf das andere Geschlecht gerichteter Empfindung: psychosexuale Hermaphrodisie.

2. Es besteht bloß Neigung zum eigenen Geschlecht: Homosexualität.

3. Auch das ganze psychische Sein ist der abnormen Geschlechtsempfindung entsprechend geartet: Effeminatio und Viraginität.

4. Die Körperform nähert sich der, der die abnorme Geschlechtsempfindung entspricht. Nie aber finden sich wirkliche Übergänge zum Hermaphroditen, im Gegenteil vollkommen differenzierte Zeugungsorgane, so daß wie bei allen krankhaften

Perversionen des Sexuallebens die Ursache im Gehirn gesucht werden muß: Androgynie und Gynandrie.

Soviel bis jetzt bekannt ist, kommt die Störung bei Männern häufiger vor als bei Frauen, doch fehlt es gerade aus der neuesten Zeit auch nicht an Bekenntnissen weibliebender Frauen (Lesbierinnen). Meist ist der Trieb in seiner verkehrten Richtung angeboren, schon die ersten geschlechtlichen Empfindungen der Betreffenden zeigen die Neigung zum eigenen Geschlecht. Normal Veranlagte gelangen trotz des in den Verhältnissen liegenden Austausches der ersten geschlechtlichen Empfindungen mit Angehörigen desselben Geschlechtes, trotz oft jahrelang betriebener gegenseitiger Onanie von Knaben mit Knaben oder von Mädchen mit Mädchen, mit dem erwachsenen Alter zu normaler Äußerung des Geschlechtstriebes. Dagegen machen die konträr sexual Veranlagten gewöhnlich bei dem ersten normalen Versuch mit dem anderen Geschlecht die Erfahrung, daß ihnen hier der zur Ausübung erforderliche Reiz fehlt. Bei nicht übermäßigem Triebe gelingt es ihnen, sich zurückzuhalten und das hier und da aufsteigende Verlangen nach dem eigenen Geschlecht zu unterdrücken. Nicht selten schließen homosexuale Männer eine Ehe, in der Hoffnung, dadurch normale Triebe herbeizuführen und sich vor den Gefahren des verbotenen Triebes zu bewahren, aber fast immer ohne Erfolg. Meist sind und bleiben sie ihrer Ehefrau gegenüber impotent, zuweilen können sie den Beischlaf vollziehen, indem sie sich dabei vorstellen, daß sie einen Knaben umarmten usw. Geraten sie in die Hände eines erfahrenen Perversen ihres Geschlechtes, so sind sie meist ihm verfallen. Sie werden verführt oder lassen sich auch verführen, durch eine konträre Liebe getrieben, und befriedigen sich in Umarmungen, Küssen, gegenseitiger Onanie, nicht selten auch in Päderastie. Die Auswahl der geliebten Person unterliegt den größten Verschiedenheiten; vornehme Männer lieben Arbeiter, Soldaten, Kellner, vornehme Damen entbrennen für Prostituierte usw. In anderen Fällen spielen jedoch auch Bildungs- und Charaktereigenschaften, wirkliche oder geglaubte, die Hauptrolle.

Nicht selten wird das übrige Geistesleben der Konträrsexualen sehr wenig durch diese Eigenheit berührt. Es gibt zahlreiche derartig Leidende, an denen die Welt und oft auch ihre nächste Umgebung durchaus nichts Auffallendes findet. Oft sind es künsterisch oder sentimental angehauchte Personen. Nur bei der Effeminatio und Viraginität entsprechen die übrigen Neigungen dem anderen Geschlecht: der Mann fühlt sich im ganzen als Weib und nähert sich dem Weibe im Äußeren und in seiner Geschmacksrichtung, das Weib nimmt männliche Allüren an, kleidet sich fast wie ein Mann, raucht und trinkt und treibt männlichen Sport.

In den meisten Fällen ist die konträre Sexualempfindung angeboren, seltener wird sie erworben im Anschluß an Onanie auf Grundlage nervöser Belastung. VON SCHRENCK-NOTZING hat besonders darauf hingewiesen, daß die Nebenumstände, worunter die ersten Geschlechtsempfindungen auftreten, bei Belasteten von Bedeutung für die ganze Richtung ihrer späteren Geschlechtsempfindungen werden können; der geschlechtliche Genuß kann sich an die Wiederkehr der Eindrücke knüpfen, die ihn zum ersten Male hervorgerufen haben. Bei psychischer Hermaphrodisie ist das Mißlingen des ersten normalen Beischlafversuchs oft bestimmend für den Übergang zur homosexualen Ausübung. Diese Erwägungen scheinen namentlich in prognostischer Beziehung wichtig, weil die erworbene Anomalie eher besiegbar erscheint als die angeborene. In der Tat hat die hypnotische Behandlung entschiedene Erfolge aufzuzuweisen. Nach SCHRENCK-NOTZING, dessen Erfahrungen ich bestätigen kann, richtet sich die Suggestion zunächst gegen die Onanie und die geschlechtliche Erregbarkeit überhaupt, weiterhin wird Unempfänglichkeit gegen das eigene Geschlecht und gegen die speziell reizenden Einwirkungen und Verblassen der geschlechtlich abnormen Phantasiebilder suggeriert und endlich Neigung zum anderen Geschlecht und zum normalen Geschlechtsverkehr einzupflanzen gesucht. Der genannte Autor legt besonderen Wert auf regelmäßigen normalen Geschlechtsverkehr, und in der Tat kann das Gelingen eines solchen sehr Gutes wirken, anderseits schadet das Mißlingen sehr, und die bekannten Gefahren des außerehelichen Verkehrs ermuntern auch nicht zu solchen Ratschlägen. Noch weniger können wir die Ehe für solche Belastete ärztlich empfehlen.

4. Abweichungen im Gebiete des Charakters, des Verstandes und der Phantasie.

Krankhafte Charaktere finden sich unter den Belasteten in großer Zahl. Die mangelhafte Harmonie der verschiedenen Zweige der geistigen Fähigkeiten und vielfach eine mangelnde oder unvollkommene Ethik schaffen abnorme Menschen der verschiedensten Art. Dahin gehören der Geizige, der Schätze sammelt, ohne sie zu genießen, und auf seinen Geldsäcken verhungert; der einsame Sonderling, der sein Leben unter angehäuften Nutzlosigkeiten verbringt, streng von jedem Verkehr mit Menschen abgeschieden, vielleicht mit der Aufbewahrung und Ordnung seiner abgeschnittenen Nägel und Haare, seines Nägelschmutzes und noch unangenehmerer Abfälle beschäftigt und ohne Zeit und Neigung für irgend eine andere Tätigkeit; der Hochmütige, der mit eingebildeten Talenten in Literatur, Künsten und Wissenschaften prahlt, als Angehöriger der vornehmen Welt gelten will, sich um jeden Preis in deren Kreise drängt, sich der Intimität mit bedeutenden Personen und familiärer Beziehungen zu Ministern, Gesandten und gekrönten Häuptern rühmt und alles Geld, das er in rechtmäßiger oder unrechtmäßiger Weise auftreiben kann, dazu benutzt, um sich den Anstrich des großen Mannes oder der Weltdame zu geben, der für reich gelten möchte, ohne es zu sein, mit großen Trinkgeldern über seine Mittel die Bewunderung von Kellnern und Dienstboten zu erwerben sucht, seine Angehörigen und seine Standesgenossen geringschätzt, obwohl er keinerlei Grund hat, sich über sie zu erheben, und über seinen verkehrten Strebungen seine Pflichten vernachlässigt. Andere Typen sind der beständig um ein nichts und alle Augenblicke für etwas anderes Begeisterte, der Spielsüchtige, der sein Vermögen und seine Ehre im Glücksspiel daran gibt, der Kleinigkeitskrämer, der beständig am Kleinen und Unwesentlichen festhängt und darüber alles Wertvolle fahren läßt, der Paradoxe, der grundsätzlich nie der allgemeinen Ansicht beistimmt, sondern stets seine Meinung für sich haben muß und durch keine Gründe zu überzeugen ist, der Streitsüchtige, der bei jeder Gelegenheit seinen Protest einlegen und seinen eigenen Weg gehen muß, der Exzentrische, der sein Geld darauf verwendet, bei

Regenwetter alle Droschken vor einem Theater in Beschlag zu nehmen, damit das Publikum, das seine Unzufriedenheit erregt hat, naß werde; der Verschwender, der weit über seine Mittel nutzlose Dinge kauft, nur um sie zu kaufen und sie ungebraucht und unausgepackt zu Hause stehen zu lassen. Auch gewisse Hochstapler unternehmen ihre Schwindeleien nur aus einer krankhaften, unklaren Sucht zu prahlen. Sehr nahe stehen ihnen die Gewohnheitslügner aus krankhafter Anlage, die bald selbst an ihre Konfabulationen glauben, glänzende Schilderungen aus ihrer Vergangenheit entwerfen usw. Auf abnormer Urteilschwäche beruhen ferner die Einbildungen der bekannten Erfinder des Perpetuum mobile, der Quadratur des Kreises, der Aufhebung der Schwerkraft; die Künste der ungebetenen Berater kranker Fürsten und kriegführender Feldherren, die selbstgepriesenen Leistungen zahlreicher Dichter und Reformatoren und anderer Unverstandenen.

Viele von diesen Belasteten zeichnen sich durch glänzendes Gedächtnis, vortreffliche Redegabe oder auch durch einzelne glänzend entwickelte Fähigkeiten aus, oder durch große künstlerische Begabung; manche sind auffallend früh entwickelt, andere zeigen eine wirklich wertvolle Originalität in Auffassungen und Ansichten, so daß sie dem Genie nahestehen. Oft sind sie geradezu partielle Genies oder bei schwererer Belastung Karrikaturen von Genies. Das echte Genie zeigt neben den hervortretenden guten Eigenschaften und Begabungen ein mindestens normales Gleichmaß der übrigen Fähigkeiten, während diese Belasteten neben ihren genialen Zügen große Unvollkommenheiten auf diesem oder jenem Felde bieten. Unter Umständen sind sie ganz unzugänglich für Zahlen und Rechnen, für Musik, für Zeichnen, für äußerliche Ordnung, für regelmäßige Arbeit usw. Deshalb täuschen sie fast immer bald die anfangs oft sehr hohen Erwartungen.

Eigentümliche Bilder entstehen, wenn auf dem Gebiete der Vorstellungen einzelne in krankhafter Wertbetonung hervortreten, überwertige Ideen, WERNICKE. In dieser Beziehung spielen namentlich die Liebe und die Eifersucht eine sehr große Rolle Wenn schon die normale Liebe einen bedeutenden Raum im Denken und Handeln des Verliebten einnimmt: geschlechtliche Hörigkeit, VON KRAFFT-EBING, so kann sie unter krankhaften

Verhältnissen schließlich das ganze Vorstellungsleben beherrschen. Von dem geschlechtlichen Verlangen kann diese Erotomanie ganz unabhängig sein. Häufig richtet sich die Liebe in diesen Fällen an ganz Fernstehende, zuweilen an ein eingebildetes Wesen der Phantasie. Annäherungsversuche können ganz ausbleiben, aber sie können auch zu schweren Anstößen führen. Ein mir bekannter Kranker dieser Art glaubte in der noch nicht erwachsenen Tochter eines Schenkwirts das Ideal seines Lebens gefunden zu haben und versuchte jahrelang, die von ihren Eltern verbotene Unterredung mit allen Mitteln ins Werk zu setzen, obwohl sein gewaltsames Vorgehen ihn ins Gefängnis und schließlich in die Irrenanstalt brachte; allen Auseinandersetzungen begegnete er mit der überzeugungstreuen Äußerung, daß sein moralisches Recht an seine Geliebte (die von ihm gar nichts wissen wollte) über das Elternrecht ginge, und daß er immer wieder den Verkehr mit ihr aufsuchen würde

Auf ähnlich krankhaftem Boden kann sich die Eifersucht zu einem alleinstehenden Eifersuchtswahn gestalten, der keine Gründe und keinen Halt mehr kennt. Manche religiöse und politische Fanatiker bieten ebenfalls vorzügliche Beispiele von überwertigen Ideen und ihrer Macht.

5. Störungen des Handelns

können bei erblich Abnormen so sehr in den Vordergrund treten, bei scheinbar ungestörtem Verstande, daß man lange Zeit ein *délire des actes* (Irrehandeln statt Irresein) oder besondere Monomanien, *folie raisonante* u. dgl. annehmen zu müssen glaubte. Gegenwärtig ist es allgemein anerkannt, daß ohne gröbere Störungen des Verstandes und Bewußtseins krankhafte Handlungen nur auf dem Boden des eigentümlichen geistigen Zustandes vorkommen, den wir als psychopathische Belastung geschildert haben.

Die abnormen Handlungen haben etwas verschiedene Bedeutung, indem sie zum Teil impulsiv, triebartig erfolgen, also ohne daß der Handelnde imstande ist, sich dem gebieterischen, durchaus zwingenden, dabei oft ganz unklaren inneren Drang zu widersetzen, während andere Male der Handelnde einem leichten inneren Antriebe besonders deshalb willenlos nachgibt, weil sein ethisches Gefühl zu wenig ausgebildet ist, um ihn zurückzuhalten. Die letztere Form hat man auch als *folie morale* oder *moral insanity* bezeichnet, während es sich in Wahrheit nicht um eine eigene Krankheitsform, sondern um eine ethische Minderwertigkeit auf hereditär abnormem Boden und mit mehr oder weniger ausgeprägtem Schwachsinn handelt Nur das Vorhandensein der krankhaften Gesamtbeschaffenheit unterscheidet diese Kranken von dem geborenen Verbrecher LOMBROSOS, während allmähliche Übergänge zwischen beiden zweifellos vorkommen. Kann doch die psychopathische Belastung durch Alkoholmißbrauch, Gemütsbewegungen und körperliche Störungen erworben werden, die wiederum mit dem Verbrechertum untrennbar zusammenhängen.

Verhältnismäßig reine Triebe, ohne den Beigeschmack des ethischen Defekts, sind besonders der sogenannte instinktive Selbstmord, wobei namentlich in bestimmten Familien Selbstmord ohne rechten Anlaß, etwa in einem bestimmten Alter, verübt wird; der Brandstiftungstrieb, Pyromanie, der namentlich in der Pubertät, während der Menstruation und endlich bei Alkoholismus als dunkler, unwiderstehlicher Trieb auftaucht; der Mordtrieb, der besonders bei schwer belasteten Onanisten vorkommt; der Stehltrieb, Kleptomanie, und der krankhafte Kauftrieb, Oniomanie, die beide namentlich bei Menstruierten, ersterer auch bei Epileptischen als Vorläufer eines Dämmerzustandes, auftreten. Zuweilen kleiden diese Triebe sich mehr in das Gewand einer Zwangsvorstellung, z. B. bei dem Dienstmädchen in der Familie ALEXANDER VON HUMBOLDTS, das um seine Entlassung bat, weil ihm jedesmal beim Auskleiden des Kindes der Gedanke kam, ihm den Bauch aufzuschlitzen. Häufiger gesellt sich zu dem dunkeln Triebe eine bestimmte Halluzination, ein Feuerschein (vgl. S. 162) oder ein befehlender Zuruf. Zuweilen geben die Betreffenden vor Gericht unter dem Einfluß drängender Fragen fälschlich andere Gründe an, besonders Rachsucht u. dgl., ähnlich wie für die posthypnotischen Suggestionshandlungen gewöhnlich irgendwelche Gründe angeführt werden. Im Gegensatz dazu kommen Affekthandlungen aus geringen Motiven oft bei Imbezillen und Idioten vor (vgl. Abschnitt VII, 6).

Der periodische Trieb nach Alkoholgenuß, die

Dipsomanie, gehört der Epilepsie an (vgl. S. 159), der überhaupt die geschilderten Zustände nahestehen.

Viel weniger deutlich, aber doch bis zu einem gewissen Grade beherrschend zeigt sich der instinktive Trieb bei einer anderen Gruppe Belasteter als Unstetigkeit. Die Betreffenden haben eine angeborene Neigung zu Ortsveränderungen. Die Gefühle, die andere Menschen an die Heimat mit ihren tausend Beziehungen anknüpfen, die bei Gesunden nur durch bestimmte Überlegungen, durch wissenschaftliche oder Handelsaufgaben usw. überwunden werden, sind bei ihnen gering entwickelt, und dazu kommt eine Art Angst vor der Ruhe, eine unklare Unternehmungslust, die sie in die Weite hinaustreibt. Foville hat sie als *migrateurs*, Wanderungssüchtige, bezeichnet. Bei Besitzenden führt diese Unstetigkeit vorzugsweise zu Reisen mit dem Schein der Wißbegierde, des geographischen und ethnologischen Interesses, bei der erwerbenden Klasse zu häufigem Wechsel der Stellung und des Berufs unter Bevorzugung entlegener Orte und Länder — daher so manche auffallende Handlungen der Deutschen in Afrika! usw. —, bei Ungebildeten ist ihr Ausfluß vor allem das Vagabundenleben, dem freilich auch zahllose Gebildete anheimfallen, denen geistige oder ethische Unvollkommenheiten, Neigung zu Alkoholismus und zu periodischer Untätigkeit usw. den Weg der normalen Arbeit verschlossen haben. Ein großer Teil der Vagabunden gehört zu den Imbezillen (vgl. VII, 6); aber ein nicht geringer, wahrscheinlich ein größerer, zu den einfach psychopathisch Belasteten.

Wo sich mit der Unstetigkeit größere ethische Defekte verbinden, werden die Kranken leicht zu Hochstaplern jener aus den Zeitungsberichten bekannten Art, deren Dreistigkeit unbegreiflich erscheinen würde, wenn man nicht die ganze Entstehungsweise ihres Verhaltens kennte. Das periodische Zurücktreten ihrer Triebe erscheint dann dem Uneingeweihten häufig als Besserung durch äußere Einflüsse.

In anderen Fällen führt die triebartige Unruhe im Verein mit Selbstüberschätzung und Urteilschwäche zu beständigem Kampfe gegen andere, oft mit der selbstgeglaubten, schließlich wahnhaften Unterlegung, daß man das Recht im Sinne der eigenen geschädigten Persönlichkeit oder aus Grundsatz verteidige. Falret hat diese Kranken als *persécutés persécuteurs*, als „verfolgungsüchtige Verfolgte“, bezeichnet. Sie glauben sich geschädigt, namentlich nicht entsprechend ihren Leistungen belohnt oder gefördert, und gehen gegen die Ungerechten vor. Eine Abart dieser Verfolgungsüchtigen bilden gewisse anonyme Briefschreiber, die auf Grund einer wirklichen oder vermeintlichen Zurücksetzung unausgesetzt namenlose Briefe beleidigenden Inhalts an die angeblich Schuldigen, ihre Angehörigen und Vorgesetzten usw. schreiben. Verschiedenheiten kommen insofern vor, als die Schreiber, schon um nicht erkannt zu werden, selten den eigentlichen Vorgang berühren, sondern entweder allgemeine Beschimpfungen loslassen, oder zu geschlechtlichen Verdächtigungen u. dgl. greifen, auch wohl Bestellungen für die Gehaßten machen, wobei der Inhalt (z. B. Särge) die böse Absicht unterstützen muß. Zuweilen fehlt für das Vorgehen jeder offene Anlaß, so daß kaum etwas übrig bleibt, als in dem völligen Fehlen der Moral den Grund zu sehen, wobei eine übel geleitete Phantasie mitspielt. So in den Fällen, wo eine achtzehnjährige Waise ihren Pflegeeltern einzeln den Gedanken der ehelichen Untreue des anderen Teiles eingibt, wo Knaben behaupten, von Männern zu Unsittlichkeiten verlockt zu sein, wo Damen der Gesellschaft sich über Belästigungen durch Herren ihrer Kreise beklagen und Mädchen mit allen Einzelheiten Notzuchtversuche erdichten und sich zur Beglaubigung Wunden beibringen, die Hände auf den Rücken binden usw.

Eine eigenartige Form der verfolgten Verfolger stellen die Querulanten dar. Von vielen Autoren wird ihre Krankheit unter dem Namen Querulantenwahnsinn als eine Form der Paranoia aufgefaßt, wobei von dem gewöhnlichen Bilde abweichend der Wahn sich nicht auf vitale, sondern auf rechtliche Beeinträchtigungen gründe. Es sind aber aber auch genug andere Unterschiede vorhanden, während bei den Belasteten Anklänge und Übergänge zum Querulanten nicht selten sind. Gewöhnlich gibt eine Streitigkeit, eine getäuschte Hoffnung, ein verlorener Prozeß den Anstoß zum Ausbruch. Oft handelt es sich um Sachen, wo wirklich ein gewisses moralisches Recht gestört ist, z. B. wenn jemand eine ihm versprochene Stelle nicht erhalten hat, weil das Versprechen keine rechtliche Gültigkeit hatte u. dgl., oder die Streitfrage liegt so, daß der gewöhnliche Sinn anders urteilt als der Richter und das Gesetz. Dann beruhigt sich der Geschädigte nicht bei dem Urteil, sondern er legt Berufung ein, und wenn diese abgelehnt ist, ist er nicht überzeugt, sieht auch den Grund des Mißerfolges nicht in den wahren Ursachen, sondern in Bestechlichkeit und Voreingenommenheit der Richter, falschen Aussagen der Zeugen usw. Seine geringe Urteilfähigkeit — meist ist recht deutliche Beschränktheit vorhanden — gestattet ihm jetzt weniger als je ein ruhiges Überlegen; der Affekt trübt zugleich seine Wahrnehmungen, er faßt die Äußerungen des Richters und der Zeugen gar nicht mehr richtig auf usw. (Erinnerungsfälschung, vgl. S. 27). Gewöhnlich haben die Querulanten sich schon früher durch Eigentümlichkeiten ausgezeichnet, durch eigensinnige Rechthaberei und Streitsucht, durch Neigung zur Zersplitterung ihrer Tätigkeit, zuweilen durch gewisse Leistungen auf einem ihnen fernliegenden Gebiet, wodurch ihre Selbstschätzung abnorm erhöht wurde, u. dgl. m. Ein mir bekannt gewordener Querulant, ein Handwerker, war in seinen Mußestunden Astronom und machte mit selbstgefertigten Werkzeugen Beobachtungen, die von einer großen Sternwarte als brauchbare Beiträge angenommen wurden; sein ungeordnetes, ungewaschenes Äußeres stand in eigentümlichem Gegensatz zu seinen wissenschaftlichen Neigungen. Er wurde Querulant, als sich bei einer Straßenregelung herausstellte, daß ein an seinem Hause liegender Gartenfleck wider Erwarten nicht zu seinem Grundstück gehöre usw. — Nach Durchfechtung der ursprünglichen Sache, wobei nach dem Reichsgericht noch Parlament und Herrscher angerufen werden, geht der „Prozeßkrämer“ zu Nebenprozessen gegen die Richter, die Zeugen, die Sachverständigen, und jedes Erkenntnis, das ihn abweist oder bestraft, befestigt seine Ideen und veranlaßt ihn zu neuen Schritten. Weil er ganz für seinen „Fall“ lebt, wird es ihm leicht, eine Reihe von Gesetzeskenntnissen zu erlangen und bestimmte Paragraphen auswendig zu lernen, die dem Unkundigen bei der lebhaften, überzeugten Redegabe des Querulanten den zuverlässigsten Eindruck machen können. Die Wirkung der beständigen, rücksichtslosen Verunglimpfung der Gerichte usw. kann schließlich höchst gemeingefährlich werden, außerdem kommen auch tätliche Angriffe auf die „Feinde des Rechtes“ vor. Schließlich kann es durch weitere Ausbildung der Beeinträchtigungsideen zu echter Paranoia kommen (der Kranke wähnt Vergiftungsversuche, Mordanschläge, womit er aus dem Wege geräumt werden solle, oder hält sich für einen Reformator und Rechtsbefreier, der zum Märtyrer geworden sei usw.), in den meisten Fällen aber bleibt es bei dem Querulieren, das mit zunehmendem Verblassen des Affektes und wachsender Urteilschwäche endlich in ein harmloses Hersagen von eingelernten Redensarten und Gesetzesparagraphen übergeht. Im Verlauf sind periodische Steigerungen und Nachlässe der krankhaften Tätigkeit sehr häufig.

Behandlung der Grenzzustände.

Die wichtige Verhütung der eben geschilderten Störungen des Seelenlebens fällt mit der im allgemeinen Teil, S. 52—55, besprochenen Verhütung der Geisteskrankheiten überhaupt zusammen.

Wo sich in der Kindheit Spuren der krankhaften Anlage zeigen, muß die gesamte körperliche und geistige Erziehung mit größter Sorgfalt nach nervenärztlicher Vorschrift geregelt werden. Es ist kein Zweifel, daß man dadurch vielfach krankhafte Anlagen unterdrücken und normales Wesen erzielen kann. Wo krankhafte Eigentümlichkeiten der Eltern die ungünstige Einwirkung des Beispiels auf die belasteten Nachkommen eintreten lassen, ist die Versetzung der Kinder in gesunde Verhältnisse besonders wertvoll. Sie sollen aber nicht in Anstalterziehung gegeben werden, sondern man muß sie in gesunde Familien verpflanzen, wo sie genau beobachtet und je nach Art des Einzelnen behandelt werden können. Noch gar zu oft, vielleicht in der großen Mehrzahl der Fälle, werden derartige eigentümliche oder mißratene Kinder in die Hände eines strengen Erziehers gegeben, sehr zu ihrem Nachteil, denn nur Güte und Geduld können ihnen helfen, jede Strenge ist geeignet, sie verstockt und für den erzieherischen Einfluß unzugänglich zu machen. Daß die gewaltsame Erziehung entbehrlich ist, haben die Erfahrungen der wenigen ärztlich geleiteten Anstalten für Schwachsinnige und Epileptische zur Genüge bewiesen. Man ist dort mit der ärztlichen, psychiatrischen Milde und Nachsicht viel weiter gekommen als mit den Züchtigungs- und Strafgewohnheiten, die in den Rettungshäusern, Zwangserziehungsanstalten und leider auch in vielen pädagogisch geleiteten Idiotenanstalten an der Tagesordnung waren. Die eigentliche Behandlung ist nach den verschiedenen Formen verschieden.

Die Stimmungsanomalien werden oft sehr günstig beeinflußt, wenn die Kranken einen ärztlichen Rat erhalten, der ihre ganze Lebensweise regelt, ihnen vorschreibt, was sie tun und lassen sollen, unnötige Ansprüche an ihre Kraft ausschaltet, vermeintliche Verpflichtungen durch ärztliches Verbot aufhebt und Arbeit, Ruhe und Erholung nach den individuellen Kräften vorschreibt. Oft läßt sich das am besten erreichen, wenn die Kranken in einer kleinen Nervenanstalt, wo Zeit zur Besprechung aller Einzelheiten ist, ein gesundes Leben kennen lernen und allmählich an wachsende Anforderungen gewöhnt werden. Ich habe das in meinem eigenen Sanatorium in der Großstadt ohne eigentliche Arbeitseinrichtungen vielfach erreicht, indem ich die zunächst ausgeruhten Kranken nach und nach an das Treiben der Stadt, an Besuche der Kunstanstalten, an Vorträge und Lehrgänge gewöhnte, und habe erlebt, daß sie mit dieser Vorbereitung weiterhin den Anforderungen des Lebens ganz gut nachkommen konnten. Von anderer Seite — Moebius, Grohmann, Bleuler u. a. sind besondere Nervenheilanstalten mit Arbeitsunterricht empfohlen worden.

Zuweilen ist es ratsam, die trübe Stimmung zunächst einmal durch eine eigentliche Kur zu lindern oder zu beseitigen, nach dem für die Depressionszustände (Abschnitt VI, 2) angegebenen Verfahren. Auch die hypnotische Suggestion kann man oft mit Nutzen anwenden, um das Selbstvertrauen zu steigern, einzelne Beschwerden zu beseitigen usw.

Die Zwangs- und Angstzustände in ihren leichteren Formen weichen nicht selten der üblichen diätetisch-physikalischen Behandlung der Sanatorien, im Verein mit der erzieherischen Einwirkung der Anstaltärzte und der Leidensgenossen. Für die schwereren und eingewurzelten Fälle habe ich (auf dem Moskauer Ärztekongreß 1897) die Behandlung mit Kodein- oder Opiumkuren empfohlen, die in der Tat auch in Jahrzehnte alten Fällen wirkliche Heilungen erzielen. Das Verfahren wird genau so angewendet, wie es für die Behandlung der Depressionszustände vorgeschrieben ist; es handelt sich ja in beiden Fällen um Erkrankungen der Organe oder Apparate, die der Stimmung vorstehen. Daneben ist der psychische Einfluß des Arztes von großer Bedeutung, der den Kranken über die Erscheinungen aufklärt, ihm beibringt, daß man die Zwangszustände nicht mit dem Willen beherrschen, wohl aber ihnen bis zu einem gewissen Grade aus dem Wege gehen kann. Von manchen Autoren wird auch hier die Hypnotherapie gerühmt.

Die Behandlung der Störungen des Geschlechtsgefühls und des Geschlechtstriebes ist schon auf S. 185 besprochen worden. Es soll hier nur noch im allgemeinen Zusammenhange ausgesprochen werden, daß in dieser Richtung viel Nutzen von einer Klärung der noch sehr streitigen Frage zu erwarten ist, wann und wie die Belehrung der Kinder über die geschlechtlichen Verhältnisse vorgenommen werden soll. Meines Erachtens muß darin ganz individuell vorgegangen werden. Eine genaue Beobachtung der Kinder, ob geschlechtliche Triebe auftreten, ist in jedem Falle von den ersten Lebensjahren an nötig. Gelegentlich auftretende Erektionen bei Knaben haben keine Bedeutung, sie finden sich sehr oft auch bei gesunden, nicht sexuell erregten Knaben, namentlich bei gefüllter Blase und bei vorhandener Phimose. Häufige Erektionen geben die Notwendigkeit, eine Phimose zu beseitigen, zu regelmäßiger Harnentleerung anzuleiten. Spielt ein Kind gern an den Geschlechtsteilen, so ist sorgfältig nachzuforschen, ob irgend ein örtlicher Reiz dazu veranlaßt (Oxyuren, reibende Kleidung, Ekzem u. dgl.). Je nach dem Verhältnis der Eltern zu dem Kinde wird ein Verbot oder ein Verspotten der häßlichen Angewohnheit diese beseitigen. Ruft das Kind dadurch absichtlich Wollustempfindungen hervor, so muß neben der Belehrung und strengem Verbot versucht werden, durch geeignete Mittel die geschlechtliche Reizbarkeit herabzusetzen. Dazu eignen sich besonders körperliche Übungen, jedoch nicht im Übermaß, langdauernde Bäder von 34—32 ° C. und innerliche Anwendung von Bromnatrium oder Bromipin monatelang. Die oft empfohlene Anwendung schmaler Kost und harter Lagerstätten ist ohne günstigen Einfluß, dagegen muß natürlich zu warmes Lager vermieden werden. — Treten die Heranwachsenden in das Leben hinaus, die jungen Männer als Studenten oder Lehrlinge, die jungen Mädchen in Pensionate oder Familien- oder Berufsstellungen, so ist jedenfalls eine vernünftige Aufklärung über die geschlechtlichen Verhältnisse nötig, um Gefahren zu vermeiden. Bei den Mädchen wird sie am besten durch die Mutter geschehen, bei den jungen Männern oft am besten durch einen Freund des Vaters, der leichter einen unbefangenen Ton finden und durch ganz offene, wie kameradschaftliche Aussprache einen dauernden Eindruck machen wird. Die heutigen Erfahrungen sprechen mit Sicherheit dafür, daß die geschlechtliche Abstinenz streng zu fordern ist, weil sie keinen gesundheitlichen Nachteil bringt, aber vor ungeheuren Gefahren bewahrt. Man darf dem nicht entgegenhalten, daß es einzelne Neurastheniker gibt, die durch Abstinenz peinliche Zustände bekommen; wahrscheinlich würde das nicht der Fall sein, wenn sie nicht durch die früher allgemein herrschenden Lehren unter der Suggestion von der Notwendigkeit des geschlechtlichen Verkehrs ständen, und außerdem sieht man bei solchen Kranken immer wieder, daß der zur Erleichterung aufgesuchte Geschlechtsverkehr ihnen nur vorübergehend wohltut.

Die abnormen Charaktere zu behandeln, gelingt nur in den Jahren der Erziehung. Später ist alle Mühe vergebens, um so mehr, da das Bewußtsein der krankhaften Eigentümlichkeit fehlt. Kommen sie schließlich mit anderen Menschen in schwere Zusammenstöße, so bleibt oft nichts anderes übrig als die Irrenanstalt. Natürlich fühlen sie sich hier widerrechtlich eingesperrt, und die Klagen dieser Kranken sind es denn auch besonders, die das alte Lied von der ungerechten Einschließung in Irrenanstalten wieder auffrischen. Eben weil es sich um Grenzzustände handelt, weil die Kranken nur bei genauer Kenntnis als krank erkannt werden können, finden sie auch immer Leute, Anwälte und Zeitungen, die sich der vermeintlich in ihrer Freiheit Geschädigten annehmen. Die begutachtenden Ärzte sind nicht selten schuld an verkehrten Urteilen der Gerichte und der Presse, weil sie die Kranken nach alter Weise in der großen Mappe der Paranoia unterbringen wollen, während jedermann sieht, daß sie sich von den bekannten Verrückten himmelweit unterscheiden. Daß sie einen Sparren haben, sieht jeder Laie, aber man will sie deshalb nicht zu Verrückten stempeln. Gibt sich dagegen der Sachverständige die Mühe, dem Gericht den Grenzzustand klar zu machen und darzulegen, daß die krankhaften Eigentümlichkeiten allmählich zur Unzurechnungsfähigkeit und zur Gemeingefährlichkeit hinüberleiten, so allmählich, wie der stete Tropfen den Eimer füllt, so wird er fast immer seine Ansicht zur rechten Geltung bringen. Im bürgerlichen Rechtsverfahren verdient auch hervorgehoben zu werden, daß für solche Kranke die Entmündigung nicht ein Nachteil, noch viel weniger eine Strafe ist, sondern ein Schutz. Das wird auch fast immer verkannt.

Die krankhaften unwiderstehlichen Triebe bringen die daran Leidenden fast immer in dauernde Anstaltspflege oder bei Verkennung des krankhaften Grundes der Erscheinungen in Haft. In der Jugend würde voraussichtlich durch geeignete Erziehung und Behandlung, durch Fernhaltung von Alkohol und in den der Epilepsie nahestehenden Fällen durch lange fortgesetzte Brombehandlung ein Nutzen zu erreichen sein.

VI. Degenerationspsychosen.

1. Paranoia, Verrücktheit.

Die Paranoia ist eine der häufigeren Geisteskrankheiten. Ihr Wesen besteht darin, daß sich ganz allmählich bei erhaltener Besonnenheit und ohne primären Affekt Wahnvorstellungen entwickeln, die sich festsetzen und in eine gewisse logische Verknüpfung gebracht werden; sie gehen entweder aus Sinnestäuschungen hervor: halluzinatorische Form, oder sie entstehen rein durch krankhafte Vorstellungsverknüpfungen: kombinatorische Form. Eine Trennung dieser beiden Formen ist übrigens nur künstlich durchführbar. Nach dem Hauptinhalt der Wahnvorstellungen unterscheidet man gewöhnlich noch die depressiven Formen, mit Verfolgungswahn, und die expansiven, mit Größenwahn (vgl. S. 31). Aber auch diese vermischen sich oder gehen ineinander über.

Die Paranoia entsteht fast immer bei Personen, die schon vorher gewisse Eigentümlichkeiten boten. Abgesehen von den körperlichen Entartungszeichen (vgl. S. 41) haben sie sich oft schon in der Jugend durch eine Neigung zur Absonderung von anderen Kindern, einseitige Begabung, lebhafte Einbildungskraft, grundlose Verstimmungen und Abneigungen, auffallendes Haften einzelner Eindrücke und Vorstellungen u. dgl. m. ausgezeichnet. In der weiteren Entwicklung tritt häufig eine zu große Beachtung der eigenen Persönlichkeit in körperlicher oder geistiger Beziehung hervor. Sie bemerken abnorme Organgefühle und beschäftigen sich in Gedanken damit, während normalen Menschen ihres Alters solche Kleinigkeiten gar nicht bewußt werden: sie legen auch übermäßigen Wert darauf, was andre über sie denken. Diese egoistischen Züge erklären sich wohl so, daß durch abnorme Veranlagung die höheren Assoziationen, das „sekundäre Ich", gegenüber dem primären, kindlichen Ich, das im wesentlichen das körperliche Selbstgefühl umfaßt, in der Entwicklung zurückgeblieben sind, wie das für etwas andere Beziehungen SIOLI in geistvoller Weise angenommen hat. Jedenfalls finden sich so schon in dem heranwachsenden Menschen die Keime abnormer Gefühlsbetonung der auf die eigene Person bezüglichen Vorstellungen, die in der weiteren Entwicklung die Fälschung des Urteils zu Wahnvorstellungen ermöglicht. So bringt beim Anblick eines Kaiserbildes, beim Hören der Worte „das ist gefährlich", beim Lesen der Niederlassungsanzeige einer Hebamme usw. die krankhafte Gefühlsbetonung es zuwege, daß dem Betreffenden der Gedanke aufschießt; „Ich bin des Kaisers Sohn" oder „Man will mich umbringen" oder „Ich bin in anderen Umständen". Diese krankhafte Eigenbeziehung tritt auch in anderen Psychosen deutlich hervor, wo entweder ein Affekt überwiegt, wie bei der Melancholie, oder das Vorstellungsleben geschwächt ist (Verwirrtheit, Schwachsinn, Hysterie). In der angedeuteten Weise knüpft sich an normale Wahrnehmungen, besonders gern auch an solche, die aus dem eigenen Körper stammen (z. B. Magenverstimmung), eine wahnhafte Auslegung (als Vergiftung); in anderen Fällen werden Halluzinationen oder Illusionen willig aufgenommen und zu Wahnideen verarbeitet. Der Kranke hört sich durch Stimmen aus der Ferne bedrohen, oder er vernimmt Schimpfworte aus dem Rasseln der Räder eines vorbeifahrenden Wagens. Zunächst werden diese Wahrnehmungen und Gedanken oft noch zweifelnd betrachtet, allmählich aber erlangen sie Gewalt über das Vorstellungsleben, und in demselben Maße pflegt auch die Ausführlichkeit der halluzinierten Reden und Handlungen, die weitere Deutung der abnormen Auffassungen fortzuschreiten. Die bedrohenden Reden werden nach ihrem Inhalt oder nach dem Klange der Stimme auf bestimmte Personen, oft auf Bekannte aus früherer Zeit, andere Male auf zufällig Vorübergehende, auf Nachbarn, auf unbestimmte Vereinigungen (Freimaurer, Jesuiten, Advokaten usw.) bezogen. Scheinen sie aus weiter Entfernung zu kommen, so werden unterirdische Gänge, telegraphische oder telephonische Verbindungen u. dgl. angenommen, mit unsichtbaren Drähten oder durch die Luft, durch ein „Ätherverfahren" usw. Gewöhnlich bleibt es nicht bei Gehörstäuschungen, obwohl diese am häufigsten sind. Das Gemeingefühl und die Organgefühle werden ebenfalls gestört, die Kranken fühlen sich anblasen, zwicken, verbrühen, man speit ihnen in den Mund, preßt ihnen die Brust zusammen, setzt ihnen Schlangen in den Leib, zapft ihnen den Samen ab, nimmt alle Arten von Unzucht an ihnen vor, elektrisiert und chloroformiert sie usw. Durch Gesichtstäuschung erscheinen ihnen die eigenen Züge in ein Affengesicht verwandelt, Bilder bewegen die Augen und den Mund. Gesichtshalluzinationen sind (außer bei Paranoia der Alkoholisten und der Hysterischen) selten, am meisten kommen noch Erscheinungen von Gott, von Heiligen u. dgl. vor. Geschmacks- und Geruchstäuschungen sind um so häufiger. Zimmer und Speisen riechen und schmecken nach Kot, Schwefel, Leichen usw. Die verschiedenen Arten von Täuschungen verbinden sich zu abgeschlossenen Bildern: der Kranke sieht und hört, daß seine Speisen Gift enthalten, er schmeckt und riecht es und verspürt auch die Wirkung. Zuweilen werden Fluchtversuche angestellt, um dem Treiben zu entgehen, aber nach wenigen Tagen sind die Verfolger auf der Spur. Der Gequälte verstopft sich die Ohren, wendet alle möglichen Vorsichtsmaßregeln beim Essen an, beschwert sich bei den Behörden, stellt die nichts ahnenden Verfolger zur Rede, greift sie auch wohl gefährlich an. Andere Kranke suchen durch lautes Schimpfen ihre Gehörstäuschungen zu übertäuben. Von ihrer Umgebung nehmen sie ohne weiteres an, daß sie alles mit höre, die entgegengesetzte Behauptung erfüllt sie nur mit Mißtrauen. Oft hören sie, wie alle ihre Gedanken ihnen laut vor- oder nachgesprochen werden, so daß ihre Umgebung alles weiß, was sie denken. Alle ihre Kenntnisse werden zur Erklärung der Empfindungen hervorgezogen:

ein früherer Offizier, der einmal einen Aufsatz über das Sprachzentrum gelesen, erklärte sich eine eingebildete Erschwerung des Sprechens dadurch, daß eine bestimmte ihm feindliche Persönlichkeit auf seiner dritten linken Stirnwindung sitze. Zur Bezeichnung derartig barocker Vorstellungen werden oft eigene Worte gebildet, z. B. „der Zeif zötscht mich“, als Ausdruck für bestimmte qualvolle Empfindungen. Eine Erklärung derartiger Wortbildungen ist meist nicht zu erlangen, es sind Einfälle oder halluzinierte Wörter.

Sehr oft entwickeln sich neben den Verfolgungsideen früher oder später Größenvorstellungen. Wenn beide, wie gewöhnlich, nebeneinander fortbestehen, so wird auch dafür ein logischer Zusammenhang hergestellt. Weil der Kranke alle Quälereien mutig ertragen hat, wird er jetzt von Gott erhöht oder von mächtigen Freunden losgekauft, oder umgekehrt, er wird verfolgt, weil er ein so bedeutender Mensch, ein Sohn des Kaisers, ein neuer Christus usw. ist. Zuweilen halten sich die Würden und Vorzüge zunächst in bescheidenen Grenzen: der ehemalige Unteroffizier ist Leutnant geworden, der Handwerker ein wohlhabender Fabrikant usw., andere Male werden die höchsten Titel genannt, Kaiser, Gott und Obergott. Übernatürlichen Stimmen geben ihm Befehle und stellen ihm köstliche Genüsse in Aussicht.

Besonders phantastische Wahngebäude kommen zustande in den Fällen, wo Halluzinationen die Nebenrolle spielen und wesentlich Kombinationen und freie Erfindung herrschen. Die Kranken bezeichnen als Quelle ihrer Erkenntnis oft „innere Stimmen“. Sie sind nicht mehr dieselben wie früher, sie sind vertauscht, verwechselt, um für andere, für Verbrecher zu leiden. Ihre Bekannten sind ganz anders gegen sie; im Gespräch und in öffentlichen Reden kommen Sätze vor, durch die sie zum Gespötte aller Leute dastehen; die Zeitungen werden alle anders gedruckt, um sie zu täuschen; Kaiser Wilhelm I. und Moltke sind gar nicht gestorben; Bismarck ist noch Reichskanzler usw. Besonders reich ist die Tätigkeit dieser Kombinationen im Verein mit Erinnerungsfälschungen gewöhnlich bei Kranken mit Überschätzungsvorstellungen. Ein früherer Elementarlehrer behauptete, der eigentliche Friedrich Wilhelm IV. von Preußen zu sein, er habe noch den Thron bestiegen, sei aber dann durch

Hofränke vertauscht worden. Er schilderte ganz im einzelnen seine Erziehung, seinen Verkehr mit den Eltern mit seinem Bruder Wilhelm, dem nachmaligen ersten Deutschen Kaiser, beschrieb die Hofempfänge und Truppenbesichtigungen, die er abgehalten habe. Als seinerzeit der Kultusminister von Gossler die betreffende Irrenanstalt besuchte, war der Kranke sehr unzufrieden, daß der Minister keine Audienz erbeten habe, er habe ihn früher mit Wohltaten überhäuft. Oft leben die Kranken sich im Benehmen, in der Redeweise usw. auffallend in ihre Rolle hinein, zwischendurch ist aber der Gegensatz zwischen ihren naiven Vorstellungen und den wahren Verhältnissen sehr groß, wenn z. B. eine vermeintliche Kaiserin den Aufwand ihrer Hoffeste dadurch ins Licht setzen will, daß sie erzählt, sie habe ihren Gästen zur Rückfahrt ganze Pferdebahnwagen vorbehalten lassen. In diesen Fällen fehlen die Sinnestäuschungen oft ganz oder sie beschränken sich auf einzelne bestätigende Zurufe, oder sie stehen mit dem Wahnsystem nicht in Zusammenhang (Halluzinationen von Schwefelgestank usw.). Auffallend ist es, wie viele dieser Kranken sich in der Anstalt ganz leicht in die Ordnung fügen, sich sogar ohne weiteres zur Arbeit bereit finden lassen, zuweilen mit der Begründung, man müsse doch vorläufig etwas zu tun haben, andere Male nnter ausdrücklichem Widerspruch. Andere gehören freilich zu den unangenehmsten Anstaltsbewohnern, indem sie beständig Ansprüche im Sinne ihrer vermeintlichen Stellung machen und bei der Nichterfüllung zu Tätlichkeiten schreiten.

Ursachen. Wie erwähnt, entsteht die Paranoia vorzugsweise auf dem Boden abnormer Anlage, die in mindestens drei Vierteln der Fälle ererbt, in den übrigen durch Kopfverletzungen, Gehirnerkrankungen im jugendlichen Alter u. dgl. erworben ist. Die Gelegenheitsursache zum Ausbruch der Krankheit sind häufig die Entwicklungszeit und die Wechseljahre, ferner Frauenkrankheiten, Onanie, Gemütsbewegungen.

Verlauf. Die meisten Fälle beginnen im 3., 4. oder 5. Jahrzehnt des Lebens, zunächst gewöhnlich mit einer Zeit der Vorbereitung, der Ahnungen, der unklaren Verstimmung, die dann häufig durch ein plötzliches „Klarwerden“, zuweilen durch einige deutliche Halluzinationen in die eigentliche Krankheit übergehen.

Nicht selten berühren die Wahnvorstellungen die übrige

geistige Tätigkeit zunächst so wenig, daß die Kranken lange Zeit, Monate und Jahre hindurch, ihrem Beruf nachgehen können, innerlich freilich immer auch den krankhaften Gedanken fortspinnend. Man bezeichnete das früher als partielle Verrücktheit, übel genug, weil die Verfälschung der Auffassung und des Urteils unaufhaltsam gegen die andern Gebiete fortschreitet, und tatsächlich die ganze geistige Persönlichkeit erkrankt ist.

Bei einem gewissen Grade der Störung sind dann Zusammenstöße mit der Außenwelt unvermeidlich. Ob nun Halluzinationen in beeinträchtigendem Sinne oder mehr allgemeine Verfolgungsideen, ob Größenwahn auf Grund von Sinnestäuschungen oder von Kombinationen vorliegen — es gibt einen Punkt, wo die Gegensätze mit dem gesunden Leben sich berühren müssen. Häufig gibt dazu die nicht seltene sprunghafte Weiterentwicklung der Krankheit Anlaß. Es hängt dann von der Art des Wahns, vom Charakter des Kranken oder von zufälligen äußeren Einflüssen ab, welche Richtung nun eintritt: Anrufung der Behörden oder Selbsthilfe, harmlose Schutzmittel oder Selbstmord. Oft wechseln die Kranken den Ort, um den unangenehmen Einflüssen zu entfliehen, gewöhnlich ist nach kurzer Zeit alles wieder wie vorher.

Nicht selten treten die Sinnestäuschungen und in unvollständigem Maße auch die Wahnvorstellungen nach einiger Zeit mehr zurück, so daß zuweilen für eine Reihe von Monaten Genesung vorgetäuscht wird. Aber schon die mangelnde Krankheitseinsicht mahnt den Erfahrenen zur vorsichtigen Beurteilung. Mit dem Wiederhervortreten der krankhaften Erscheinungen pflegt dann zunächst die Stimmungsreaktion lebhafter zu werden. Erst im Verlauf von Jahren, manchmal nach Jahrzehnten, nimmt die Gefühlsbetonung ab, indem sich zugleich eine gewisse ethische Schwäche, Gleichgültigkeit gegen andere Menschen, gegen die Vorgänge der Öffentlichkeit usw. zeigt und das geistige Leben sich mehr und mehr auf den Kreis der Wahnvorstellungen beschränkt, die übrigens mit längerer Zeit ebenfalls zerfahrener werden. In andern Fällen führt die Überfülle der Sinnestäuschungen zu einer dauernden sekundären Verwirrtheit. Wohl zu unterscheiden ist davon eine vorläufig unerklärte völlige und dauernde Verwirrtheit der sprachlichen Äußerungen, wobei die Kranken doch zugleich Aufträge sachlich richtig ausführen, sehr gut Karten spielen können (transkortikale Paraphasie).

Die kombinatorischen Formen, die im allgemeinen eine stärkere erbliche Belastung vorauszusetzen scheinen, entwickeln sich demgemäß auch gewöhnlich in etwas früherem Lebensalter, im dritten Jahrzehnt oder gar schon zu Ende des zweiten. Die Angaben der Kranken darüber sind wegen der Erinnerungsfälschungen mit großer Vorsicht aufzunehmen. Der Übergang in geistige Schwäche erfolgt meist noch langsamer als bei den halluzinatorischen Formen. Von diesen steht der verwickeltere „physikalische“ Verfolgungswahn, der zur Erklärung der Sinnestäuschungen so phantastische Annahmen macht (vgl. S. 199f.), den kombinatorischen Formen durch das zeitigere Auftreten nahe, während der Verstand bei ihm schneller zu leiden pflegt. Immerhin bleibt bei allen Paranoischen das Urteil für äußere Verhältnisse, das Gedächtnis und eine gewisse formale Logik meist jahrelang erhalten, so daß die Kranken, solange nicht gerade über den Gegenstand ihres Wahns gesprochen wird, auf den Laien einen „ganz vernünftigen Eindruck machen“. Es wirkt dann oft sehr überraschend, wenn sie durch entsprechende Fragen auf die krankhaften Beziehungen gebracht werden. In zahlreichen Fällen verstehen es die Kranken übrigens vorzüglich, ihre Wahnvorstellungen zu verheimlichen, weil sie die Stellung der Umgebung dazu kennen. (Vgl. S. 29.) Der Gesichtsausdruck gibt hier oft wichtige Hinweise (vgl. Fig. 8 u. 9).

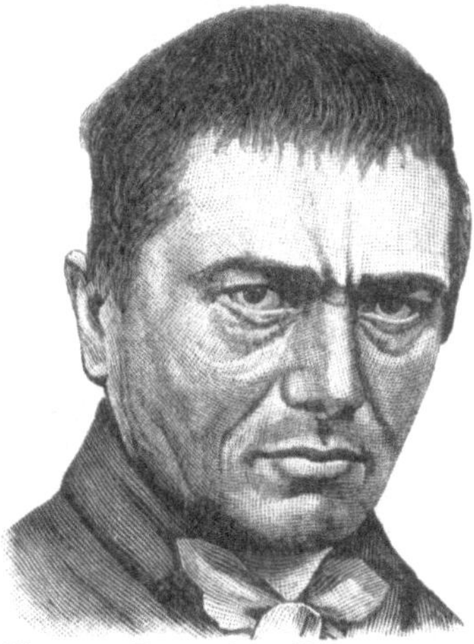

Fig. 8. Paranoia. Finsterer, verschlossener Ausdruck.

Die Kranken halten sich selbst für gesund, oder denken doch, daß die körperlichen Leiden, die sie verspüren, ihnen nur

„gemacht“ werden. Nur bei einer besonderen Form, der hypochondrischen Paranoia, steht die Annahme einer schweren körperlichen oder geistigen Krankheit im Vordergrunde. Oft auf Grund wirklicher körperlicher Leiden entwickelt sich hierbei der Wahn, ausgehöhlt, teilweise abgestorben, mit Gift angefüllt zu sein, einzelne Teile verloren oder durch Nachbildungen von Holz usw. ersetzt erhalten zu haben. Das unheilbare Krankheitbild, das entweder, bei schwererem Affekt, zum Selbstmord, oder bei geringerem Affekt, bald zur Verblödung führt, ist eine Steigerung der hypochondrischen Züge, die sich bei erblicher Belastung finden (vgl. S. 198), und scheint immer eine solche vorauszusetzen. Die Paranoia der Hysterischen zeichnet sich besonders durch sexuelle Wahnvorstellungen (Notzucht, Schwangerschaft, Liebschaft mit Fürsten) oder durch religiösmystischen Wahn aus.

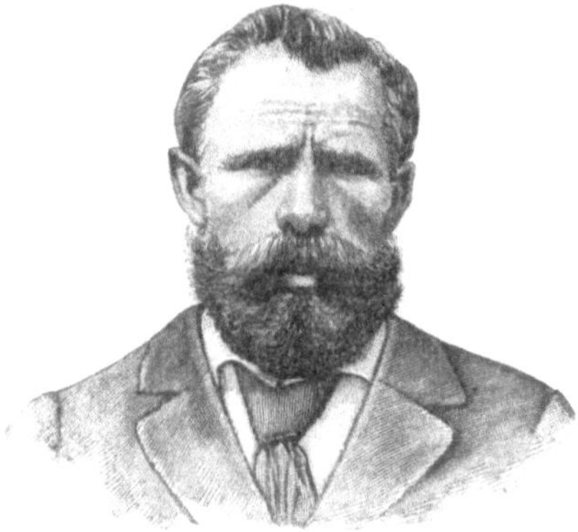

Fig. 9. Paranoia. (Nach Weygandt.)

Die schon in der späteren Kindheit oder in der ersten Jugend beginnenden Fälle von Paranoia, sog. originäre Paranoia, haben oft etwas Gemeinsames darin, daß sich aus schwereren Erscheinungen der Belastung schon früh allerlei vereinzelte Wahn- und Zwangsanwandlungen (Vorstellungen der Zurücksetzung im Vergleich zu den Geschwistern, Andeutungen von Berührungsfurcht, Zwangshandlungen u. dgl., z. B. Auswählen bestimmter Steine beim Gehen) zeigen, bis schließlich die Ahnung auftaucht, nicht bei den rechten Eltern, sondern vornehmer Leute Kind zu sein. Vermeintliche Ähnlichkeiten, zufällige Äußerungen und Vorgänge erheben den Verdacht zur Gewißheit, und nun kommt es zu phantastischer, kombinatorischer Auslegung, Konfabulation, im Sinne unserer früheren Schilderung (S. 200).

Einen etwas anderen Verlauf nimmt eine Gruppe von Paranoiafällen, wobei sich verhältnismäßig schnell eine erhebliche Geistesschwäche entwickelt. Kraepelin hat sie deshalb als paranoide Formen der Dementia praecox aufgefaßt und von der eigentlichen Paranoia abgetrennt. Er unterscheidet dabei noch wieder die Dementia paranoides und eine zweite Gruppe, die früher von ihm als phantastische Form der Paranoia aufgefaßt wurde.

Die Dementia paranoides entwickelt sich meist nach einer einleitenden Verstimmung, wie sie auch der Dementia praecox vorausgeht, mit einer verwirrten Erregung, die an Amentia erinnert: die Kranken sind erregt, verstimmt, ängstlich von zahlreichen Wahnvorstellungen erfüllt. Sie glauben sich beobachtet, verfolgt, fühlen sich körperlich auf das schlimmste verändert und glauben auch ihre Umgebung ganz anders geworden. Meist sind lebhafte Gehörstäuschungen vorhanden. In der Erregung kommt es oft zu gewalttätigen Handlungen der Kranken gegen sich selbst oder gegen ihre Umgebung, zu Brandstiftung usw. Gewöhnlich tritt bald an die Stelle der Angst und Verzweiflung eine gehobene Stimmung, oft mit den abenteuerlichsten Größenideen, dem Inhalte nach durchaus an den Größenwahn der Dementia paralytica erinnernd. Das Bewußtsein wird allmählich deutlich getrübt, die Umgebung falsch aufgefaßt, namentlich auch infolge von Erinnerungsfälschungen, und die Intelligenz läßt erheblich nach. Sie reden viel, aber in mehr und mehr zusammenhangsloser und verwirrter Sprache, die durch selbsterfundene Worte und Ausdrücke noch unverständlicher wird. Nach längstens 1—2 Jahren ist eine ausgesprochene Verblödung eingetreten. Zuweilen schieben sich in den Verlauf Wiederholungen der anfänglichen Erregung und Verstimmung ein.

Bei der sog. phantastischen Paranoia entwickeln sich, wie Kraepelin ausführt, abenteuerliche Wahnvorstellungen, meist von zahlreichen Sinnestäuschungen begleitet, in mehr zusammenhängender Weise und werden eine Reihe von Jahren festgehalten, um dann entweder zu verschwinden oder völlig verworren zu werden. Eine besondere Rolle spielen dabei meistens die Wahnvorstellungen körperlicher Beeinflussung, die man als physikalischen Verfolgungswahn bezeichnet hat; auch der Besessenheitswahn gehört hierher. Daneben bestehen gewöhnlich mehr oder weniger ausgeprägte Größenwahnvorstellungen. Die Krankheit führt meistens in einigen Jahren unter Zurücktreten und manchmal unter einer gewissen Korrektur der Wahnideen zu geistiger Schwäche; das absonderliche Benehmen deutet gewöhnlich noch auf einen Rest von Wahnvorstellungen hin.

Es ist nicht zu bestreiten, daß diese beiden Formen sich von der gewöhnlichen Paranoia durch ihren baldigen Ausgang in Geistesschwäche und durch das Ausbleiben einer Systematisierung und logischen Verwertung der Wahnvorstellungen erheblich unterscheiden und durch ihren Ausgang der später zu besprechenden Dementia praecox nahestehen.

Die Vorhersage ist in Bezug auf die Heilung bei allen Formen ungünstig; die Wahnvorstellungen treten zwar mit der Zeit, oft erst nach Jahrzehnten, bedeutend zurück, aber dann ist fast immer eine bedeutende Geistesschwäche vorhanden, die allerdings nie die Grade erreicht, wie bei der Hebephrenie und Katatonie. Einzelne Spätheilungen chronisch Verrückter sind nach zufälligen Erkrankungen an Typhus u. dgl. beobachtet. Die Lebensdauer wird durch die Paranoia selbst nicht eingeschränkt, außer durch den auch noch in späten Stadien vorkommenden Selbstmord, der oft ganz unvermutet in sehr überlegter, lang vorbereiteter Weise vorgenommen wird.

Diagnose. Die allmähliche Entwickelung von Wahnvorstellungen mit oder ohne Sinnestäuschungen bei erhaltener Besonnenheit ist das Kennzeichnende. Die Unterscheidung von Melancholie ist S. 129 berührt, über die Differentialdiagnose der Hebephrenie s. den betreffenden Abschnitt.

Behandlung. Die Paranoischen gehören in der ganzen Zeit, wo die Krankheit mit Erregungszuständen oder mit lebhafterer Gemütsreaktion einhergeht, in die Irrenanstalt. Ein Heilerfolg ist allerdings nicht zu erzielen, aber während die Kranken ohne Aufsicht und Anleitung, wie zumeist in den häuslichen Verhältnissen, gewöhnlich bald sehr entartet, in Gewohnheiten und Kleidung nachlässig werden und sich nur in das Netz ihrer Wahnvorstellungen einspinnen, werden sie in einer guten Anstalt durch Ablenkung und Beschäftigung zum großen Teil auf einer gewissen Höhe gehalten, und vielfach fühlen sie sich dort wohler als zu Hause. Nur ein Bruchteil, namentlich viele Kranke mit physikalischem Verfolgungswahn, bewahrt dauernd eine schwere Abneigung gegen die Anstalt, der alle Quälereien zugeschrieben werden. Die ruhigen Paranoischen sind es auch (neben Idioten und Imbezillen) besonders, denen die Wohltat der heutigen möglichst freien Behandlung in den Kolonien und Landgütern der Irrenanstalten zugute kommt. Versucht man dann einmal ihre Entlassung, so leben sie sich zu Hause doch nicht mehr recht ein, der vorhandene mäßige Schwachsinn erschwert ihnen die Selbstfürsorge, oder es treten mit der Rückkehr in die alten Verhältnisse auch die krankhaften Vorstellungen lebhafter hervor. Außerdem bleibt auch bei anscheinend harmlosen Verrückten immer die Gefahr, daß sie durch ein zufälliges Ereignis oder durch eine veränderte Richtung ihres Vorstellungslebens oder durch unzweckmäßige Behandlung zu Selbstmord oder zu gefährlichen Angriffen auf andere usw. getrieben werden. Im ganzen wird also die Ausdehnung der Anstaltspflege auch auf ruhige, nicht „gemeingefährliche“ chronische Geisteskranke zu erstreben sein.

2. Manisch-depressives Irresein.

(Manie, periodisches und zirkuläres Irresein.)

Noch vor nicht langer Zeit war unter den Formen des Irreseins die Manie allgemein als selbständige Krankheitform anerkannt. Früher galt sie als eine häufige Erkrankung; nachdem man die mit Aufregungszuständen beginnenden Fälle von akuter Verwirrtheit (S. 80) und die manieähnlichen Formen der Katatonie und Hebephrenie abtrennen gelernt hatte, wurde die reine Manie als seltene Krankheit bezeichnet, und neuerdings hat Kraepelin gute Gründe dafür vorgebracht, daß es wahrscheinlich überhaupt keine reine Manie gibt, sondern daß das so bezeichnete Zustandsbild mit den als periodisches und zirkuläres Irresein benannten Krankheitformen zusammengehört, und hat diese ganze Gruppe als manisch-depressives Irresein bezeichnet. Wenn auch die Frage noch nicht spruchreif ist und die Mehrzahl der Autoren noch an dem älteren Begriff festhält, so muß man doch jedenfalls Kraepelin darin beistimmen, daß niemand imstande ist, aus dem Zustandsbild allein zu erkennen, ob ein gegebener Krankheitfall als einfache, als periodische Manie oder als zirkuläres Irresein aufzufassen ist. So erscheint es jedenfalls zweckmäßig, die verschiedenen Formen zusammen zu beschreiben.

Das manisch-depressive Irresein verläuft in einzelnen Anfällen, die entweder die Zeichen einer Manie oder die einer psychischen Depression oder eine Mischung beider Zustände darbieten.

a) Die Manie ist eine geistige Störung, die sich wesentlich in krankhaft beschleunigtem Ablauf der Vorstellungen, zumal ihres motorischen Teiles, und in gesteigerter Gemütserregung, zumal nach der Seite des heiteren oder des zornigen Affekts, äußert.

Die Beschleunigung des Vorstellungsablaufes (der Ideenassoziation) besteht weniger in einem erleichterten und beschleunigten Denken überhaupt, als in einer gesteigerten Lebhaftigkeit der Sinneswahrnehmungen und besonders der willkürlichen Bewegungen einschließlich der Sprachtätigkeit. Der sensorische und noch mehr der motorische Teil der Gehirnrindenzellen ist in voller Arbeit. Der Kranke sieht alles, was um ihn vorgeht, die geringste Veränderung im Mienenspiel, im Anzug, im Benehmen der Umgebung wird wahrgenommen und ohne Überlegung besprochen. Die gesteigerte Gemütserregbarkeit verwendet je nach ihrer Grundstimmung den Eindruck im heiteren Sinne, unter Witz und Spott, oder im zornigen, unter Schelten und Drohungen. Aber es wird nicht lange dabei verweilt, die Eindrücke jagen sich, und das ruhelose Sprachzentrum hat gleich wieder anderes zu verarbeiten. Zur kritischen Tätigkeit des Verstandes ist keine Zeit, die Vorstellungen verbinden sich nach Gleichklang, Reim, Gleichzeitigkeit und anderen äußeren Beziehungen, die wirkliche Denkleistung ist geringer als im gesunden Zustande. Trotzdem gibt das Gefühl des Alleswahrnehmens und der schlagfertigen Rede, verbunden mit der Empfindung gesteigerter körperlicher Kraft und Gewandtheit, dem Kranken eine sehr hohe Selbstschätzung. Im Anfange der Manie und in ihren leichten Formen, wo die Verstandestätigkeit noch nicht zu sehr durch die Überleistung der anderen Geistesvermögen unterdrückt ist, drängt das gesteigerte Selbstgefühl gern zu gesellschaftlichen Leistungen, die häufig als „Aussichherausgehen“ mit Freude begrüßt werden. Der vorsichtige Geschäftsmann ergreift mit Eifer neue Beziehungen, macht große Bestellungen, weil ihm die Aussichten und die eigene Gewandtheit im rosigen Lichte erscheinen, der schüchterne Freund der Einsamkeit fühlt sich verjüngt und lebenslustig und strebt darnach, andere zu beglücken; das junge Mädchen läßt die anerzogene Vorsicht außer acht und bewegt sich z. B. auf der Eisbahn in lebhaftester, prickelnder Unterhaltung allein und ungeniert in einem Kreise von lauter Herren. Gewöhnlich ist in diesen Zuständen das Geschlechtsleben gesteigert, so daß es leicht zu Ausschreitungen kommt; Männer neigen dann wohl noch mehr zu übermäßigem Alkoholgenuß ohne große Rücksicht auf Ort und Umgebung. Dabei führt nun die gesteigerte Gemütserregbarkeit um so leichter zu Anstößen, da die Zunge keine Zügel trägt und alle Witzeleien und Spöttereien ungescheut herausbringt. Im grundlosen Zorn kommt es dann auch zu körperlichen Angriffen auf die Umgebung. Die Sorglosigkeit und die Selbstüberschätzung lassen den Kranken ohne genügende Mittel Reisen antreten, in Gasthäusern große Zechen anlegen u. dgl. m.

Es gibt Fälle, wo die Manie auf diesem Punkte stehen bleibt und dann ganz allmählich wieder zurückgeht: manische Erregung, Hypomanie; meist steigert sie sich aber noch, bis die Redegewandtheit in unsinniges Aneinanderreihen von Worten, Logorrhöe, Ideenflucht, und völlig verwirrtes Schwatzen und Schreien übergeht, von lebhaften Gebärden, lautem Lachen und Händeklatschen, beständigem Umherspringen begleitet. Schimpfworte und unanständige Reden werden auch von Personen bevorzugt, zu deren Gewohnheiten sie sonst durchaus nicht gehören. In den höchsten Graden ist der Kranke gar nicht mehr für die Umgebung zugänglich, er verflicht wohl noch die jedesmaligen neuen Sinneseindrücke in seinen Wortschwall, wird aber damit keineswegs ablenkbar. Der Gesichtsausdruck spiegelt noch deutlicher als vorher die lebhafte Erregung wieder, der Blick wird lebhaft durch beständige Bewegungen der Augäpfel, die Augen glänzen oder funkeln und das Gesicht ist gerötet, weil der Säftezufluß zum Kopfe gesteigert ist, was ja auch dem allgemeinen Ausdruck des freudigen und des zornigen Affektes entspricht (vgl. Fig. 10 u. 12). Das erhöhte Selbstgefühl steigert zugleich die Lebhaftigkeit der Bewegungen, der Kranke schmückt sich mit Blumen oder Blättern, zieht wohl auch der Besonderheit wegen seinen Rock verkehrt an oder drapiert sich mit zerrissenen „umzuändernden“ Kleidungsstücken. In seiner Vielgeschäftigkeit pflanzt er Blumen um, zerteilt Pflanzen in Ableger, ohne Rücksicht auf die Sauberkeit des Zimmers, um in der nächsten Minute seiner Vielgeschäftigkeit schon wieder anderen Ausdruck zu geben, zahllose Briefe zu schreiben usw.

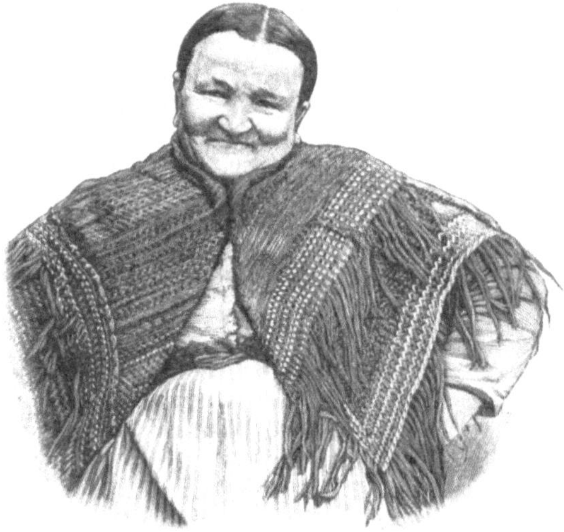

Fig. 10. Manische Erregung. (Nach ZIEHEN.)

Die Bedürfnisse werden ohne Beachtung von Schamhaftigkeit und Sauberkeit befriedigt, zumal geschlechtlich erregte Weiber salben ihre Haare mit Speichel, Urin und Kot. Auch erotische oder feindliche Angriffe auf die Umgebung sind nicht selten. Das Gefühl für Ermüdung, Hunger, Kälte usw. ist unterdrückt, der Kranke redet und wirkt Tag und Nacht, schüttet Speisen und Getränke auf den Fußboden, läuft nackt umher. Wertlose Gegenstände werden zwecklos gesammelt: Steinchen, Blätter, Zigarrenreste, fremde Taschentücher, Speisereste usw.

füllen die Taschen. Die Rücksichtlosigkeit der Kraftäußerungen hat im Volk die irrige Meinung hervorgerufen, daß der „Tobsüchtige“ vermehrte Kräfte habe.

Nicht selten steigert sich die heitere, prahlende Stimmung bis zu ausgesprochenen Größenideen; der Kranke erklärt sich für schwer reich, für den Weltbeglücker, für den Meister in

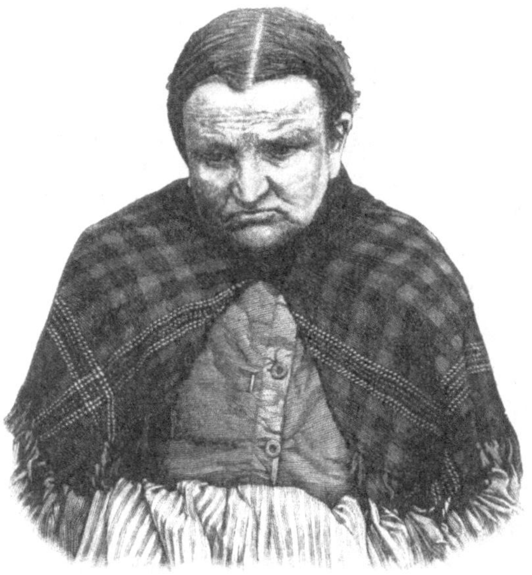

Fig. 11. Dieselbe Kranke wie Fig. 10 im Depressionszustande. (Nach Ziehen.)

allen Künsten usw., aber er läßt diese Vorstellungen ebenso schnell wieder fallen und spottet binnen kurzem selbst darüber. Zwischendurch schieben sich weinerliche und ängstliche oder, bei der remittierenden Form, apathische Zustände tage- oder wochenlang ein, wenn dem Kranken doch einmal seine Erschöpfung oder der Zwiespalt zwischen seiner gehobenen Stimmung und der Wirklichkeit bewußt wird (vgl. S. 217).

Halluzinationen sind selten, die Kranken erzählen wohl

manchmal von Tieren oder von Fratzen, die sie gesehen hätten, aber es dürfte sich meist um Aufschneidereien handeln oder um Illusionen, um Falschdeutungen ungenauer Gesichtswahrnehmungen.

Die Körperwärme bleibt im ganzen normal, nur in den schwersten Zuständen mit ununterbrochenem Bewegungstrieb kommen Steigerungen vor, die der Manie als solcher angehören. Der Puls ist sehr wechselnd, auch die Gesichtsröte weicht zeitweise einer blassen Gedunsenheit, das Gewicht sinkt stets nicht unbedeutend wegen des Übermaßes körperlicher Bewegung und wegen unregelmäßiger Nahrungsaufnahme.

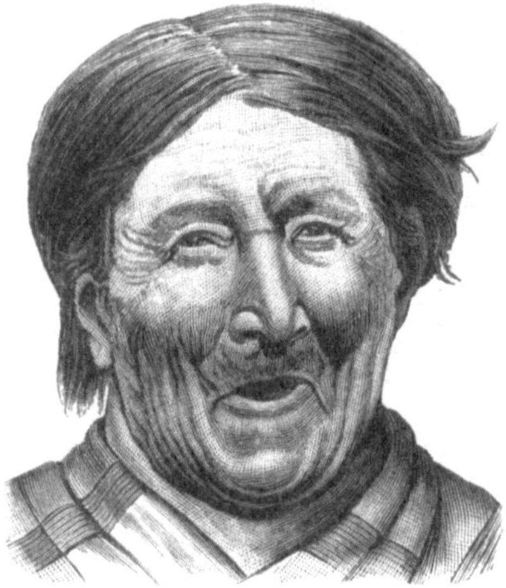

Fig. 12. Manische Erregung.

b) Die Depressionszustände bestehen in einer primären psychischen Hemmung und trüber Stimmung. Diese nervöse Depression[1] entwickelt sich häufig so unscheinbar, daß sie der Umgebung gar nicht als eine Krankheit erscheint. In den nachfolgenden Beispielen ist das wohl verständlich. Eine junge Frau, die als Mädchen im Elternhause nichts zu tun brauchte und in jeder Weise verwöhnt wurde, auch reichlichen Verkehr ohne die daran hängenden Unbequemlichkeiten hatte, verliert in der Ehe den Frohsinn, sie wird nicht recht fertig mit den häuslichen Geschäften, nimmt alles schwer, findet schließlich an nichts mehr Vergnügen, und gar ein Dienstbotenwechsel macht sie völlig mutlos. Eine andere kann die Trauer um ein gestorbenes Kind nicht überwinden, sie leidet Monate und Jahre unter dem Kummer, und die Zeit scheint ihn eher zu vergrößern als zu mildern. Eine dritte

[1] Hypomelancholie (Ziehen).

erleidet dieselbe dauernde Depression nach einem Wochenbett, sie erholt sich nicht davon, obwohl körperlich keine Folgekrankheiten zurückgeblieben sind. Bei anderen wieder gibt schon der Eintritt der Menstruation den Anstoß zu anhaltendem Deprimiertsein. Auch bei Männern ist die Krankheit häufig, nach einzelnen Autoren sogar häufiger als bei Frauen. Hier spielen mehr die Vorgänge des Erwerbslebens eine Rolle als Ursache: Überarbeitung, Fehlschläge im Beruf, Enttäuschungen; zuweilen löst bei Männern wie bei Frauen die Verlobung die Krankheit aus. Auch unglückliche Ehe, durch Verschiedenheit der Charaktere und Lebensanschauungen oder der Interessen oder die fortgesetzten Reibungen mit einer reizbaren oder überhaupt psychopathischen Ehehälfte, gibt für beide Geschlechter nicht selten die Ursache einer krankhaften Depression ab. Je schwerer die erbliche Anlage, um so geringer braucht der äußere Anstoß zur Erkrankung zu sein. Manchmal ist ein solcher in der Tat nicht wohl aufzufinden. Man kann dann z. B. zweifelhaft sein, wieweit eine unzweckmäßige Kur in der heute sehr beliebten Art, mit völlig ungeeigneter Kost, kalten Bädern u. dgl., die Depression direkt hervorgerufen hat oder wegen der Mißempfindungen im Beginne der Depression unternommen worden ist. Jedenfalls hat sie immer einen ungünstigen Einfluß auf das Leiden.

Man kann wesentlich zwei Richtungen der Depression unterscheiden: nach der geistigen oder der Gemütseite und nach der körperlichen Seite.

Die psychische und Gemütsdepression äußert sich in einer Veränderung der normalen Gefühlsbetonungen, meist für alle Eindrücke. Entweder erscheinen sie nur gleichgültig, so daß der Sinn für die gewohnte Tätigkeit und Erholung, für die Familie, für alles, was zum täglichen Behagen gehört, verloren geht und das Gefühlsleben erheblich abgestumpft und die geistigen Fähigkeiten deutlich verringert zu sein scheinen, oder es kommt zu einer direkt schmerzhaften Empfindung bei allem, was sonst erfreulich oder auch gleichmütig aufgenommen wurde. Jeder harmlose Scherz wird wie eine Kränkung empfunden, das Lachen der Kinder tut dem Kranken in den Ohren weh, Musik reizt zu Tränen, das Gespräch der am Fenster Vorübergehenden oder in demselben Straßenbahnwagen

Fahrenden ist unerträglich, jede sonst gar nicht bemerkte Unruhe im Hause ruft Aufregung hervor, helles Licht und grelle Farben werden nach Möglichkeit gemieden. Der Umgebung erscheinen die Kranken oft als entsetzliche Nörgler, die sich an allem zu reiben suchen und sich über die Fliege an der Wand ärgern. Besonders groß ist die Empfindlichkeit oft während der Nacht, und da der Schlaf meist sehr gestört ist, besteht hier eine reiche Quelle der Klagen. Handelt es sich mehr um Gleichgültigkeit, so wird gewöhnlich das Erstaunen oder je nachdem die Entrüstung der Umgebung hervorgerufen durch die völlige Untätigkeit und durch die Aufhebung des Sinnes für Ordnung, Reinlichkeit und gesellschaftliche Rücksichten. Es ist auch wirklich überraschend, wie sonst feingebildete und wohlerzogene Kranke in nachlässigem, oft geradezu unanständigem Anzuge vor ihren Angehörigen und auch vor Fremden auftreten, beim Essen rücksichtslos schmatzen, die Speisen auf dem Teller und darüber hinaus verschmieren, in den Zähnen stochern, die Serviette als Nastuch gebrauchen usw. Und dieser Mangel an Anstand wird gewöhnlich um so mehr empfunden, weil der Kranke für sich wegen seiner Reizbarkeit und Verstimmung die allergrößte Rücksicht verlangt. Geringe Leistungen, wie ein notwendiger Brief, werden manchmal zugesagt, aber meist erst nach wiederholter Aufforderung, nicht selten nach stundenlangem Brüten fertig gebracht, und dann oft in einer Ausführung, die nicht den einfachsten Anforderungen entspricht. Alle Aufforderungen, sich zusammen zu nehmen, nützen nichts; auch die Teilnahme an vorgeschlagenen Zerstreuungen wird meist abgelehnt. Das bringt dann wieder den Eindruck hervor, als ob der Kranke seinen Angehörigen nichts gönne. Notwendige Entschlüsse werden immer wieder hinausgeschoben, geändert, ohne Rücksicht auf ihre Geringfügigkeit immer von neuem erörtert.

Die körperliche Depression führt vor allem zu hypochondrischen Gedanken. Zuweilen sind die Beschwerden lokalisiert auf irgend ein Organ und treten so sehr in den Vordergrund, daß die psychische Grundlage völlig übersehen wird. Man vermutet dann einen Magenkatarrh, ein Hämorrhoidalleiden, ein Unterleibsleiden, je nach den zufällig daneben vorhandenen oder durch die Neurose hervorgerufenen Beschwerden;

sehr häufige Diagnosen sind natürlich auch Bleichsucht und Blutarmut; manchmal wird wegen der Schwächegefühle und der Gewichtsabnahme eine latente Tuberkulose angenommen. Für den Internisten wie für den Gynäkologen bietet sich auf diese Art ein reicher diagnostischer Tummelplatz. Nicht selten gibt es bei der Unklarkeit der körperlichen Erscheinungen so viel Diagnosen, wie Ärzte den Kranken untersucht haben. Noch schwieriger wird die Sache natürlich, wenn wirklich körperliche Erkrankungen nebenherlaufen, wie z. B. ein Spitzenkatarrh. Die Rückwirkung derartiger Leiden auf den psychischen Zustand ist ja ungemein verschieden, und der tröstende Einfluß einer genauen Untersuchung, einer bestimmten Diagnose und einer neuen Kurvorschrift erweckt oft genug bei Arzt, Patient und Umgebung den Eindruck, daß nunmehr das Richtige gefunden sei. Ein dauernder Erfolg ist damit natürlich nicht zu erzielen. Bald tritt, neben der vielleicht errungenen Besserung einzelner Erscheinungen, die psychische Depression wieder deutlich hervor, oder die Beschwerden suchen eine neue Stelle auf. — In vielen Fällen läßt diese Hypochondrie die Arbeitfähigkeit im Beruf ziemlich unversehrt und bringt auch in dem Gemütsleben keine erheblichen Änderungen hervor, in anderen aber vereint sie sich mit den allerschwersten Hemmungen in intellektueller und in ethischer Hinsicht, so daß für den Nichtsachverständigen die Annahme einer schweren Gehirnerkrankung nahe liegt. Sie wird auch oft genug ausgesprochen, natürlich sehr zum Schaden der Kranken.

Von selbst oder unter dem Einflusse von Kurvornahmen kann die Depression erhebliche Schwankungen aufweisen. Am günstigsten wirken in dieser Richtung alle Maßregeln, die auch sonst dem kranken Nervensystem wohltun, vor allem ein Aufenthalt an einem ruhigen, schönen Orte, eine sehr milde Wasserbehandlung, zuweilen eine leichte Karlsbader Kur usw. Nach einiger Zeit kommt aber immer wieder die Depression zum Vorschein. So kann sich die Krankheit viele Jahre lang hinziehen und bei ungenauer Beobachtung den Eindruck einer periodischen oder doch rezidivierenden Krankheit machen. C. Lange, der bekannte dänische Arzt, hat die periodischen Depressionszustände als eine Äußerung der Gicht aufgefaßt wie ich meine, mit Unrecht; ich halte die in der Tat öfters zu beobachtenden Stoffwechselstörungen mit Verminderung der Oxydationsvorgänge nicht für die Ursache, sondern für die Folge der nervösen Störung. Der Beweis dürfte in den therapeutischen Erfolgen liegen. Dasselbe läßt sich auch gegen die zeitgemäße Neigung anführen, die Depression kurzweg auf eine Autointoxikation vom Magendarmkanal aus zu beziehen. Nach allem, was ich gesehen habe, — und die Zahl der aus entsprechenden Kuren zum Nervenarzt kommenden Kranken ist sehr groß — bringt die Behandlung der angenommenen Magen- und Darmstörungen nur insoweit Besserung, als sie mit einer geeigneten Diätetik des Nervensystems und zumal mit einer Ruhe- und Schonungskur verbunden ist. Sobald diese aufhört, ist meist auch die Depression wieder da, um erst mit der gründlichen Behandlung des Nervenleidens dauernd zu verschwinden.

In der bisher besprochenen Gruppe leichterer Depressionszustände bleibt die Besonnenheit der Kranken vollständig erhalten. Die psychische Hemmung kann aber auch so weit gehen, daß alle geistigen Äußerungen aufgehoben werden und völliger Stupor eintritt. Die Kranken bleiben dann regungslos und stumm im Bett liegen, reagieren auf Anreden und Aufforderungen nicht, nehmen keine Nahrung an oder lassen sie sich besten Falles widerstandslos in den Mund schieben und schlucken sie dann zögernd hinunter, manchmal lassen sie auch Teile davon wieder aus dem Munde herauslaufen. In ihren Bedürfnissen und in der Reinlichkeit müssen sie wie kleine Kinder besorgt werden, wenn sie nicht völlig in Vernachlässigung geraten sollen. Der Gesichtsausdruck läßt meist eine gewisse Ängstlichkeit oder Ratlosigkeit erkennen. Oft werden die Vorgänge der Umgebung gar nicht aufgefaßt, in manchen Fällen ergibt sich aber nach der Lösung des Zustandes, daß sie eine überraschend genaue Erinnerung an alles Vorgefallene haben; sie sagen dann, sie hätten wohl gewollt, aber nicht anders gekonnt.

Eine andere schwerere Form der Depression geht mit depressiven Wahnvorstellungen einher, zumal mit Versündigungs-, hypochondrischem und Verfolgungswahn, wie das für die Melancholie (S. 127) beschrieben ist. Nicht selten kommt es zu eigentümlichen negativen Vorstellungen, der Kranke ist gar nicht mehr vorhanden oder doch kein Mensch mehr, die ganze Welt ist untergegangen, es gibt keine Stadt mehr, keine Eisenbahn mehr, ihr Körper ist von Holz oder von Glas, auch die Personen der Umgebung sind derartig verwandelt usw. Zwischendurch versinken die Kranken auch in diesen Fällen öfters in Stupor.

Je nach der Schwere des Depressionszustandes ist auch das körperliche Befinden gestört. Der Gesichtsausdruck ist trübe und matt (vgl. Fig. 11), die Haltung schlaff, am liebsten liegen die Kranken im Bett, sie klagen über Kopfdruck, Angstgefühle, Beklemmung, Herzklopfen, Schwere und Schmerzen in allen Gliedern. Der Appetit ist meist gering, der Geschmack erloschen, die Zunge belegt, so daß oft fälschlich ein Magenkatarrh angenommen wird; der Stuhlgang ist meist sehr träge, die Harnentleerung verlangsamt. Gewöhnlich geht das Gewicht erheblich zurück.

c) Manisch-depressive Mischformen. Nicht immer sind die manischen und die depressiven Zustände so scharf ausgesprochen und so streng voneinander geschieden, wie es vorhin beschrieben worden ist. Oft schieben sich in die manischen oder in die depressiven Zustände vorübergehend Zustände des entgegengesetzten Krankheitbildes ein, stunden- oder tageweise, oder es kommt, wie Kraepelin betont hat, zu wirklichen Mischungen gleichzeitig bestehender manischer und depressiver Krankheitzeichen. Im Gegensatz zu der echten Melancholie können depressiv gestimmte Kranke mitten aus der trüben Stimmung heraus lächeln, lachen oder Witze machen, und ebenso sind manische Kranke zwischendurch trübe gestimmt und von Verfolgungsideen erfüllt. Endlich hat Kraepelin manische Zustände mit Hemmung und Depressionszustände mit Erregung beschrieben und das eigentümliche Bild des manischen Stupors beobachtet. Zu diesen Zuständen gehören auch die zuerst von Hecker beschriebenen nörgelnden Formen der Manie, wobei die Kranken neben dem erhöhten Selbstgefühl der Manie mißmutige, oft ängstliche Stimmung zeigen, mit allem unzufrieden sind, überall hetzen und kränken und immerfort zu klagen haben. Dieselben Zustände zeigen sich vielfach beim Abklingen manischer Erregungszustände oder beim Übergang von Depressionszuständen in manische Erregung (s. u.).

d) Periodische und zirkuläre Formen. Alle eben beschriebenen Zustände haben eine ausgesprochene Neigung, sich bei denselben Personen im Laufe des Lebens mehrfach einzustellen, und zwar entweder immer in derselben Form, als periodische Manie oder als periodischer Depressionszustand, oder in der Weise, daß Manie und Depression in regelmäßigem Wechsel auftreten: zirkuläres Irresein. In noch anderen Fällen kommt es zu unregelmäßigem Auftreten von einzelnen oder mehrfachen Anfällen von Manie und von Depression. KRAEPELIN hat mit guten Gründen darauf hingewiesen, daß ein nur einmaliges Auftreten einer solchen Erkrankung kein Grund sein kann, diese seltenen Fälle von der großen Gruppe loszulösen, wie ja auch bei der ausgesucht periodischen Krankheit Epilepsie gelegentlich während des ganzen Lebens nur wenige oder gar nur ein einziges Mal ein Anfall auftritt, und ähnlich verhalte es sich bei anderen Formen des Irreseins, die aus einem gleichmäßigen psychischen Schwächezustande hervorwachsen, bei hysterischen Zuständen, bei Zwangsirresein usw. Die Übergänge von den Formen mit regelmäßiger Periodizität zu denen mit völlig unregelmäßigem Auftreten und Verlauf sind so häufig, daß man auch die vereinzelten Anfälle nur nach dem Grade, nicht nach dem Wesen von den übrigen verschieden halten kann.

Die strenge Periodizität gehört zu den Ausnahmen. Nur vereinzelte Fälle verlaufen so, daß etwa regelmäßig mit jedem Frühling eine manische Erregung oder eine Depression einträte oder etwa der Sommer eine Erregung, der Winter eine Depression brächte und umgekehrt. Die Zwischenzeiten sind vielmehr meistens ganz verschieden lang, die einzelnen Anfälle gleichen sich nur selten photographisch, wie früher oft behauptet wurde, einzelne manische Anfälle beginnen oder schließen mit depressiven Phasen, während diese bei anderen ganz fehlen; manche Depressionen enden mit leichter manischer Erregung, und daß die einzelnen Anfälle oft gemischte Stimmungen bieten, ist vorhin schon mitgeteilt worden. Vorläufig ist man, wie schon eingangs gesagt, aus dem Studium eines einzelnen Anfalles durchaus nicht imstande, etwas darüber zu sagen, ob es sich um eine einmalige Erkrankung handelt, oder ob noch gleichartige oder anders geartete Störungen später folgen werden. In den meisten Fällen ist der erste Anfall ein Depressionszustand verschiedenen Grades; daran schließt sich in etwa gleicher Häufigkeit eine freie Zeit oder ein manischer Zustand, worauf dann die Genesung eintritt. Selten schließt sich hier gleich wieder ein Depressionszustand an, dem nachher wieder eine manische Periode folgt. Es können aber auch mehrere Depressionszustände mit freien Zwischenzeiten aufeinander folgen, ohne daß manische Zeichen auftreten.

Die Dauer der einzelnen Zustände schwankt von wenigen Tagen bis zu Monaten und Jahren, ebenso die Dauer der freien Zwischenzeiten. Allmählich pflegen die Anfälle länger und die Zwischenzeiten kürzer zu werden, so namentlich in den Rückbildungsjahren; nachher wird oft das Verhältnis wieder günstiger. Allmählich macht sich auch in den freien Zwischenzeiten eine gewisse geistige Veränderung geltend, es tritt keine rechte Krankheitseinsicht für die überstandenen Zustände ein, die Leistungsfähigkeit nimmt ab, das Selbstbewußtsein verringert sich oder wird umgekehrt krankhaft erhöht, die Stimmung bekommt etwas Schwankendes. Der neue Anfall beginnt entweder allmählich, so daß die Umgebung aus den bekannten Erscheinungen schon weiß, was bevorsteht, und darnach ihre Vorbereitungen treffen kann; manchmal merken die Kranken es auch selbst und begeben sich in die Anstalt oder ergreifen die Flucht, um die Verbringung in die Anstalt zu umgehen. Oft tritt die neue Erkrankung oder der Übergang in die andere Phase ganz unvermittelt ein, während einer Nacht usw. Der Wechsel in dem Aussehen und im ganzen Wesen der Kranken kann höchst überraschend sein (vgl. Figur 10 u. 11 auf S. 210f., die dieselbe Person im manischen und im Depressionszustand zeigen). Das richtige Vorgefühl für den herannahenden Zustand hat besonders eine Gruppe von leichteren Depressions- und Erregungszuständen, die KAHLBAUM als Cyklothymie bezeichnet hat; sie sollen auch bei langer Dauer die geistigen Fähigkeiten völlig unberührt lassen, während in einer anderen Gruppe, wo Anfälle und Zwischenzeiten kurz dauern und die Anfälle mit schwerer manischer Erregung verlaufen, allmählich ein erheblicher Rückgang der Geisteskräfte zu erwarten ist.

Das Wesen des manischdepressiven Irreseins ist bisher ganz unklar. Man hat zum Vergleich die Menstruation und die epileptischen Anfälle herangezogen, ohne damit eine Erklärung zu bringen. MEYNERT hat die Theorie aufgestellt, daß z. B. bei allgemeiner Blutarmut auch das Gefäßzentrum in Hirnschenkeln, Pons und Oblongata blutarm sei, daß damit seine Leistung, die Verengerung der Arterien, abnähme und die Arterien des Gesamthirns sich erweiterten: apnoetische Atmungsphase der Rindenzellen mit dem subjektiven Ausdruck der heiteren Verstimmung. Die arterielle Erweiterung beträfe aber auch die Arterien des Gefäßzentrums selbst, dessen Leistung damit wieder hergestellt würde: Genesung. Übermäßige Erweiterung der Arterien im Gefäßzentrum bewirke umgekehrt Überleistung desselben, abnorme Arterienverengung: dyspnoetische Atmungsphase der Rindenzellen mit trauriger Verstimmung und Hemmung des Gedankenablaufs usw. Jedenfalls ist damit nur eine geistreiche Theorie ausgesprochen.

Die Diagnose hat zunächst mit der richtigen Deutung des einzelnen Zustandes zu rechnen, in den Fällen, wo keine früheren Anfälle dagewesen sind, oder wo die Anamnese im Stich läßt. Die Feststellung einer psychischen Depression, die gar nicht oder ungenügend durch nachweisbare Verhältnisse bedingt ist, gehört bei einiger Aufmerksamkeit nicht zu den schwierigen Dingen. Jedenfalls spricht die Erfahrung dafür, daß höchst selten eine nervöse Verstimmung angenommen wird, wo wirkliche Ursachen der Verstimmung auf irgend einem Gebiete vorliegen. Um so häufiger wird der krankhafte Ursprung der Verstimmung übersehen. Ist die Depression als krankhaft erkannt, so sind zunächst die schwereren Erkrankungen auszuschließen, die mit ähnlichen Zuständen beginnen oder verlaufen können. Dahin gehört vor allem die Dementia paralytica in den Formen mit depressiv-hypochondrischem Beginn. Pupillenstarre, Ungleichheit oder Aufhebung des Kniereflexes, häsitierende Sprache und Silbenstolpern, Störungen der Gesichtsinnervation u. dgl. kommen bei einfacher nervöser Depression nicht vor, aber auch vor dem Erscheinen dieser körperlichen Zeichen läßt sich fast immer aus der Intelligenzstörung die Dementia paralytica erkennen. Der einfach Deprimierte klagt über Gedächtnisschwäche, aber die Prüfung ergibt, daß sein Gedächtnis ungestört, daß ihm nur das Nachdenken durch die psychische Hemmung und die Unlustgefühle erschwert ist; der

Paralytiker klagt in unbestimmten Befürchtungen, übersieht aber gerade die wirklichen Ausfallerscheinungen und weiß sie immer zu entschuldigen, wenn man ihn darauf hinweist. Trotz aller Depression nimmt er die Äußerungen seiner Krankheit im ganzen leicht, während der einfach Deprimierte in jeder Kleinigkeit eine Stütze für seine Verzweiflung findet. Bei der Beschreibung der Dementia paralytica ist hierauf noch genauer einzugehen. Außerdem bleibt der Paralytiker fast nie bei den einfachen trüben Vorstellungen stehen, er kommt vielmehr gewöhnlich zu widersinnigen oder doch übertriebenen Gedanken, die den Charakter der geistigen Schwäche tragen und mindestens in das Gebiet der Wahnvorstellungen reichen, die bei einfacher Depression nicht vorkommen.

Schwieriger ist oft die Unterscheidung von beginnender Paranoia, solange nämlich die Kranken sich über die neuen Empfindungen und Vorstellungen noch im unklaren sind und mit der Aussprache zurückhalten. Bei genauer Beobachtung läßt sich aber meist bald erkennen, daß der Paranoiker nicht einfach traurig und gehemmt ist, sondern einen mißtrauischen, beobachtenden, trotzigen Zug hat, worin sich die beginnenden Beeinträchtigungsvorstellungen widerspiegeln. Bei der Dementia praecox in ihren verschiedenen Formen finden sich neben der Depression regelmäßig von vornherein schwachsinnige Züge, Albernheiten, Andeutungen von körperlicher Spannung oder Sonderbarkeit, kein deprimierter, sondern schlaffer oder sonstwie veränderter Gesichtsausdruck.

Von der Melancholie unterscheiden sich die hier behandelten Depressionszustände ohne weiteres durch das Alter der Kranken, wenn sie vor den klimakterischen Jahren beginnen (vgl. S. 127). Nicht so leicht sind die Depressionszustände zu trennen, die erst in den Rückbildungsjahren beginnen. Sie haben gegenüber der echten Melancholie im ganzen den rascheren und günstigeren Verlauf, sie zeigen mehr Hemmung und Verlangsamung der Willenshandlungen gegenüber der ängstlichen oder reizbaren Verstimmung der Melancholie. Deutlicher noch sprechen für die Depressionszustände des manisch-depressiven Irreseins Andeutungen von manischer Erregung, Ideenflucht, Selbstüberschätzung usw., die natürlich der echten Melancholie nicht zukommen.

Die leichteren Formen der Depression werden, wie schon angedeutet (vgl. S. 214), leicht für Neurasthenie oder Hysterie gehalten. Die gleichmäßige trübe Stimmung, die nicht gerade von den körperlichen Beschwerden der Neurasthenie oder von dem hysterischen Befinden abhängt, wohl aber gelegentlich von manischen Anklängen durchbrochen wird, die zu der sonstigen Gebundenheit in auffallendem Gegensatze stehen, ist das für den Depressionszustand Entscheidende.

Auch die manischen Zustände werden oft übersehen. Ihre geringeren Grade gelten wohl geradezu als Zustände besonders guter Gesundheit, namentlich wenn sie mit leichten Depressionszuständen abwechseln, die dem Laien und dem Kranken selbst eher als krankhaft erscheinen. Schwerere manische Erregungen können mit den Erregungszuständen der Katatonie und der Dementia paralytica verwechselt werden; die Unterscheidung ist bei diesen Krankheiten behandelt. Sie kann auch dadurch Schwierigkeiten bieten, daß bei beiden Krankheiten ebenfalls ein Wechsel zwischen Erregungs- und Depressionszuständen vorkommt, also eine einfache zirkuläre Störung vorgetäuscht werden kann. Immer ist für die manische Erregung die deutliche Ideenflucht und die Ablenkbarkeit der Vorstellungen kennzeichnend; das unterscheidet sie auch von den epileptischen Dämmerzuständen, die sonst mit den verwirrten manischen Erregungen eine gewisse Ähnlichkeit haben. Auch den hysterischen Aufregungszuständen fehlen Ideenflucht und Ablenkbarkeit.

Am größten sind, wie Kraepelin ausführt, die diagnostischen Schwierigkeiten naturgemäß bei den noch wenig bekannten Mischzuständen, der Manie mit Denkhemmung und dem manischen Stupor. Erstere wird von den Erregungszuständen Imbeziller durch die Ideenflucht, die Unbesinnlichkeit der Kranken und ihre tobsüchtigen Handlungen bei geringer Unruhe unterschieden; im manischen Stupor widerstreben die Kranken aus Gereiztheit, nicht aus einfachem Negativismus, sie beachten die Umgebung und reagieren darauf, während die Katatonischen stumpf oder absichtlich gleichgültig sind.

Behandlung. Ob die Lebensweise und die äußeren Verhältnisse einen Einfluß auf die frühere oder spätere Wiederkehr und auf die Schwere der einzelnen Anfälle des manisch-depressiven Irreseins haben, ist sehr zweifelhaft. Auch bei dauernder Anstaltpflege sieht man die Anfälle, soweit sie früher bestimmte Zeiten hatten, ebenso regelmäßig wiederkehren. Gegen die manischen Anfälle ist empfohlen, bei den ersten Anzeichen umschlagender Stimmung, die dem Anfall vorhergehen, große Gaben Bromsalze, 12,0—15,0, zu reichen, oder größere Morphiummengen, 0,03, einzuspritzen, oder endlich in der Zwischenzeit Atropin einzuspritzen (Hitzig).

In den Depressionszuständen geringeren Grades werden gewöhnlich alle Mittel und Methoden angewendet, womit man neuerdings gegen nervöse Zustände kämpft. Hat die Depression ihre Zeit gedauert und hört damit von selbst auf, so sind die Kranken meist der Meinung, daß sie durch ihre eigene Energie oder durch die unternommenen Reisen geheilt worden wären. Viele von diesen Fällen füllen die günstigen Statistiken der Wasserheilanstalten und der modernen Anstalten mit Arbeitkuren. Wenn der Kranke mit dem Nachlassen der Depression wieder anfängt, gern zu arbeiten, nimmt man an, daß die Arbeit ihn geheilt habe. Ist eine Anzahl von Anstalten besucht, wie das bei der langen Dauer der Krankheit oft vorkommt, so wird natürlich der letztbesuchten der Ruhm zuteil, oft nur so lange, bis die Schwankung zum Besseren wieder vorüber ist. Ähnlich geht es mit den Kranken, die in Frauen-, Magen-, Stoffwechsel- oder sonstwie ärztliche Kuren kommen. Bei der unbestimmten Dauer der Krankheit wäre es schwer, ein wirkliches, sachliches Urteil zu gewinnen, wenn nicht die von mir gerade für die einfachen Depressionszustände dringend empfohlene Opiumkur als wirkliches Heilmittel dadurch erwiesen würde, daß sie (richtige Diagnose vorausgesetzt) wohl ausnahmslos in 2—3 Monaten zu einer völligen und oft endgültigen Heilung führt. In leichteren Fällen kommt man auch hier mit dem Kodein aus (vgl. S. 60). Neben der Arzneibehandlung, die hier entschieden als spezifische Kur an die erste Stelle tritt, sind Bettruhe für die erste Zeit, milde Wasserbehandlung und geeignete Ernährung, wie im vierten Abschnitt angegeben (S. 118f.), unentbehrliche Hilfsmittel. Sobald der krankhafte Affekt verschwunden ist, kann man die Patienten fast immer ohne Mühe an eine Tätigkeit gewöhnen, die ihren Kräften angemessen ist. Am meisten Schwierigkeit macht das in den alten, ganz verschleppten Fällen, wo eine vieljährige Depression die Kranken ganz von der Idee der Arbeit entwöhnt hat. Hier mag dann wohl ein Arbeitsanatorium wünschenswert sein. Über ihre dauernden Erfolge ist mir nichts bekannt geworden.

Die Behandlung der Manischen ist nur in einer Anstalt richtig durchführbar. Auch in dem besteingerichteten Hause ist es unmöglich, die Kranken vor den sie erregenden Einflüssen der Außenwelt und der gewohnten Umgebung zu bewahren und ihre krankhaften Handlungen ohne gewaltsame Beschränkung unschädlich zu machen. Im Anfange der Krankheit ist es bei der Unternehmungslust der Kranken meist nicht schwer, sie zu einem Ausflug nach einer Anstalt zu bereden und ihnen an Ort und Stelle klar zu machen, daß eine ärztliche Behandlung ihrer Nervosität u. dgl. wünschenswert sei. Leider wird der Zustand gewöhnlich erst dann richtig beurteilt, wenn schwere Erregung eingetreten ist. Dann ist eine gewaltsame Verbringung, sogar unter Anwendung einer Zwangsjacke, manchmal nicht zu umgehen, in den meisten Fällen wird es aber auch nun noch genügen, wenn Eltern oder sonstige Achtungspersonen mit der nötigen Bestimmtheit aussprechen, daß man nach ärztlichem Rat den Aufenthalt in einer Heilanstalt für notwendig halte und erforderlichen Falles notgedrungen Gewalt brauchen werde. Die Anwesenheit reichlicher Hilfskräfte erspart dabei meist wirklichen Zwang.

Für die Behandlung selbst ist Ruhe die Hauptsache. Der Manische gehört ins Bett. In der Anstalt wird man zunächst versuchen, die Bettbehandlung in einem gemeinsamen Krankensaale durchzuführen, vielfach wird das aber vereitelt, weil der Kranke durch die Vorgänge in seiner Umgebung gereizt wird und seinen Übermut an den Genossen ausläßt. Dann ist es ratsam, ihn allein, in einem größeren Raum unter Aufsicht zu Bett liegen zu lassen. Von der Isolierung im kleinen Einzelraum (üblerweise vielfach Zelle genannt) ist so viel wie irgend möglich abzusehen, weil dabei leicht Unsauberkeit und andere schlechte Gewohnheiten einreißen. Freilich kommt man nicht immer darum weg. Dann sind glatte, aber möglichst wenig unfreundliche Räume mit Strohsack oder Matratze und sogenannter unzerreißbarer Decke, Nachtgeschirr aus gepreßter Pappe usw. unentbehrlich. Es muß aber immer wieder versucht werden, den Kranken an ein besseres Lager, an ein besser ausgestattetes Zimmer zu gewöhnen. Man lasse lieber ein paar Decken und Bezüge zerreißen, als den Kranken das Gefühl der Fürsorge entbehren. Luft, Licht, Reinlichkeit, gute Nahrung und Erfüllung aller unschädlichen Wünsche, auch wenn sie überflüssig erscheinen, sind selbstverständlich freigebig zu gewähren. Der Arzt hat durch ruhiges, freundliches Auftreten bei taktvollem Ausweichen gegenüber den höhnenden und anreizenden Äußerungen des Kranken oft doch großen Einfluß auf ihn.

Das beste Hilfsmittel bei schweren Erregungen ist das erst im letzten Jahrzehnt allgemein bekannt gewordene Dauerbad (vgl. S. 57). Kranke mit der heftigsten tobsüchtigen Erregung, bei denen die Isolierung unmöglich erscheint, werden im vielstündigen, nötigenfalls Tag und Nacht fortgesetzten Bade von 34° C durchaus erträglich und allmählich beruhigt. Das Badezimmer muß so eingerichtet und die Pfleger oder Pflegerinnen müssen so gekleidet sein, daß es nichts ausmacht, wenn die Kranken anfangs oder zwischendurch etwas stürmisch mit dem Wasser umgehen.

Beim Gebrauch der Dauerbäder kann man die beruhigenden Arzneimittel fast immer entbehren. In der Privatpraxis, bevor die Kranken der Anstalt übergeben werden und für den Weg dahin, ist das beste Mittel das Skopolamin (S. 61). Man kann es geradezu als Reagens für Manie bezeichnen. Man gibt es am besten innerlich, zu 0,0005—0,001—0,002! pro dosi und nötigenfalls mehrmals täglich. Was in der Literatur von üblen Wirkungen des Mittels gesagt worden ist, bezieht sich auf die subkutane Anwendung, die viel stärker wirkt und Benommenheit, taumelnden Gang, Akkommodationslähmung hervorruft. Man greift also nur im Notfall dazu, hauptsächlich wenn der Kranke das völlig geschmacklose und daher leicht in jedem Getränk unterzubringende Mittel auf keine Weise einnimmt. Man gibt dann nur die Hälfte der innerlichen Dosis. Manchmal kann man auch nur dadurch das Dauerbad durchführbar machen, daß man zu Anfang nebenher Skopolamin gibt.

Läßt die Erregung nach, so kann man die Kranken täglich einige Stunden aufstehen und im Garten spazieren gehen lassen. Besteht zugleich noch Schlaflosigkeit, so gibt man zweckmäßig und auch mit guter Wirkung für den nachfolgenden Tag abends Trional, Sulfonal und vielleicht noch besser Dormiol oder Veronal. Die beiden letzteren kann man auch bei Tage in kleinen Gaben als Beruhigungsmittel reichen, zumal im Abklingen der Erregung. Für die ganz verschleppt verlaufenden Erregungen hat JOLLY systematische Anwendung von Opium empfohlen.

3. Dementia praecox, Jugendirresein. (Dementia simplex, Hebephrenie, Katatonie.)

KAHLBAUM hat zuerst erkannt, daß unter den als Melancholie, Manie oder Paranoia mit Ausgang in Verblödung aufgefaßten Krankheiten eine große und häufige Gruppe gemeinsame klinische und prognostische Züge aufweist, die hinreichenden Grund geben, sie jenen früher so viel umfassenden Begriffen zu entziehen und sie in einen gemeinsamen Rahmen zusammenzufassen. Sein Schüler HECKER beschrieb 1871 die Hebephrenie, KAHLBAUM selbst 1874 die Katatonie, und in den letzten Jahren hat KRAEPELIN diese beide Formen nebst der einfachen Verblödung jugendlicher Individuen unter dem gemeinsamen Namen Dementia praecox als besondere, nahe zusammengehörige Krankheitgruppe mit schlagenden Gründen erwiesen.

Ihre gemeinsamen Eigenheiten bilden Entstehung auf Grund erblicher Anlage, der Verlauf unter eigentümlichen Verblödungserscheinungen und die im ganzen ungünstige Prognose. Misch- und Übergangsformen zwischen den drei Arten sind nicht selten. Im wesentlichen kann man folgende Bilder für die einzelnen Formen aufstellen.

a) Die Dementia simplex, der primäre konstitutionelle Schwachsinn.

In den der Pubertät folgenden Jahren, seltener erst im dritten Lebensjahrzehnt, stellt sich ohne auffallende Erscheinungen ein gewisser geistiger Rückgang ein. Oft handelt es sich um mäßig begabte oder von vornherein leicht imbezille Menschen, die bis dahin durch Fleiß und Anstrengung ihre Unvollkommenheit verdeckt hatten, andere Male um anscheinend besonders begabte Menschen. In dem Alter, wo bei anderen die selbständige, bewußte Arbeit und die Bildung des Charakters anfängt, versagen ihnen die geistigen Kräfte. Statt vorwärts zu kommen, versinken sie in dumpfes Brüten, verlieren das Interesse an der Arbeit und die Übersicht über abstrakte Verhältnisse. Nicht selten machen sich erhebliche ethische Defekte geltend; die Kranken lügen und betrügen, ergeben sich der Onanie, quälen Tiere und Menschen, verbummeln und werden auch bei günstigen äußeren Verhältnissen zu Vagabunden. Die Stimmung ist meist reizbar, abwechselnd kleinmütig und zornig, in manchen Fällen überaus albern. Im Laufe der Jahre kommt es zu völligem Aufhören der geistigen Antriebe, die Kranken sprechen nicht mehr und rühren sich nur, soweit sie angetrieben werden, und führen ein rein vegetatives Leben. Trotzdem zeigt sich, wenn sie zum Sprechen zu bewegen sind, daß sie ihre früher erworbenen Kenntnisse behalten haben. Je nach dem Grade ihres Schwachsinns bilden diese Kranken einen großen Teil der Insassen der Arbeitshäuser oder der Pflegeanstalten.

b) Die Hebephrenie.

Bei dieser Form tritt der geistige Rückgang nicht so unvermerkt ein, sondern unter den Erscheinungen einer subakuten, seltener akuten Geistesstörung. Gewöhnlich beginnt sie mit einem Depressionszustande. Die Kranken klagen über Kopfschmerzen, Schlaflosigkeit, Schwindelgefühl, auch wohl über Gleichgültigkeit gegen alles, was sie sonst bewegt hätte, trübe und freudige Vorfälle. Allmählich stellt sich Niedergeschlagenheit ein, Angstgefühle treten auf, meistens auch bald Sinnestäuschungen, allerlei Visionen, unbestimmte Geräusche, üble Gerüche und schlechte Geschmacksempfindungen. Weiterhin hören sie sich beschimpfen oder bedrohen und fühlen sich körperlich verändert. Dann treten Wahnvorstellungen hinzu, manchmal die Sinnestäuschungen überwiegend. Weibliche Kranke glauben schwanger zu sein, andere glauben sich verhext, entehrt, körperlich zerstört, vergiftet, Männer fühlen, wie ihnen der Samen abgezogen wird, oder glauben, in ein Weib verwandelt zu sein. Vielfach treten Versündigungsvorstellungen auf. Früher oder später kommen auch Größenideen vor, nicht selten in der abenteuerlichsten Weise und an die dementen Größenvorstellungen der Paralytiker erinnernd. Das Unsinnige der Wahnvorstellungen gibt meist einen deutlichen Hinweis auf die

Krankheitform. Trotzdem fühlen sie sich oft selbst krank und behalten eine gewisse Besonnenheit und Ordnung der Gedanken und des Benehmens, nur zeitweise tritt unter manischen Erregungen stärkere Verwirrtheit und Unklarheit auf, mit Verkennung der Umgebung und ihrer Personen. Die früher erworbenen Vorstellungen und Erinnerungen bleiben meist erhalten, aber die neuen Eindrücke werden wohl gemerkt, aber nicht verwertet, sie können und wollen nichts mehr lernen und nichts mehr leisten. Ihr Handeln ist teils von Trägheit, teils von albernen Antrieben geleitet. Zuweilen begehen sie ganz unsinnige Handlungen, entkleiden sich auf der Straße, drängen sich mit törichten oder unanständigen Anforderungen in fremde Häuser, lachen beständig oder in endlosen Anfällen, prostituieren sich geschlechtlich, begehen im Heere die auffälligsten Ausschreitungen oder gehen einfach davon. Auch schwere Angriffe auf irgend welche Personen, ohne den leisesten Grund, werden beobachtet. In Rede und Schrift tritt oft eine starke Verworrenheit hervor, sie sprechen geziert, mit absichtlicher Verdrehung der Wörter oder in gesuchten Ausdrücken, unter beständiger Wiederholung gleichgültiger oder selbstgeschaffener Wortverbindungen, aber unter Beibehaltung eines geordneten Satzgefüges, das den sinnlosen Inhalt auf den ersten Blick noch verschleiert. Auch in der äußeren Anordnung verraten die Schriftstücke den krankhaften Charakter: die Buchstaben weisen eigentümliche Schnörkel auf, die Schriftart wechselt in demselben Briefe mehrmals ohne Bezug auf den Inhalt, Ausrufungs-, Fragezeichen und Unterstreichungen sind wie verstreut in die Aufzeichnungen. Durch unregelmäßiges Essen kommen die Kranken zunächst oft sehr herunter, später sind sie oft geradezu gefräßig und daher in sehr gutem oder überreichem Ernährungszustande. Allmählich stellt sich in der Mehrzahl der Fälle, nach Kraepelin bei etwa 75 % der in die Anstalten gelangenden Kranken, tiefe Verblödung ein, teils unter völligem Verlust der menschlichen Gewohnheiten, teils unter einer oberflächlichen geistigen Regsamkeit, die durch läppisches oder verwirrtes Reden, bizarre Angewohnheiten, eigentümliche Bewegungen, Neigung zum Zupfen an den Kleidern oder Gliedern, Neigung zum Zerreißen oder Schmieren, Onanieren, eintönige Selbstbeschädigungen usw. ein krankhaftes, schwachsinniges

Gepräge erhält. Dieses Benehmen kann sich durch Jahrzehnte unverändert erhalten. Zwischendurch können dann noch wieder Andeutungen der früheren Erregungszustände, der Sinnestäuschungen und Wahnvorstellungen auftauchen. Eine größere Anzahl der Kranken kann unter Anstaltspflege eine gewisse Haltung bewahren, mechanische Arbeit leisten, an den Anstaltsvergnügen teilnehmen usw. Nur ein sehr kleiner Teil, nach Kraepelin etwa 8 %, kommt zur Genesung in dem Sinne der bürgerlichen Lebensanforderungen bescheidener Kreise.

c) Die Katatonie.

Als Katatonie oder Spannungsirresein hat Kahlbaum ein Krankheitbild gezeichnet, das der Reihe nach die Erscheinungen der Melancholie, der Manie, des Stupors und bei ungünstigem Verlaufe auch der Verwirrtheit und des Blödsinns bietet und sich daneben durch motorische Krampf- und Hemmungserscheinungen auszeichnet. Die Mehrzahl der Fachgenossen hat sich lange gesträubt, das Bild in seiner ganzen Ausdehnung anzuerkennen, vielmehr glaubte man, die katatonischen Symptome ganz verschiedenen Krankheitformen zuschreiben zu müssen, insbesondere der Amentia, der Paranoia, dem periodischen und zirkulären Irresein usw. Insbesondere durch die Bemühungen von Neisser (1887) und neuerdings vor allem der Kraepelinschen Schule ist gegenwärtig die Frage als dahin entschieden anzusehen, daß in der Tat die Kahlbaumsche Schilderung im wesentlichen zutrifft, daß die katatonischen Erscheinungen eine klinisch und prognostisch einheitliche Gruppe ausmachen und daß sie endlich der Hebephrenie und der einfachen Verblödung des Jugendalters nahestehen. Die Katatonie bildet somit einen wichtigen Teil der von Kraepelin aufgestellten Gruppe der Dementia praecox.

Die Katatonie beginnt gewöhnlich mit einem Vorstadium von allgemeinem nervösen Übelbefinden, das zuweilen monatelang anhält, manchmal nur durch Mattigkeit, Unlust, Kopfschmerzen, Schlaflosigkeit, wilde Träume ausgezeichnet, manchmal mit einem oder mehreren deutlichen Depressionszuständen durchsetzt ist. Weiterhin stellen sich dann, nicht selten unter Ohnmachten oder vereinzelten Krampfanfällen von epileptoider Art, Sinnestäuschungen und Wahnvorstellungen ein. Die Kranken sehen religiöse oder Teufelsbilder, wilde Tiere, Flammen, Hölle und Gräber, abgehackte Köpfe und Würmer im Essen, hören Musik, Lärm und Bedrohungen, Reden, Stimmen allerart, spüren elektrische Ströme im Körper usw.; halten sich für verloren, sündig, vom Teufel besessen, glauben den Weltuntergang gekommen, fürchten hingerichtet oder gemartert zu werden, fühlen sexuelle Schändungen und Verlockungen und glauben ihren Körper auf die wundersamste Art zerstört und verändert. Meistens erst später kommen Größenideen hinzu und stehen dann beglückend im Vordergrunde: die Kranken sind ungeheuer reich, berühmt, in den höchsten Stellungen, Christus und Gott, die Frauen sind ebenfalls reich und vornehm, gehen mit hohen Verlobungen und Heiraten um, bestellen Hochzeitmähler usw. Fast immer ist bei beiden Geschlechtern die sexuelle Erregung sehr groß und von rücksichtslosem Ausdruck. Die Handlungen vollziehen sich ganz im Sinne dieser Wahnvorstellungen, die Kranken begehen Ausschweifungen, beten viel, fangen auch wohl an, den Gottesdienst zu stören; andere machen Selbstmordversuche oder gefährliche Angriffe auf ihre Umgebung. Im Gespräch zeigen sie sich verkehrt und voller Widersprüche, sie verkennen alle Personen, fassen aber doch gut auf und begrüßen daher die Personen immer mit derselben verkehrten Bezeichnung. Die Erinnerung an die Vergangenheit ist ungestört, sie erzählen oft beständig davon.

Entweder aus diesem Vorstadium, das den Hauptzügen der Hebephrenie sehr ähnelt (vgl. S. 227), oder ganz ohne bemerkbare Vorboten, aus voller Gesundheit heraus, entwickeln sich dann die kennzeichnenden Zustände der Katatonie: der katatonische Stupor und die katatonischen Erregungszustände. Jeder von beiden Zuständen kann den Anfang machen.

Der katatonische Stupor unterscheidet sich von dem gewöhnlichen Stupor (vgl. S. 216), der eine allgemeine Erschlaffung darstellt, sehr wesentlich durch die Erscheinungen starrer motorischer Gebundenheit. Die Kranken nehmen bestimmte, oft sehr eigentümliche Haltungen und Stellungen ein und behalten sie Tage, Wochen, ja Monate unverändert bei. Sie liegen oder stehen bildsäulenartig oder in den verzwicktesten Stellungen und Haltungen da, vielleicht den Kopf oder den Oberkörper zum Bett hinaushängend, lassen sich in solcher Haltung steif in die Höhe heben, knieen so lange auf einer Stelle, bis sie Gelenkentzündungen bekommen, falten die Hände bis zum Druckbrand. Das Gesicht ist maskenartig starr, die Augen sind geschlossen und fest zusammengekniffen, oder starr weit geöffnet, die Pupillen weit, der Lidschlag erfolgt sehr selten. Beim Versuch, dem Kranken die Augen zu öffnen, rollt er die Augäpfel stark nach oben. Die Lippen werden oft rüsselartig zusammengeschoben, Schnauzkrampf. Gibt man dem Kranken Nahrung, so klemmen sich seine Kiefer fest zusammen. Jedes Glied leistet dem Versuch, es zu bewegen, starken Widerstand und nimmt nach passiver Beugung mit Federkraft die alte Stellung wieder ein. Man bezeichnet dies widerstrebende Verhalten als Negativismus. Wenn die Kranken zum Gehen zu bewegen sind, tun sie das oft in der sonderbarsten Weise, auf den Zehen, mit gestreckten Knien, auf dem äußeren Fußrande, unter sonderbarer Drapierung des Hemdes oder der Kleider, auch wohl rutschend oder springend, meistens langsam und steif, manchmal ruckweise und schnellend.

Gewöhnlich sprechen die Kranken in diesem Zustande gar nicht oder nur einzelne Worte, lispelnd und flüsternd, sie beantworten keine Frage, reagieren auf keine Berührung oder Reizung, lassen sich nicht zum Schreiben bewegen. Nicht selten hat man aus ihrem Mienenspiel den Eindruck, als ob sie sprechen oder reagieren wollten, aber nicht können. Auch darin zeigt sich dieser Negativismus, daß sie vielfach das Gegenteil von dem tun, was vernünftig wäre: keine Kleider dulden, sich neben das Bett legen, Kleider und Betten verkehrt anwenden, fremde Betten aufsuchen usw. Kranke, die hartnäckig ihre Nahrung zurückweisen, verzehren öfters mit Gier die für andere hingestellten Speisen. Auch zur Entleerung des Harns und Stuhlganges sind sie nicht zu bewegen, solange sie auf dem Klosett sind oder das Nachtgeschirr vor sich haben; unmittelbar darauf lassen sie alles ins Bett. Auch den Speichel und bei Schnupfen den Nasenschleim lassen sie achtlos herunterlaufen, zuweilen spucken sie auch rücksichtslos um sich.

Manchmal wird der Negativismus zeitweise durch Katalepsie ersetzt. Die Glieder nehmen dabei die bekannte wäch-

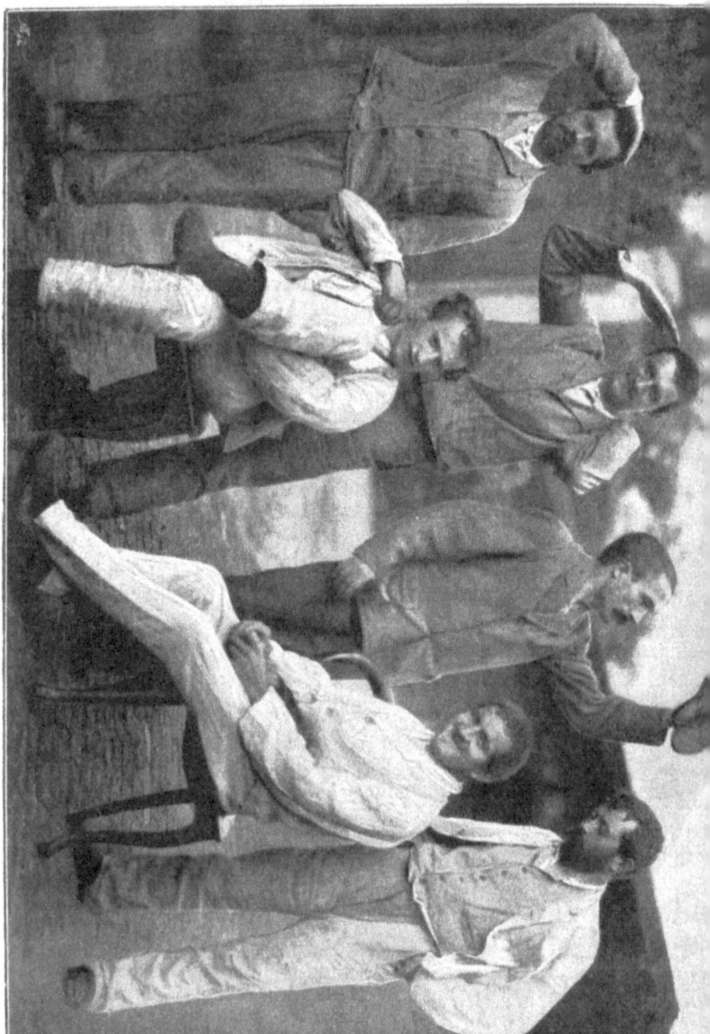

Fig. 13. Katatonikergruppe. (Nach Kraepelin.)

serne Biegsamkeit an und behalten längere Zeit die gegebenen Stellungen bei. Figur 13, aus Kraepelins Lehrbuch, zeigt eine Gruppe solcher Kranken photographiert. In diesen Zuständen haben die Kranken auch die Neigung, Worte oder Gebärden der Umgebung nachzuahmen usw. Zwischendurch kommen auch vereinzelte plötzliche Bewegungen, Schimpfen, Schreien, Krähen oder Singen vor, auch unvermutete Gewalthandlungen sind nicht selten.

Die *katatonischen Erregungen* haben ihre Eigentümlichkeit in *stereotypen Wort- und Bewegungsäußerungen*. Die Wortstereotypie oder *Verbigeration* besteht in der beständigen Wiederholung derselben Worte oder Sätze, oft verstümmelter Worte oder ganz sinnloser Silbenverbindungen oder einzelner Buchstaben in immer derselben rhythmischen Betonung, schreiend, flüsternd oder singend, nur durch zufällige Einwirkungen manchmal etwas umgeändert. Dazwischen heulen, brüllen, kreischen und johlen sie, lachen unmäßig, auch gewöhnlich in rhythmischer Weise. Auch in der Schrift zeigt sich die Stereotypie in der beständigen Wiederholung derselben Wörter, Buchstaben, Zahlen und Schnörkel, in sonderbarer Schrift und Interpunktion, in eigentümlicher Anordnung der Niederschrift und seltsamen Zeichnungen (vgl. Fig. 14). Die stereotypen *Bewegungen* zeigen sich in starrer Haltung, z. B. in der Stellung des Gekreuzigten, oder in merkwürdigen Bewegungen. Die Kranken drehen sich mit großer Schnelligkeit um sich selbst, wälzen sich im Zimmer umher, schlagen mit Armen und Beinen um sich, nicht selten kommen ähnliche

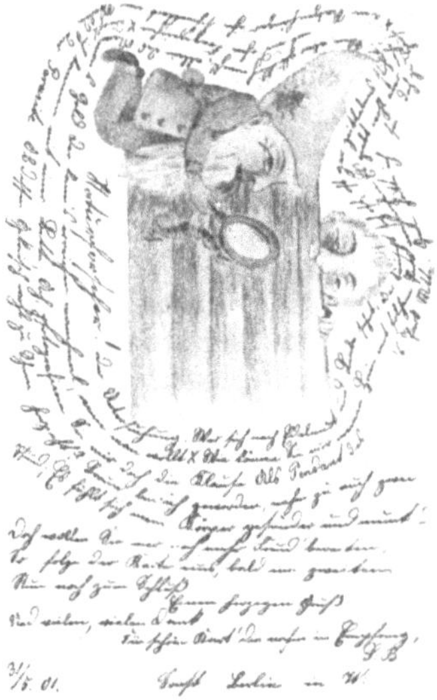

Fig. 14. Manierierte katatonische Schrift. (Nach Weygandt).

Bilder wie im großen hysterischen Anfall zustande. Oft machen sie unaufhörlich taktmäßige Bewegungen, trommeln mit den Fäusten, stampfen mit den Füßen auf, alles in seltsam veränderter, zweckloser Weise, ohne Beziehung zur Umgebung oder zu irgend welchen Vorstellungen, aber ohne jede Rücksicht auf Beschädigung ihrer selbst oder der Umgebung. Zwischendurch folgen sie allerlei plötzlichen Antrieben, stürzen sich mit dem Kopf voran ins Bett oder in die Stube, klettern auf Tische und Öfen, stellen sich in das Klosett, rennen in bebestimmter Richtung oder in sonderbaren Schlangenlinien im Zimmer umher, tanzen, greifen die Umgebung an oder kratzen sich selbst, beißen sich Lippen und Zunge ab, beißen sich in den Arm usw. Sie urinieren und defäkieren überall hin, verzehren die Ausleerungen, suchen Spucknäpfe auszutrinken, spucken sich ins Essen usw. Auch ihre geschlechtliche Erregung äußern sie in der rücksichtslosesten Weise.

In vielen Fällen schieben sich die Äußerungen der katatonischen Erregung und des katatonischen Stupors regellos abwechselnd durcheinander, oder es kommt in einer der beiden Formen, die längere Zeit anhält, vorübergehend zur Einschiebung von Äußerungen der anderen Form. Nicht selten werden die Erregungen durch epileptiforme Anfälle ersetzt, andere Male gleichen sie zum Verwechseln den großen hysterischen Anfällen (vgl. S. 138). Das Bewußtsein ist auf der Höhe der Erregungen immer tief getrübt, trotzdem werden Einzelheiten aus der Umgebung aufgefaßt und in der Erinnerung behalten, wenn auch oft wahnhaft gedeutet. Bei leichterer Erregung besteht oft ein gewisses Krankheitgefühl, die Kranken fühlen sich verändert und sind sich über das Zwingende und und Unsinnige ihrer Antriebe bis zu einem gewissen Grade klar. Auch nach dem Aufhören des Stupors äußern sie sich oft in ähnlichem Sinne, aber ohne rechtes Verständnis für die Schwere der Zustände, sie scheinen sich nie besonders darüber zu wundern, sondern berichten einfach, es sei so gewesen.

Verlauf und Ausgänge. In der Mehrzahl der Fälle schwinden allmählich die Erregung oder der Stupor und machen einem eigenartigen Blödsinn Platz; der Verstand ist ausgebrannt, es wird nichts Neues mehr gelernt, es besteht keinerlei wirkliches Interesse und kein Gefühl für die gegenwärtige Lage.

Im Anstaltsleben kommen die Kranken so mit fort, sie nehmen an der Arbeit teil, soweit sie mechanisch zu erledigen ist, können auch noch Karten spielen, wenn sie es früher gelernt hatten, stehen aber im ganzen auf dem Standpunkte eines Kindes. Ein großer Teil der Kranken erreicht aber diese relative Ordnung nicht, sondern bleibt abweisend, unbeeinflußbar, unzugänglich, oder aber reizbar und unruhig; diese Kranken zeichnen sich auch äußerlich kennbar dadurch ab, daß sie die stereotypen Haltungen und Bewegungen beibehalten und sie zu dauernden Manieren ausbilden. Sie stehen Tag für Tag in derselben eigentümlichen, oft sehr unbequemen Stellung da, gehen in sonderbaren Linien, zupfen sich die Haare aus, heben ihr Kleid immer in derselben Weise, schütteln und nicken mit dem Kopf, schneiden Gesichter, schmatzen, knirschen mit den Zähnen, lachen unmäßig und zeigen sonderbare Gebärden in reichster Abwechselung, aber für jeden einzelnen stereotyp. Auch im Sprechen behalten sie die beschriebenen Eigentümlichkeiten bei, oft kommt es auch zu einer charakteristischen Sprachverworrenheit, wobei sie in der Form eines Satzes, oft in pathetischem Vortrag, einen wirklichen Wortsalat, wie Forel sich ausgedrückt hat, ohne jeden Sinn zusammenmischen. Auf jede Frage erhält man eine derartige Antwort, auch wenn die Kranken z. B. imstande sind, einen Auftrag richtig zu erfassen, mit den Genossen Karten zu spielen usw. Manche Kranke bekommen diese Sprachverworrenheit nur in der Erregung.

Bei der katatonischen Verblödung kommen zwischendurch immer noch von Zeit zu Zeit Aufregungszustände von kurzer Dauer vor, nicht selten mit Gewalthandlungen gegen sich oder gegen die Umgebung.

Ein kleiner Teil der Kranken gelangt zur Heilung, nach Kraepelin von seinen Fällen etwa 13 %. Wenigstens verschwanden dabei die Krankheiterscheinungen so vollständig, daß die Genesenen ihre frühere Stellung im Leben ganz wie früher ausfüllen konnten. Ob die Genesung dauernd ist, läßt der Autor dahingestellt, da noch nach 8—10 Jahren Rückfälle vorkommen können.

Häufiger kommt es zu vorübergehenden Nachlässen, oft ganz plötzlich aus den schwersten Zuständen heraus, manchmal nur Stunden oder Tage dauernd, viel öfter auf Wochen und Monate oder Jahre ausgedehnt, so daß eine Heilung vorgetäuscht werden kann. Gewöhnlich ist aber dabei das Benehmen nicht ganz frei, sondern die Kranken sind still, reizbar, ohne volle Einsicht für die Krankheit. Solange noch die geringsten Zeichen von Negativismus oder Stereotypen bestehen, darf jedenfalls nicht von einer eigentlichen Remission gesprochen werden; sind keine Andeutungen von Negativismus mehr da, und bleibt doch das Gemütsleben der Kranken erloschen, das Interesse für die Umgebung, für die Angehörigen, für die eigene Zukunft ohne Regung, so sind die Aussichten auf Besserung vernichtet.

Einzelne Kranke erliegen der Erschöpfung oder den Verletzungen der Erregungszustände, von den chronischen Kranken sterben sehr viele an Tuberkulose, der sie sowohl durch die mangelhafte Ernährung als durch ihre Unsauberkeit, ihre oft schlechte Atmung usw. sehr ausgesetzt sind.

Ursachen. Wie schon der von Kahlbaum gewählte Name Jugendirresein sagt, gehört die Hebephrenie vorwiegend dem Jugendalter an, und das trifft auch für die Katatonie zu. Kraepelin stellt von der Hebephrenie 72, von der Katatonie 68 % mit dem Beginn vor das 25. Lebensjahr. Ausnahmsweise beginnt die Katatonie noch in den vierziger Jahren, die Hebephrenie noch zu Anfang der dreißiger. Die Erklärung dafür liegt darin, daß die Hauptursache der Erkrankungen die erbliche Belastung ist, und zwar in einem Grade, der schon in den ersten Jahrzehnten des erwachsenen Alters unter den Anforderungen des Lebens zusammenbrechen läßt. Bei der Hebephrenie überwiegen die Männer, bei der Katatonie die Frauen. Kraepelin nimmt an, daß Beziehungen der Katatonie zum weiblichen Geschlechtsleben bestehen, da nicht nur in 18 % seiner Fälle Menstruationstörungen vorhanden waren, sondern in 24 % der Fälle die Katatonie geradezu während der Schwangerschaft oder häufiger im Anschluß an das Wochenbett entstand. Auch Rückfälle schlossen sich mehrfach an Geburten und Schwangerschaft an. Bei 10—11 % der Kraepelinschen Kranken waren schwere Infektionskrankheiten voraufgegangen, am häufigsten Typhus und Scharlach. In der Regel lagen allerdings Jahre zwischen der Infektionskrankheit und der Psychose, aber mehrfach waren seit der Infektionskrankheit gewisse psychische Veränderungen bemerkt worden. Militärdienst und Gefängnis scheinen ebenfalls öfters zur Dementia praecox zu führen. Alkohol und Syphilis haben keinen nachweisbaren Einfluß. Gemütsbewegungen, Kopfverletzungen usw. scheinen höchstens als Gelegenheitsursachen mitzuwirken. Bei einem Teil der Kranken bestehen von Kind auf psychische Eigentümlichkeiten und körperliche Entartungszeichen in der S. 41 besprochenen Weise.

Das eigentliche Wesen der Krankheit ist damit natürlich noch nicht erklärt. Wahrscheinlich handelt es sich bei den schweren Erscheinungen, die so oft zu völliger Zerstörung der feineren Gehirnfunktionen führen und mit so erheblichen zerebralen Bewegungstörungen verbunden sind, um die Wirkung eines Giftes, das gerade die feinsten Organe der Gehirnrinde angreift. Daß es sich dabei um eine Autointoxikation handelt, läßt sich bei dem heutigen Stande unserer Kenntnisse nicht beweisen.

Diagnose. Die Anfänge der Hebephrenie wie das Vorstadium der Katatonie werden sehr häufig für Neurasthenie oder für die Äußerungen erblicher Belastung im Sinne der Grenzzustände angesehen, die ja auch oft erst nach der Pubertät und gegenüber den erhöhten Anforderungen des Lebens beim Militärdienst usw. hervortreten. Entscheidend für die Dementia praecox sind die Zeichen von psychischer Schwäche und von Gemütsstumpfheit, Interesselosigkeit, die bei der Neurasthenie überhaupt nicht, bei den Grenzzuständen jedenfalls nicht in dieser Weise vorkommen. Namentlich kennzeichnet sich die Dementia praecox sehr bald durch die Unsinnigkeit der hypochondrischen Klagen. Auftreten von Negativismus oder Katatonie, von Stupor oder Katalepsie sichert natürlich in dieser Richtung die Unterscheidung völlig.

Schwieriger ist die Unterscheidung der Katatonie von der Amentia (vgl. S. 80). Man muß daran festhalten, daß der Amentia sowohl der Negativismus als die Stereotypie völlig fehlen, auch die kataleptischen Erscheinungen höchstens angedeutet zu sein pflegen. Das Bewußtsein, die Orientierung und die Merkfähigkeit sind bei der Amentia viel stärker gestört, dagegen folgen die Kranken in ganz natürlicher Weise ihrer Stimmung und den krankhaften Vorstellungen, ohne eine Spur des verschrobenen und manierierten Benehmens der Katatonischen.

Vielfach wird die beginnende Katatonie mit Epilepsie oder mit Hysterie verwechselt, wenn nur die vorgekommenen Krampfzustände berücksichtigt werden. Wenn man die psychischen Bilder beachtet, kann nur der epileptische Dämmerzustand zu Verwechselungen veranlassen. Trotz der schwereren Bewußtseinstörung haben die epileptischen Dämmerzustände nicht das Sinnlose und noch weniger das Stereotype der katatonischen Verwirrtheit, auch die Sprachverworrenheit fehlt bei der Epilepsie, und ihre Ängstlichkeit ist etwas ganz anderes als der starre Negativismus des Katatonischen.

Dauerndere Schwierigkeiten entstehen oft für die Unterscheidung der Katatonie und des manisch-depressiven Irreseins, sowohl in seiner Depression als in den manischen und vor allem in den gemischten Zuständen. In der Depression steht der wirkliche Seelenschmerz, in der manischen Periode die heitere natürliche Ausgelassenheit des Kranken in erheblichem Gegensatz zu der Gemütsstumpfheit des Katatonikers, der bei seiner Verstimmung wie bei seinen Erregungen stets eine gewisse Stumpfheit und Äußerlichkeit verrät, und dessen Verworrenheit durchaus nicht mit der Erregung parallel läuft. Der katatonische Stupor zeichnet sich durch völligen Negativismus aus, er beantwortet Anregungen zur Bewegung überhaupt nicht oder wie in plötzlichem Ausfahren, während der reine Stupor die Hemmung allmählich, in langsamer Ausführung der Bewegung, überwinden kann. Man darf nur nicht glauben, immer gleich bei der ersten Beobachtung des Kranken eine sichere Diagnose stellen zu können, das gelingt nur in den ganz ausgesprochenen Fällen der einen oder der anderen Art.

Auch die Trennung von der Paranoia macht oft Schwierigkeiten. KRAEPELIN hat eine große Gruppe der bisher allgemein als Paranoia aufgefaßten Zustände unter der Bezeichnung Dementia paranoides unter die Dementia praecox eingereiht, insbesondere die Fälle, die mit erheblicher Verblödung und mit starker Sprachverworrenheit verlaufen und nicht zu Systematisierung des Wahnes führen (vgl. S. 205). Ich bin seiner Auffassung vorläufig hier nicht gefolgt, um nicht allzusehr von der noch allgemein angenommenen Anschauung abzuweichen. Es kann nicht die Aufgabe des für den Praktiker berechneten Kompendiums sein, in dieser noch überaus streitigen Frage Stellung zu nehmen.

Die Katatonie kann auch mit Dementia paralytica verwechselt werden, solange deren motorische Zeichen noch unausgesprochen sind. Auch bei der Paralyse kommen Negativismus, Stereotypien, Verbigeration vor, aber gewöhnlich nicht so anhaltend und niemals in der Art der Gewohnheitsmanieren. Ferner pflegt sich bei der Paralyse schneller ein deutlicher geistiger Verfall und Schwinden des Gedächtnisses und der Merkfähigkeit zu entwickeln.

Behandlung. Fast immer wird bei den Erregungszuständen der Dementia praecox und bei der Katatonie dauernd die Anstaltbehandlung nötig sein. Auch aus dem Grunde ist schnelle Erkennung gegenüber der Amentia, der Hysterie usw. wichtig, die unter Umständen zu Hause behandelt werden können. Die Erregungen reagieren viel weniger als die manischen auf Arzneimittel, auch auf das Skopolamin, so daß man auch dadurch diagnostische Winke bekommen kann. Dauerbäder und feuchte Einwickelungen geben hier die besten Erfolge. Im Stupor ist die Ernährung oft sehr schwierig; regelmäßige Wägungen sind dann unentbehrlich, und bei erheblichem Rückgange des Gewichtes darf man nicht zu lange mit der Sondenfütterung warten. Nach dem Eintritt der Verblödung können die Kranken, bei denen Erregungszustände, Unreinlichkeit und Nahrungsverweigerung fehlen, zweckmäßig der eigenen Familie übergeben werden; am besten sind auch sie in einer Pflegeanstalt oder in einer irrenärztlich überwachten Familienpflege aufgehoben.

VII. Organische Psychosen.

1. Dementia paralytica[1].

Die Dementia paralytica besteht in einem unaufhaltsam fortschreitenden geistigen und körperlichen Verfall

[1] Progressive Paralyse der Irren, im Volksmunde Gehirnerweichung oder Größenwahn.

mit tödlichem Ausgange. Neben der zunehmenden geistigen Schwäche, die in vielen Fällen von Wahnvorstellungen expansiven oder depressiven Inhaltes begleitet wird, treten allmählich immer deutlicher zerebrale Ausfallerscheinungen auf motorischem Gebiete hervor. Daneben kommt es auch oft zu apoplektiformen oder epileptiformen Anfällen. Man kann mehrere Stadien der Krankheit unterscheiden, die in den einzelnen Fällen sehr verschieden ausgeprägt sind.

Vorläuferstadium.

In den meisten Fällen geht der eigentlichen Krankheit eine Zeit voran, die man nachträglich als Beginn des Leidens erkennt, die aber zunächst fast immer als Neurasthenie, Überarbeitung usw. aufgefaßt wird. Die Kranken schlafen schlecht, klagen über Kopfdruck, Abspannung, Müdigkeit, Reizbarkeit, Schwindelgefühle, Magen- und Darmstörungen, geschlechtliche Erregung oder Schwäche, kalte Hände und Füße, Blutandrang, zum Kopf u. dgl. Meistens wird bei dem sachverständigen Untersucher ein gewisser Verdacht rege, indem außer diesen allgemeinen Erscheinungen gelegentlich Erschwerungen der Sprachartikulation, Stolpern über schwierige Wörter, flüchtige Augenmuskelparesen, Auslassungen von Buchstaben beim Schreiben vorkommen. Ein bedenkliches Zeichen ist es, wenn zugleich Trägheit der Pupillenreaktion festgestellt wird; dagegen hat eine einfache Differenz der Pupillen keine besondere Bedeutung (vgl. S. 44).

Einleitungstadium.

Aus diesen undeutlichen Zeichen des Vorläuferstadiums, die immer Monate oft mehrere Jahre dauern, entwickelt sich, die Krankheit zuweilen langsam und allmählich weiter, indem sie nach und nach die ganze geistige Persönlichkeit verändert, ohne daß der Kranke es merkt, oder doch ohne daß er sich darüber beunruhigt. Die Veränderung kann schwer nachweisbar sein, wenn es sich um Kranke handelt, deren intellektuelle und ethische Fähigkeiten von vornherein wenig entwickelt waren, wie z. B. bei Menschen der ungebildeten Kreise, oder bei denen sie durch die Art ihrer Lebensführung, durch Alkoholmißbrauch u. dgl. schon länger geschädigt und beeinträchtigt waren. Um so deutlicher macht sie sich bei geistig und ethisch Hochstehenden geltend. Die gewohnten Grundsätze, Ordnung, Pünktlichkeit, Rücksicht auf andere, geselliger Anstand, angemessene und geordnete Kleidung werden mit völliger Sorglosigkeit aufgegeben, im Gespräch und im Handeln kommt es zu Auffälligkeiten, die „niemand einem solchen Manne zugetraut hätte“, dienstliche Aufgaben werden ohne weiteres hinausgeschoben oder mit unerhörter Flüchtigkeit erledigt. Wird den Kranken darüber eine Vorhaltung gemacht, so nehmen sie das sehr leicht und gehen mit einem Scherz oder einer Ausrede darüber hinweg, ohne sich fortan mehr vorzusehen. Eine Anzahl der Kranken wird sich der Änderung ihres Wesens noch bewußt, aber sie machen sich nichts daraus, sie entschuldigen alles vor sich selbst mit irgendwelchen Ausreden: sie haben auch endlich einmal eine Erholung verdient, sie sehen nicht ein, weshalb sie immer das Lasttier spielen sollen, sie wollen auch einmal freie Menschen sein, usw. Je nach ihrer Lebensstellung und ihren Verhältnissen kann man ihnen darin zunächst gar nicht so ganz Unrecht geben; das Krankhafte tritt dann erst mit der weiteren Entwicklung deutlich hervor. Immerhin hat der Gegensatz gegen das frühere Verhalten etwas Verdächtiges, und meistens widersprechen auch das Übermaß oder das Unzweckmäßige der aufgesuchten Erholungen, Ausschreitungen in Alkoholgenuß, Aufsuchen geringeren Verkehrs, geschlechtliche Ausschweifungen niederen Ranges oder mit allzugroßem Geldaufwande nur zu deutlich der harmlosen Begründung, die der Kranke vorgibt. Nicht selten steigert sich die Neigung zu allerhand ungewohnten Unternehmungen bis zu verbotenen Handlungen: es kommt zu unsittlichen Angriffen auf weibliche Personen, zu übermütigem Exhibitionismus, zu schwindelhaften Einkäufen, Bestellungen, Unternehmungen, zu Unterschlagung und Gelegenheitsdiebstahl. Man hat nicht ohne Grund dies Stadium als das gerichtlich-medizinische Stadium der Paralyse bezeichnet, so oft kommen die Kranken in dieser Zeit wegen ihrer unüberlegten Handlungen vor Gericht. Eine andere Quelle von Übertretungen bildet die gewöhnlich vorhandene große Reizbarkeit, die leicht zu Streit und zu Körperverletzungen führt, um so leichter, wenn Alkoholmißbrauch hinzukommt.

An die Störung der Urteilsfähigkeit und der Selbstkritik schließt sich meist bald eine Schwäche des Gedächtnisses an. Zuerst kommt es gewöhnlich zu einer Unsicherheit in den Erinnerungen. Zumal die neuen Eindrücke werden schlecht gemerkt und zeitlich nicht richtig im Gedächtnis geordnet, die Ereignisse der letzten Tage und Wochen werden in ihrer Reihenfolge und Gleichzeitigkeit durcheinandergeworfen, beim Erzählen verliert der Kranke bald den Faden und kommt vom Hundertsten in Tausendste. Die Flüchtigkeit des Aufmerkens läßt Versehen und Verwechselungen zu, Geträumtes wird für Erlebtes gehalten. Aber die gehobene Stimmung, die scheinbar gesteigerte Tatkraft, die Leichtigkeit, womit der Kranke selbst über alle Bedenken hinweggeht, verdecken für seine Umgebung gewöhnlich so sehr die Lücken seiner Begründung und seines Gedächtnisses, daß seine Angehörigen auch hinterher oft noch diese Zeit für eine gesundere, leistungsfähigere ansehen und vielleicht gar der Meinung sind, daß er sich dabei überarbeitet und damit die spätere Krankheit herbeigeführt habe. Noch öfter werden die Ausschweifungen im Alkoholgenuß usw., die auf der Krankheit beruhen, später für ihre Ursache gehalten.

In einer kleineren Gruppe von Fällen besteht von vornherein oder mit der beschriebenen gehobenen Stimmung abwechselnd eine Gemütsdepression. Der Kranke ist niedergeschlagen, schweigsam, klagt über allerlei körperliche und geistige Beschwerden, erklärt sich für schwerkrank, äußert wohl gar die Befürchtung, an „Gehirnerweichung“ zu erkranken. Das Bild ist dann ganz ähnlich wie das des Vorläuferstadiums.

Neben den beschriebenen geistigen Erscheinungen des Anfangstadiums finden sich regelmäßig auch körperliche Zeichen, die dem Sachverständigen die schwere Bedeutung der vorhandenen geistigen Zeichen sicherstellen. In erster Linie steht dabei die Trägheit oder die Aufhebung des Lichtreflexes der Pupillen. Sehr oft findet sich auch eine Ungleichheit der Pupillenweite beider Augen, aber sie hat nichts Kennzeichnendes, da sie häufig bei verschiedenen physikalischen Verhältnissen beider Augen oder auch als Zeichen nervöser Anlage vorkommt. Dagegen ist die Aufhebung der Lichtreaktion bekanntlich ein sehr wichtiges Zeichen, da sie außer bei Dementia paralytica nur noch bei Tabes, bei Gehirnsyphilis und selten bei Polyneuritis vorkommt. Bei der Dementia paralytica tritt gewöhnlich zunächst eine Trägheit der Lichtreaktion ein, die Pupille verengert und erweitert sich bei wechselnder Beleuchtung nur ganz langsam oder gar nicht, während sie sich bei Akkommodation des Auges, beim Sehen in die Nähe, schnell und deutlich verengert: ROBERTSONsches Zeichen. In späteren Stadien kann auch die Akkommodationsreaktion fehlen. Oft ist die Form der Pupille verändert, unregelmäßig oder eiförmig statt rund. In einem Drittel der Fälle ist die Pupille dauernd abnorm eng, viel seltener besteht dauernde Erweiterung. Zuweilen ist die indirekte Lichtreaktion der Pupille, auf Beleuchtung oder Beschattung des anderen Auges, früher erloschen als die direkte.

Die nächst häufigen körperlichen Erscheinungen des Anfangstadiums der Dementia paralytica sind die paralytischen Anfälle. Man versteht darunter apoplektiforme oder epileptiforme Anfälle der verschiedensten Art und verschiedensten Stärke, die sich ohne äußeren Anlaß einstellen. Zuweilen kommen sie so frühzeitig vor, daß sie für die Umgebung des Kranken das erste Krankheitzeichen darstellen. Oft werden sie auch nur als vorübergehender Ohnmachtanfall oder als Kongestion zum Kopfe oder als ein Hitzschlag aufgefaßt und damit die Erscheinung als erledigt betrachtet, bis ernstere Störungen den Ernst der Sache an den Tag bringen. Die leichtesten Fälle machen nur den Eindruck einer Migräne, und zwar verläuft sie gewöhnlich als sogenannte *migraine ophtalmique,* d. h. entweder als Supraorbitalschmerz mit Flimmerskotom und Erbrechen, oder daneben noch mit vorübergehender Aphasie, Hemiopie, Bewegungs- oder Gefühlstörung des rechten Armes oder auch wohl mit Zuckungen des Gesichtes und des Armes, *migraine ophtalmique accompagnée* der Franzosen. Auch Trigeminusneuralgien oder Anfälle von allgemeinem heftigen Kopfschmerz kommen mit derselben Bedeutung vor. Andere Male stellen sich stärkere Schwindel- oder Ohnmachtanwandlungen ein, oft mit nachfolgender motorischer Aphasie von kurzer Dauer, oder als schwerste Erscheinung ausgeprägte apoplektiforme oder epileptiforme Anfälle. Die Krämpfe gehen oft von einer bestimmten Muskelgegend aus, meist von einer Gesichtshälfte oder von einem Arme, und können darauf beschränkt bleiben oder die gesamte Körpermuskulatur ergreifen. Nach den Krämpfen bleibt häufig eine Gliederstarre auf der zuerst befallenen Seite zurück, die dann durch neue Krampfstöße unterbrochen werden kann. Die apoplektiformen Anfälle verlaufen fast immer mit tiefer Bewußtlosigkeit, die tagelang anhalten kann, und hinterlassen öfters vorübergehende oder dauernde Lähmungen, Paresen, aphasische Zustände, Hemiopie, Asymbolie, Apraxie und andere Herderscheinungen. Oft gehen diese aber so schnell zurück, daß die Umgebung sich des so folgenlos überstandenen Schlaganfalles freut. Zuweilen treten nur rhythmische Zuckungen im Fazialis, Paresen oder Lähmungen desselben Nerven, Zähneknirschen, unwillkürliche Gliederbewegungen usw. ohne Bewußtlosigkeit auf, die man als unvollkommene Anfälle auffassen kann. Andere Male wechseln diese Zeichen von JACKSONscher Epilepsie mit ausgesprochenen Krampf- oder Insultanfällen ab. Auch aphasische Zustände kommen ohne Insulterscheinungen und ohne Hemiplegie vor. Meist sind sie motorisch, seltener sensorisch, ihre Dauer und ihre Ausdehnung wechselt von den kürzesten und flüchtigsten Graden bis zu den schwersten und dauerndsten Formen.

Oft kann man auch schon in der Anfangszeit der Krankheit gewisse dauernde motorische Störungen feststellen, vor allem Schlaffheit der Gesichtszüge, Ungleichheit der Gesichtshälften durch einseitige Fazialisparese, die sich durch Verstrichensein der Nasenlippenfalte einer Seite kundgibt, fibrilläres Zittern der Gesichtsmuskeln, besonders beim Sprechen, Zittern und Ataxie der vorgestreckten Zunge usw. Häufig ist das ganze Gesicht maskenartig starr, mit blödem oder vielleicht in der Depression versteinertem Ausdruck (vgl. Fig. 15). Meistens machen sich auch schon früh die Anfänge der paralytischen Sprachstörung geltend, die weiterhin genauer dargestellt werden wird. Auch deutliche Lähmungen verschiedener Gehirnnerven können vorübergehend in dieser Zeit erscheinen, vor allem Ptosis, Schielen und Doppelsehen.

Die Geschlechtsorgane zeigen ebenfalls gewöhnlich Störungen, bald im Sinne gesteigerter Erregung, bald im Sinne der Unfähigkeit. Die Blasenfunktion ist häufig gestört, sowohl Harnverhaltung als nach längerer Verhaltung zeitweilige oder dauernde Inkontinenz kommen vor.

Höhestadium der Krankheit.

Aus dem beschriebenen Zustande entwickelt sich allmählich, nach kürzerer oder längerer Zeit, das Höhestadium der Krankheit. Es kennzeichnet sich vorzugsweise durch die Zunahme des Schwachsinns und der motorischen Störungen und durch das Auftreten von Wahnvorstellungen, oft auch von Sinnestäuschungen. Eine scharfe Trennung von dem vorigen Stadium ist nicht durchzuführen, oft entwickelt sich die Höhe der Krankheit unmittelbar aus den Vorläufererscheinungen.

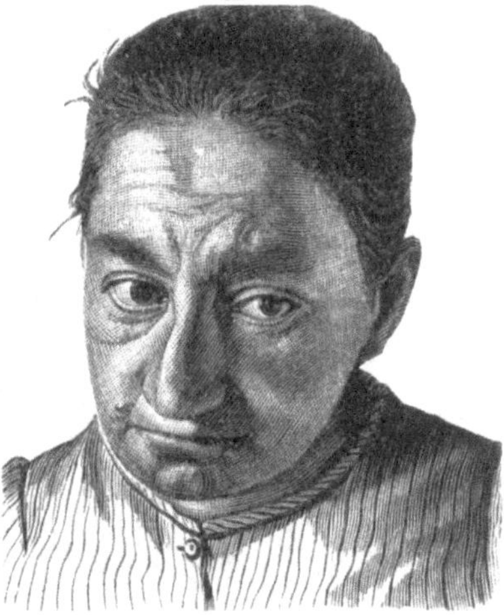

Fig. 15. Dementia paralytica. Depressive Demenz.

Der geistige Rückgang äußert sich vor allem in zunehmender Gedächtnisschwäche. Namentlich die Merkfähigkeit nimmt reißend ab. Der Kranke weiß heute nicht mehr, was er gestern getan hat, kann abends nicht mehr angeben, was er Mittags gegessen hat, weiß vielleicht eine Stunde nach der Mahlzeit nicht mehr, daß er schon gegessen hat, verwechselt die Tageszeiten usw. Der Arzt vergißt Krankenbesuche zu machen, oder geht zweimal am Tage zu demselben Kranken, da er sich des ersten Besuches nicht mehr erinnert. Im Gasthof oder in der Anstalt findet er sein Zimmer nicht wieder; der Lehrer geht in verkehrte Klassenzimmer oder versäumt die Stunde, weiß nicht mehr, welche Schüler er vor sich hat, verlangt griechisch in den Klassen, wo diese Sprache noch nicht gelehrt wird, usw. Gebildete Menschen wissen weder Wochentag noch Datum und entschuldigen das damit, daß sie keinen Kalender bei sich hätten, daß die heutige Zeitung noch nicht da sei usw. Die erteilte Auskunft haben sie nach kurzem wieder vergessen. Bald wissen sie gar nicht mehr, wo sie sind; die Personen der neuen Umgebung, z. B. in der Anstalt, werden gar nicht mehr in das Gedächtnis aufgenommen. Schließlich gehen auch die Erinnerungen aus etwas zurückliegender Zeit verloren, die Familiendaten, das Erlernte, die miterlebten Ereignisse werden vergessen, der Kranke ist bei einem Besuch seiner Kinder überrascht, einen Enkel vorzufinden, obwohl er vor einigen Monaten seiner Taufe beigewohnt hat, er erkennt

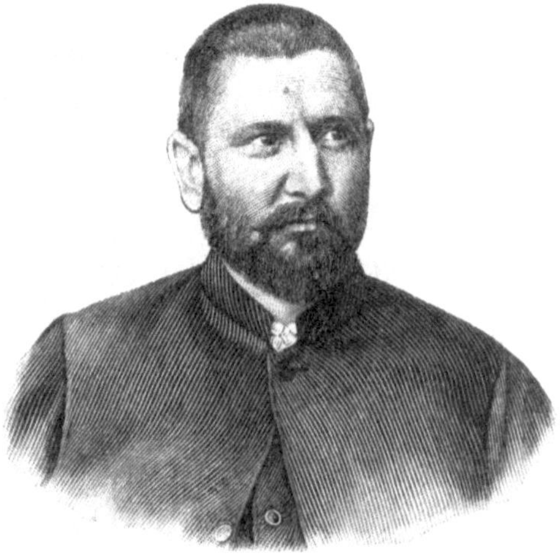

Fig. 16. Dementia paralytica im Exaltationsstadium. (Nach ZIEHEN.)

nach kurzer Trennung seine Angehörigen nicht wieder und vergißt wohl seinen eigenen Namen. Die Ausdehnung dieses Gedächtnisverlustes ist übrigens in den einzelnen Fällen sehr verschieden, je nach den Bezirken des Gehirns, deren Assoziationsfasern zerstört worden sind. Am meisten leidet immer das Urteil über die eigene Person und deren Beziehungen, ein wirkliches Einleben in neue Verhältnisse findet nicht mehr statt. Auch die ethischen und moralischen Eigenschaften gehen immer mehr zugrunde. Die Erfahrungen verlieren ihren Zusammenhang, die Gegenwart schwebt sozusagen zwischen Vergangenheit und Zukunft ganz in der Luft. Was er tun will, hat der Kranke im nächsten Augenblick vergessen, er ist daher auch zu den einfachen Anstaltsbeschäftigungen kaum mehr zu gebrauchen. Die Fähigkeit zum Kopfrechnen ist völlig verloren gegangen; das kleine Einmaleins haftet vielleicht noch, aber der Kranke, der eben dreimal neun richtig ausgerechnet hat, muß sich lange besinnen, ehe er neun mal drei herausbringt, und die einfachsten Additionen und Subtraktionen mißlingen ihm. Er nimmt an sich, was ihm gefällt, und bestreitet

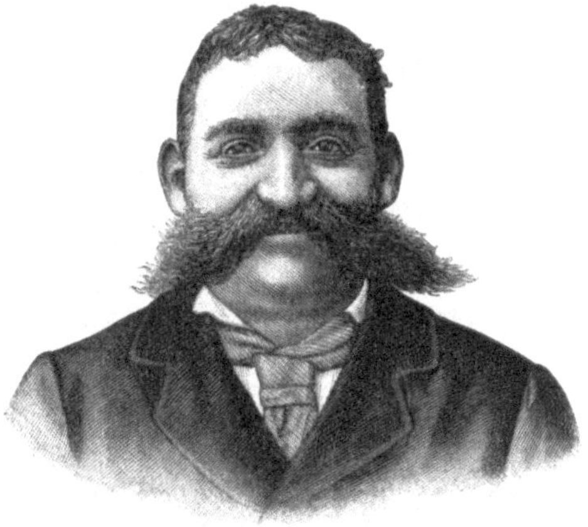

Fig. 17. Dementia paralytica. Strahlende Euphorie. Demenz. (Nach WEYGANDT.)

die Entwendung, während er den entwendeten Gegenstand in der Hand hält.

Neben diesen Ausfallerscheinungen besteht häufig eine gesteigerte Tätigkeit der Phantasie, wie sie bei Gesunden nur im Traum vorkommt. In schreiendem Gegensatz zu der tatsächlichen Unfähigkeit fühlt sich der Kranke gesund und arbeitskräftig wie noch nie, er verfügt über unerschöpfliche persönliche und materielle Mittel, macht Reisen, sinnlose Einkäufe, Heiratsanträge usw. und überwindet alle Schwierigkeiten mit spielender Leichtigkeit. Das erhöhte Wohlbefinden, die auch im Gesichtsausdruck hervortretende Euphorie des Paralytikers (vgl. Fig. 16 und 17) geht regelmäßig in Größenwahn über, der in seiner Eigenart so bezeichnend ist, daß er im Volke der Krankheit den Namen gegeben hat. Er kann sich auf die Vergangenheit wie auf die Zukunft erstrecken. Der Kranke erzält wahre Münchhauseniaden, hat als Feldherr Kriege gewonnen, als Erfinder schwierigste Aufgaben gelöst und die herrlichsten Belohnungen dafür erhalten; häufiger liegen aber seine großen Leistungen erst in der Zukunft. Binnen kurzem ist er das, was er erstrebt hat, General, Millionär, Minister, dann wird er Kaiser, Kaiser beider Welten, Sonnengott, Obergott, Besitzer von tausend Tonnen voll Tausendmarkscheinen usw. Als Arzt kann er Kranken das Gehirn herausnehmen und ihnen ein Kalbshirn einsetzen, das durch seinen Einfluß alle Leistungen des besten Menschenhirnes geben kann; als Techniker vollendet er durch seine persönliche Kraft den Panamakanal in wenigen Tagen, verlegt Eisenbahnen und Tunnels durch wunderbare Maschinen, Schwerkraft und Entfernung sind für ihn überwunden, sein Penis reicht von der Erde bis zum Monde, er zeugt täglich Hunderte von Kindern, alle von ungeahnter Größe und Schönheit, usw. Er hält seine Ideen nicht fest, im Verlauf eines Gespräches erfindet er immer neue Wunder dazu, oft nur in den Zahlen eine gewisse Einförmigkeit bewahrend: er ist 80000 Jahre alt, hat 80000 Schlößer, 80000 Orden usw. Die Überschwenglichkeit der Größenideen wird nur zuweilen von Kranken mit Dementia praecox erreicht (vgl. S. 227), ihr schneller Wechsel kommt aber wohl nur der Dementia paralytica zu.

Der Wahn ist aber nicht immer expansiver Natur, auch depressive Wahnvorstellungen sind häufig. Wohl am häufigsten sind hypochondrische Wahnvorstellungen, die sich auf Veränderung oder Zerstörung des Körpers oder seiner Teile richten. Die Kranken glauben z. B., kein Gehirn, keinen Magen, keinen After mehr zu haben, ganz verfault zu sein, von Glas oder von Holz, mit anderen Menschen oder mit Tieren ganz oder teilweise ausgetauscht, klein und schwach gemacht anstatt wie früher zwei Meter groß zu sein, sie glauben, nicht mehr sehen, nicht mehr essen oder nicht mehr ihren Darm und ihre Blase entleeren zu können, tot und begraben zu sein usw. Sie sprechen dann wohl von sich als von einer dritten Person. Unter Umständen erstreckt sich dieser Negationswahn auch auf die Umgebung: es gibt keine Stadt mehr, keine Menschen mehr, die ganze Welt ist untergegangen. Seltener kommt es zu Verfolgungswahn, bei Frauen zum Wahn, beständig geschlechtlich mißbraucht zu werden usw., während sich bei Frauen häufig die Größenidee findet, zahllose Kinder zu haben und beständig Massen von Kindern zur Welt zu bringen.

Nicht selten steigert sich die Euphorie zu schwerer manischer Erregung. Die Kranken springen in beständiger Unruhe umher, schlagen mit den Fäusten an die Wand, bis das Blut strömt, reiben sich Wunden, schmieren sie mit Urin und Kot ein, daß schwere Phlegmonen entstehen, und arbeiten sich ab bis zur völligen, zuweilen tödlichen Erschöpfung, schreien sich heiser usw.

Sinnestäuschungen spielen im ganzen keine große Rolle bei der Paralyse. Vor einigen Jahrzehnten wurden sie von den meisten Autoren überhaupt verneint, aber ihr Vorkommen läßt sich nicht bestreiten. Gewöhnlich sind sie nur zeitweise vorhanden, fast immer in ziemlich elementarer Form, als Scheltworte u. dgl. oder als Bilder, die den Wahnvorstellungen entsprechen, jedenfalls sind sie ohne großen Einfluß auf das Krankheitbild. Dagegen kommt es in den meisten Fällen zu einer erheblichen Abstumpfung der Empfindlichkeit der Sinnesorgane durch verminderte Anspruchsfähigkeit ihrer Zentren, so daß das Erkennen des Gesehenen, das Verstehen des Gehörten erschwert und schließlich aufgehoben wird, Zustände, die der Seelenblindheit und der Worttaubheit entsprechen. Sehr oft finden sich organische Veränderungen der Sinnesnerven, namentlich Sehnervenatrophie. An den Gliedern und am Rumpf stellen sich oft schon im Vorläuferstadium neuritische Erscheinungen ein, die sich zunächst durch rheumatoide Schmerzen, weiterhin durch Analgesie und Anästhesie kundgeben. Man hat besonders auf die oft vorkommende Analgesie des Ulnarisstammes hingewiesen.

Diese Sensibilitätstörungen, die zum Teil auch durch Rückenmarkveränderungen bedingt sein können, sind die Hauptursache für das leichte Eintreten von Dekubitus, wie von Gudden nachgewiesen hat; der Kranke nimmt die Druckschädigung nicht wahr und gleicht sie nicht aus. Die frühere Annahme, daß trophische Störungen den Dekubitus herbeiführten, ist ebenso wenig stichhaltig wie ihre Anschuldigung als Ursache des Othämatoms und der Rippenbrüche; beide Erscheinungen sind ebenfalls durch GUDDEN als Folge von Verletzungen nachgewiesen worden, denen die hilfslosen und unruhigen Kranken besonders ausgesetzt sind. Auf den Sensibilitätstörungen beruht ferner zum Teil die Unsauberkeit der Kranken, die die herannahende Blasen- und Darmentleerung nicht fühlen. Zum anderen Teil spielt die Gleichgültigkeit der Demenz eine Rolle dabei, und ein Rest der Kranken wünscht die Ausleerungen bei sich zu behalten, weil er sie für Gold oder sonstige wertvolle Stoffe hält.

Unter den motorischen Störungen des Höhestadiums stehen wie im Vorläuferstadium die paralytischen Anfälle obenan. Sie zeichnen sich gewöhnlich durch ihren ungünstigen Einfluß auf das Allgemeinbefinden aus, jeder Anfall pflegt eine deutliche Stufe im geistigen Rückgang zu bewirken, und oft schließt sich eine etwas längere Verwirrtheit oder Benommenheit daran an. Auch die Sprachstörung nimmt meistens nach den Anfällen zu. Abgesehen von dem häufigen Auftreten aphasischer Zustände und von einer allgemeinen Beeinflussung der Sprechweise durch die Stimmung — der euphorische Kranke spricht schnell, laut, gewaltsam, der deprimierte leise, eintönig usw. — zeichnet sich die Dementia paralytica durch bestimmte Störungen der Sprachartikulation aus, die mit Ataxie und Parese der Sprechmuskeln zusammenhängen, die kortikalen oder bulbären Ursprunges sind. Zunächst kommt es gewöhnlich zu einem gewissen Zaudern, Häsitieren, oft auch zu Pausen zwischen den einzelnen Silben, Skandieren, zugleich wird die Sprache rauh, eintönig. Die Konsonantenverbindungen werden unvollkommen artikuliert, teils durch Vokalzwischenschiebung getrennt und verdoppelt ausgesprochen, Silbenstolpern, teils abgeschliffen, so daß die Sprache lallend, schmierend erscheint. Besonders deutlich zeigen sich die Störungen bei gewissen Worten, die daher herkömmlich zur Probe benutzt werden: Flanellappen, dritte reitende Artilleriebrigade, dreizehnter Dezember, Elektrizität. Zum Unterschied von der Spracherschwerung mancher Neurastheniker, die diesen gewöhnlich große Sorge macht, geht der Paralytiker über die gröbsten Unvollkommenheiten seiner Sprache leicht hinweg, er bemerkt sie gar nicht oder entschuldigt sich mit irgend einem zufälligen Einfluß.

Auch die Schrift wird entsprechend verändert. Sie wird unsicher und ungleich, oft ataktisch ausfahrend, läßt Buchstaben und Silben aus und verstellt sie, ohne daß der Kranke es be-

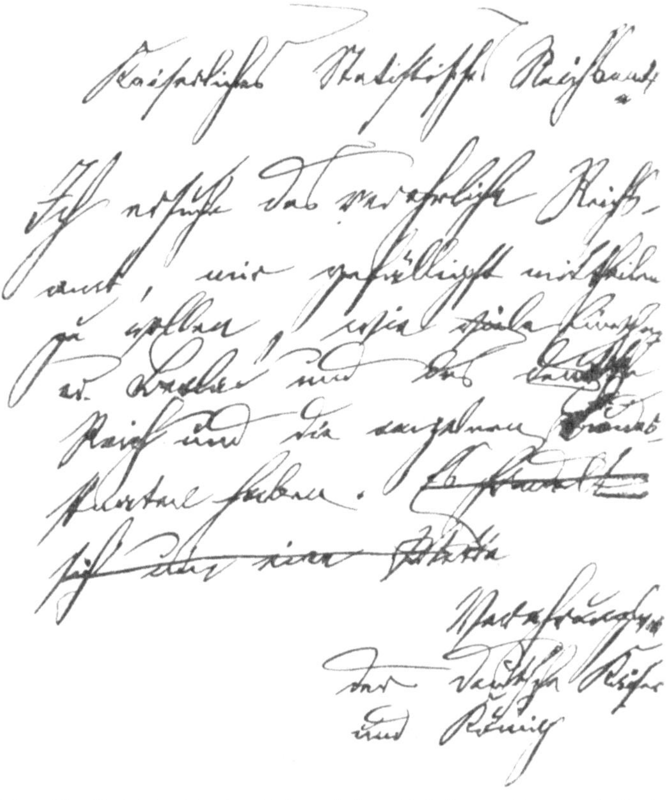

Fig. 18. Leichte Ataxie. Schwachsinn (bei Dementia paralytica). $^3/_4$ natürl. Größe. (Nach WEYGANDT.)

merkt. Auch beim Wiederlesen entgehen sie ihm wegen seiner Unaufmerksamkeit, wie er überhaupt beim Lesen oft ganz anderes vorbringt, als dortsteht. Weitere Eigentümlichkeiten bekommen seine Schriftstücke durch die geistigen Veränderungen, durch Flüchtigkeit und Unsauberkeit, vieles Unterstreichen usw. (Vgl. Fig. 18 und 19.)

Auch andere feinere Verrichtungen der Hände leiden bald erheblich. Das Einfädeln einer Nadel, das Zuknöpfen eines Kleidungstücks, alle Handfertigkeiten, das Klavierspiel usw.

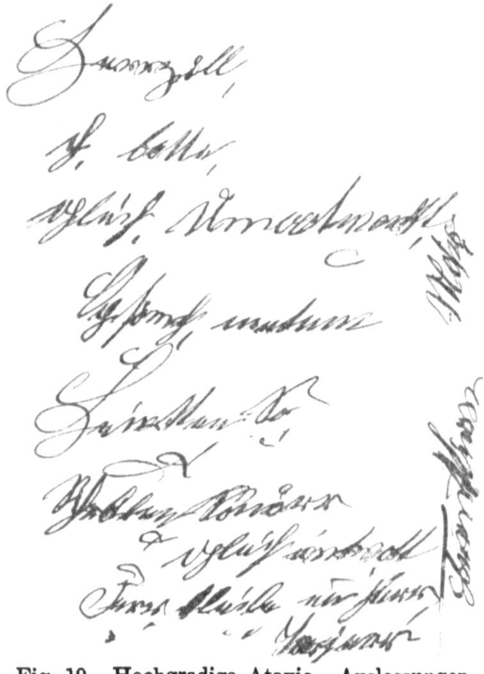

Fig. 19. Hochgradige Ataxie. Auslassungen. 1/2 natürl. Größe. (Nach WEYGANDT.)

werden allmählich unvollkommen und schließlich ganz unmöglich. Dann werden auch die gröberen Verrichtungen gestört, der Händedruck wird ungleichmäßig, stoßend, zuweilen tritt deutliches Intentionszittern ein, der Gang wird unsicher, tappend, schlürfend, öfters durch Rückenmarkveränderungen spastisch-paretisch oder schleudernd wie bei der tabischen Ataxie. In den meisten Fällen sind die Kniereflexe gesteigert, nach manchen Zählungen in etwa 80 %, in einer Minderzahl sind sie aufgehoben, 5—10 %. Mit dem fortschreitenden Verlauf hört gewöhnlich die Steigerung auf und tritt schließlich Aufhebung oder doch Verringerung der Reflexe ein. Auch die Armreflexe sind oft gesteigert.

Endstadium.

Mit der Zunahme der Demenz tritt schließlich auch ein schwererer körperlicher Verfall ein. Die Haltung wird immer schlaffer, häufig hängen die Kranken mit dem Oberkörper ganz zur Seite über, so daß sie in Gefahr sind, umzufallen, oder sie werden auf den Beinen so wacklig, daß man sie ins Bett legen muß. Namentlich beim Zusammensein mit anderen Kranken werden sie leicht umgestoßen, auch beim Treppensteigen kommen sie leicht zu Fall und zu Schaden. Die vorher gewöhnlich nur zeitweise vorhandene Unreinlichkeit wird nun zur Regel, die Kranken lassen Harn und Kot beständig unter sich. Anfangs tritt nächtliches Bettnässen ein, besonders deshalb, weil die Blase nicht länger als anderthalb oder zwei Stunden ihren Inhalt halten kann, dann wird sie überdehnt, und dadurch kommt es auch bei Tage zu beständigem Harnträufeln. Die Blase gehorcht auch dem Willen nicht mehr; hält man die Kranken zur Entleerung an, so gelingt sie ihnen nicht, gleich darauf aber nässen sie ein. Die Gleichgültigkeit gegen die Verunreinigung trägt natürlich auch dazu bei, daß der Zustand nicht besser wird. Ohne erkennbaren Grund wechseln übrigens in dieser Beziehung bessere und schlechtere Zeiten miteinander ab. Viel trägt die Füllung des Darmes zu der Inkontinenz der Blase bei, Verstopfung ist die Regel, oft sammeln sich sehr große Kotmassen im untersten Darmabschnitt an und verhindern eine normale Füllung der Blase. Von Zeit zu Zeit erfolgt dann eine Entleerung dieser Kotmassen in das Bett oder in die Kleider, wenn nicht sorgsame Aufsicht zu rechter Zeit eingegriffen hat.

Der geistige Verfall erreicht die höchsten Grade. Schließlich verstummt der Kranke gänzlich, oder seine Äußerungen beschränken sich auf unartikulierte Laute oder auf einzelne Reste seiner Größenideen (goldene Pferde, 100000 u. dgl.); er beachtet seine Umgebung gar nicht mehr, muß wie ein kleines

Kind gepflegt werden, ißt und trinkt nur, wenn ihm etwas vorgehalten wird. Das Gesicht hat allen Ausdruck verloren. Der Körper setzt mit dem Ende des Höhestadiums oft sehr viel Fett an, so daß die Kranken ganz unbeholfen werden, zum Schluß kommt es aber meist wieder zu einer starken Abmagerung, die das Entstehen von Dekubitus natürlich sehr begünstigt.

Verlauf und Ausgänge. Die häufigste Form der Dementia paralytica scheint gegenwärtig die demente Form zu sein; wahrscheinlich ist sie früher sehr oft nicht richtig erkannt worden. Der geistige Verfall entwickelt sich hier allmählich aus den Vorläufererscheinungen. Die motorischen Störungen können dabei schon früh sehr deutlich sein, aber auch ohne das sind das allmähliche primäre Schwinden des Gedächtnisses und des Urteils, die traumartige Apathie und die gemütliche Stumpfheit, die Verstöße gegen Anstand und Sitte ziemlich charakteristisch. Die Dementia paralytica des weiblichen Geschlechts verläuft fast ausschließlich in dieser Form, wobei sich dann zuweilen Größenideen finden, die meist besonderen Inhalt haben: schöne Kleider, schöne und viele Kinder, alle fünf Minuten ein neuer Prinz geboren usw.

Die expansive, klassische Form der paralytischen Demenz tritt mit ihrer Unternehmungslust und dem gesteigerten Kraftgefühl oft sehr überraschend hervor zu einer Zeit, wo die Umgebung noch gar nichts Krankhaftes oder doch nur nervöse Beschwerden, eine gewisse Abspannung mit Neigung zu alkoholischen Reizmitteln usw. bemerkt hat. Die Reisen, Ankäufe, Verschleuderungen und Geschenke ruinieren dann nicht selten den ganzen Wohlstand der Familie. Die Neigung zu Kraftäußerungen, Übergriffen und Ausschreitungen, die Urteillosigkeit bezüglich eigenen und fremden Eigentums, der gesteigerte Geschlechtstrieb bei herabgesetzter Ethik bringen den Kranken überaus häufig mit der Polizei und dem Strafgesetz in Zusammenstoß, auch Selbstmord ist als triebartige Handlung oder als Reaktion auf Beschränkungen nicht selten, Unglücksfälle sind bei dem großen Widerspruch zwischen Selbstgefühl und Leistungsfähigkeit recht häufig. Zuweilen geht die manische Erregung in eine wilde Unruhe mit Delirien und schwerer Verwirrtheit und Benommenheit über, die durch Erschöpfung schnell zum Tode führt: galoppierende Dementia paralytica, meist bleibt die Aufregung in mäßigen Grenzen, und es tritt nach einigen Wochen oder Monaten ein Nachlaß der geistigen und körperlichen Erscheinungen ein, der zuweilen dem Laien eine Heilung vortäuscht, während den Sachverständigen eine gewisse geistige Schwäche, die mangelnde Krankheiteinsicht und ein Rest von motorischen Störungen die Remission anzeigt, der nach Wochen oder Monaten, seltener erst nach Jahren die Verschlimmerung folgen wird.

Auch die depressive Form, die sich ebenfalls aus dem Vorstadium langsamer oder schneller herausbildet, ist einer Remission fähig, an die sich weiterhin eine neue depressive Phase oder eine zunehmende Verblödung oder auch eine expansive Form mit Größenwahn anschließen kann. Die beiden letzten Ausgänge können aber auch direkt den Ausgang des depressiven Zustandes bilden. Beachtenswerte Zufälle in der Depression sind zumal Selbstmordneigung und Nahrungsverweigerung.

Zu jeder Zeit und in jeder Form der Dementia paralytica können sich paralytische Anfälle einschieben. Zuweilen eröffnen sie das Bild, und der schnell überwundene „Schlaganfall“ wird in seiner unheilvollen Bedeutung oft gar nicht gewürdigt. Fast immer ziehen sie, wie gesagt, eine Verschlimmerung des ganzen Zustandes nach sich. In manchen Fällen fehlen sie ganz, in anderen kommen sie in häufiger Wiederholung. Nicht selten enden sie durch Gehirnlähmung tötlich, oder sie führen durch die Bewußtlosigkeit Schluckpneumonien, bei mangelhafter Fürsorge Blinddarmentzündungen durch Koststauung, Blasenkatarrh, Dekubitus u. dgl. herbei. Ihre Dauer beträgt meist 1—2, selten 8—10 Tage. Gewöhnlich werden sie von mittlerem Fieber begleitet; namentlich durch die Nebenerkrankungen kann dies bis zu lebensgefährdender Höhe steigen. Nach den Anfällen kommen auch tiefe Senkungen vor, bis 30° C im After, vor dem Tode sogar bis 25° und darunter. Leichte Temperatursteigerungen kommen ohne äußeren Anlaß bei Dem. paral. häufig vor, nach manchen in periodischer Wiederkehr und als Zeichen frischer Entzündungsnachschübe im Gehirn.

Die motorischen Störungen verbinden sich mit den psychischen zeitlich in sehr wechselnder Weise; bald treten sie gewissermaßen als erstes Zeichen hervor, bald fehlen sie noch, wenn das geistige Bild der Krankheit schon unverkennbar ist. Prognostisch ist das Verhalten ohne Bedeutung.

Im weiteren Verlauf der paralytischen Demenz, die im Durchschnitt $2^1/_2$ Jahre, bei der klassischen Form etwas weniger, bei der dementen zuweilen länger (4—6—8 Jahre) zu dauern pflegt, halten die körperliche und die geistige Abnahme meist gleichen Schritt. Der Tod erfolgt dann schließlich, häufig nach langem Bettlager, an Marasmus. Beschleunigungen des tödlichen Ausganges werden nicht selten durch den Dekubitus, durch Phlegmonen, die sich an unbedeutende Verletzungen anschließen, oder durch Ersticken infolge der Schlingstörungen hervorgerufen. Nicht selten erfolgt der Tod auf der Höhe der Krankheit durch paralytische Anfälle, Unfälle, Selbstbeschädigungen infolge der Unruhe, zuweilen auch durch Selbstmord in den schweren Angstzuständen des depressiven Stadiums. — Heilungen der *Dementia paralytica* sind bisher nur aus den Frühstadien berichtet, wo die Erkennung immerhin unsicher ist.

Pathologische Anatomie. Die Gehirne der an Dementia paralytica Verstorbenen zeigen — mit Ausnahme der ganz frischen Fälle — schon für das bloße Auge erhebliche Veränderungen. Die wichtigsten Befunde sind: allgemeine Verdickung oder Verdünnung des Schädels, nicht selten Verwachsung der Dura mater mit dem Knochen, Hämatome der Dura und fibrinöse oder hämorrhagisch-fibrinöse Auflagerungen auf ihrer Innenseite, ganz gewöhnlich namentlich über dem Stirn- und Scheitelhirn ausgebreitete Verdickung der zarten Gehirnhaut mit starker, oft sulziger, milchiger Trübung zumal längs der großen Gefäße und über den Sulcis, Ödem der Pia über den Sulcis, knötchenförmige Epithelanhäufungen in der Pia, die oft mit der Hirnrinde untrennbar verwachsen ist, so daß beim Abziehen die Rindenoberfläche mitgeht; zuweilen Bildung einer lederartigen fibrinösen Haut zwischen Dura und zarter Haut; fast stets Klaffen der Sulci durch Verschmälerung der Windungen, stärkerer Schwund einzelner Bezirke oder einer Hemisphäre, namentlich im Stirn- und Scheitelhirn; zuweilen *état criblé* der Oberfläche; sehr oft Erweiterung der Ventrikel mit Hydrocephalus internus, Granulierung des Ependyms, das namentlich im 4. Ventrikel oft reibeisenartig rauh wird; mittlerer Blutgehalt der Gehirnmasse, sklerotische Beschaffenheit der Rinde, Weichheit des Marks, siebartige Zeichnung desselben durch Klaffen von perivaskulären Räumen; bedeutende Gewichtsabnahme zumal des Hirnmantels (am meisten im Stirnhirn, dann im Scheitellappen) und des Stammes.

Die mikroskopische Anatomie der Anfangstadien der Krankheit hat gelehrt, daß diffuse, aber in den verschiedenen Rindenbezirken verschieden starke atrophisch-degenerative Veränderungen der Ganglienzellen, der feinsten Nervenausbreitungen, dann auch der markhaltigen Nervenfasern in der Rinde und schließlich auch der Gliazellen den Anfang bilden. Das massenhafte Zugrundegehen von Nervenfasern und Zellen ist für die Dementia paralytica kennzeichnend. Stauungen und degenerative Veränderungen, später auch Wandverdickungen und zuletzt Obliterationen in den feinsten Venen und in den Saftbahnen folgen nach. Weiterhin gesellen sich Exsudationen von Serum und Zellen in die Saftbahnen hinzu. Die zarte Gehirnhaut zeigt ebenfalls Verdickung und Kernvermehrung der Endotheladventitia der Gefäße.

Für die paralytischen Anfälle ergibt sich makroskopisch nur ausnahmsweise ein ursächlicher Befund; wahrscheinlich sind sie teils auf Hirndruckschwankungen, teils auf örtliche exsudativentzündliche Nachschübe oder auf Gefäßverschließungen zurückzuführen.

Im Rückenmark finden sich häufig Strangerkrankungen, und zwar entweder graue Degeneration der Hinterstränge, nicht selten mit etwas anderer Verteilung als bei der eigentlichen Tabes, oder chronisch-entzündliche Veränderungen in den Pyramidenseitensträngen, am häufigsten beides vereint. Nur bei einem kleinen Bruchteil der Fälle bleibt das Rückenmark gesund. Auch in den vorderen und hinteren Wurzeln kommen Entartungsvorgänge oft vor. In den peripheren Nerven ist mehrfach Neuritis nachgewiesen.

Ursachen. Die Erblichkeit spielt bei der Dementia paralytica eine geringere Rolle als bei vielen anderen Geisteskrankheiten, doch ist sie in etwa 20 % der Fälle nachweisbar. Bedeutenden Einfluß hat die Syphilis, woran etwa 70 % der Paralytiker früher gelitten haben. Dementsprechend liegen weitaus die meisten Erkrankungen zwischen dem 35. und 45.

Jahre. Im Kindes- und Jugendalter sind neuerdings mehrfach Erkrankungen beobachtet, sie beruhten wohl sämtlich auf Syphilis der Eltern. Das ursächliche Verhältnis ist voraussichtlich ähnlich wie bei Tabes, nämlich so, daß ein chemisches Produkt der Syphilisbazillen oder eine Veränderung des Serums Erscheinungen hervorruft, die von den direkten Wirkungen der Syphilisbazillen, den Granulationsgeschwülsten, ganz verschieden sind. Nächstdem haben Trunk und Kopfverletzungen den größten Einfluß auf die Entstehung, endlich auch Überanstrengung in Verbindung mit Gemütsbewegungen. Zwischen der Erkrankung an Syphilis und dem Beginn der Dementia paralytica liegen meist viele Jahre; nicht selten tritt die Paralyse in solchen Fällen auf, wo alle Sekundärerscheinungen gefehlt haben und deshalb keine oder doch keine genügende Behandlung vorgenommen worden war, oder sie schließt sich an die bestehende Tabes an. Nach der ursächlichen Kopfverletzung können Jahre vergehen, ehe deutliche Folgen erscheinen.

Diagnose. Die frühzeitige Erkennung der Dementia paralytica ist wegen ihrer Häufigkeit — fast $^1/_5$ aller Geisteskrankheiten —, wegen ihrer durchaus ungünstigen Prognose und wegen ihrer sozialen Bedeutung (vgl. S. 241) überaus wichtig. Sehr häufig wird sie in den Anfängen mit der Neurasthenie verwechselt, aber eine sorgfältige Untersuchung kann häufig schon Pupillenveränderungen und leichte charakteristische Sprachstörungen, die meistens besonders deutlich beim Vorlesen hervortreten, namentlich aber die oft traumartige Gemüts- und Geistesschwäche herausfinden, wodurch sich die Dementia paralytica auch vor allen anderen Geisteskrankheiten von vornherein auszeichnet. Diesen gegenüber sind namentlich auch Schwindelanfälle u. dgl. ein wichtiger Hinweis auf paralytische Demenz. Gerade die Anfälle mit schnell verschwindenden Lähmungen, mit flüchtiger Aphasie u. dgl. sind sehr verdächtig. Natürlich müssen urämische Anfälle, Alkoholepilepsie und echte Epilepsie ausgeschlossen werden. Sehr schwer ist oft die Unterscheidung von Gehirnsyphilis (vgl. den folgenden Teil dieses Abschnittes) sowie von manchen Formen des chronischen Alkoholismus; hier entscheidet für Alkoholismus das Fehlen der Sprachstörung und der reflektorischen Pupillenstarre. Trägheit der Lichtreaktion kommt freilich auch beim Alkoholisten vor, sie bessert sich aber bei längerer Alkoholabstinenz.

Besondere Schwierigkeiten bietet die Unterscheidung der Paralyse von manischen Erregungszuständen, die als erste Phase eines manisch-depressiven Irreseins im mittleren Lebensalter auftreten, namentlich wenn vorher oder im Beginn des Anfalles Alkoholmißbrauch stattgefunden hat. Euphorie, Selbstüberschätzung bis zu ausgesprochenen Größenideen, Stimmungswechsel und Reizbarkeit, Vernachlässigung ethischer und gesellschaftlicher Rücksichten kommen auch bei manischer Erregung vor; bei der Dementia paralytica zeigt sich aber gewöhnlich schon frühzeitig deutliche Trübung der Auffassung und der Erinnerung, und die Kranken sind leichter zu beeinflussen, zeigen weniger Konsequenz und Nachdruck in ihren Forderungen usw. Entscheidend ist natürlich auch hier das Auftreten kennzeichnender Sprachstörung und deutlicher Lichtstarre der Pupillen.

Auch das depressive Stadium des manisch-depressiven Irreseins und die einfache Melancholie des Rückbildungsalters, letztere namentlich beim weiblichen Geschlecht, können erhebliche Ähnlichkeiten mit der Dementia paralytica aufweisen. Die depressive Beschränkung der Gedanken auf einen kleinen Kreis, die scheinbar schwachsinnige beständige Wiederholung derselben Klagen und Befürchtungen, die ebenfalls oft nur scheinbare Vernachlässigung der Umgebung usw. können bei der Melancholie und bei den Depressionszuständen durchaus den Gedanken an eine Paralyse nahelegen. Abenteuerliche Wahnvorstellungen von ungenügender Motivierung sprechen jedenfalls für Dementia paralytica. Oft können auch hier nur die körperlichen Zeichen entscheiden.

Nicht ganz selten erwachsen diagnostische Schwierigkeiten zwischen der Dementia paralytica und der Katatonie. Auch die letztere kann mit epileptiformen Anfällen beginnen und Steigerung der Kniereflexe und träge Reaktion der erweiterten Pupillen aufweisen, andererseits kommen bei der Paralyse Erregungs- und Stuporzustände vor, die den katatonischen sehr ähnlich sehen. Für Paralyse spricht die Gedächtnisschwäche und die schwerere Störung der Auffassung, für Katatonie das Hervortreten von anhaltenden Stereotypen in Haltung und Bewegung und im Stupor das hartnäckigere Widerstreben.

Vor allem gilt für die Erkennung der Dementia paralytica der Satz, daß es grundsätzlich verwerflich ist Augenblicksdiagnosen machen zu wollen. Der Praktiker, der sich ein wenig mit Psychiatrie beschäftigt hat, ist geneigt, immer nach der ersten Untersuchung eine bestimmte Diagnose zu stellen, und möchte auch den hinzugezogenen Spezialisten gern zu einer sofortigen endgültigen Äußerung bringen. Dadurch werden nach beiden Richtungen schwere Fehler begangen: es werden Kranke für Paralytiker erklärt, die an heilbaren Krankheiten, z. B. an Melancholie, leiden, sie werden dadurch mit ihren Angehörigen aufs höchste beunruhigt, es wird vielleicht die richtige Behandlung unterlassen, das Geschäft aufgegeben usw., anderseits wird die richtige Zeit versäumt, den Paralytiker durch Fürsorge und nötigenfalls durch Entmündigung vor dem Verstreuen seines Vermögens, vor dem Ruin seiner Familie zu bewahren, und statt dessen werden kostspielige Reisen und Badekuren u. dgl. verordnet, die dem Kranken keinerlei Nutzen bringen können. Gerade für die Diagnose der Dementia paralytica ist große Vorsicht und genaue Überlegung erforderlich!

Behandlung. Die Quecksilberbehandlung der auf Syphilis zurückzuführenden Fälle hat bisher keine zweifellosen Erfolge, wohl aber manchmal Verschlimmerungen zur Folge gehabt. Man hat sich daher in dieser Richtung jedenfalls auf Jodkalium zu beschränken, das auch in den übrigen Fällen zuweilen Nachlässe hervorzubringen scheint (1,0—3,0 täglich). Noch wirksamere Jodbehandlung erreicht man bekanntlich mit subkutanen Einspritzungen von Jodipin 25 %, täglich 5—10 ccm, wochenlang. Von anderen inneren Mitteln ist nur Ergotin (0,2—0,5 mehrmals täglich) zu nennen, das namentlich bei den Fällen mit stärkeren vasomotorischen Störungen angewendet zu werden verdient.

Im übrigen ist Ruhe, Entfernung aus den gewohnten Verhältnissen und aus der Arbeit, und namentlich bei erregten oder unternehmungslustigen Kranken Unterbringung in einer Anstalt dringend nötig. Leichte Wasserbehandlung in ganz milder Form, gute Ernährung, Fernhaltung von Reizmitteln sind wichtige Verordnungen. Von großer Bedeutung ist die symptomatische Behandlung im weiteren Verlauf: in den Aufregungszuständen womöglich Bettruhe, als Beruhigungsmittel Dauerbäder, Opium, Skopolamin, Veronal, dabei sorgfältigste Überwachung in bezug auf Phlegmonen, Verletzungen, Nahrungsaufnahme, in den späteren Stadien namentlich genaue Fürsorge für regelmäßige Darmentleerung, Überwachung des Blasenzustandes, Hautpflege zur Verhütung des Dekubitus. Im paralytischen Anfall ist dazu besondere Sorgfalt erforderlich; außer der Eisbehandlung des Kopfes und der Vermeidung von Nahrungszufuhr durch den Mund, die fast immer zum Teil in die Luftwege gelangt, ist es hier die Hauptsache, das Lager rein, trocken und glatt zu halten, die bedrohten Hautstellen, namentlich Kreuz-, Schulter-, Trochanteren- und Fersengegend, mit Zitronenwasser, Sublimatspirituswasser u. dgl. abzuwaschen, durch Eingießungen den Darm frei zu halten und nötigenfalls zu katheterisieren. In Benommenheitzuständen läßt man zur Verhütung von Dekubitus und hypostatischer Pneumonie nach von Gudden den Kranken Tag und Nacht jede Viertelstunde anders legen. Wo die Nahrungszufuhr wegen längerer Dauer des Anfalles nicht entbehrt werden kann, ebenso bei Nahrungsverweigerung ist die Schlundsonde (vgl. S. 64) anzuwenden.

2. Psychosen bei Hirnsyphilis.

Abgesehen von der Dementia paralytica und von den geistigen Störungen, die sich an die syphilitischen Gehirngeschwülste anschließen und im wesentlichen als reizbarer Schwachsinn mit mehr oder weniger großer Benommenheit verlaufen, kommen durch die syphilitischen Gefäßerkrankungen nicht selten Geistesstörungen zustande, die schon aus prognostischen und therapeutischen Rücksichten einer Hervorhebung bedürfen.

Diese Form der syphilitischen Geistesstörung entwickelt sich allmählich aus körperlichen Störungen (Kopfschmerzen, besonders Nachts, leichte Schwindelanfälle oder vorübergehende, angedeutete Sprachstörungen) heraus, die nicht selten zu hypochondrischen Verstimmungen führen oder mit Angstanfällen und allgemein neurasthenischen Erscheinungen verbunden sind. Auf dieser Grundlage entwickelt sich nun ziemlich rasch eine geistige Schwäche, die entsprechend der umschriebenen organischen Ursache besonders häufig die Bedeutung eines Herdsymptoms hat (Vergessen einer bestimmten fremden Sprache, Erschwerung des Rechnens u. dgl.) und mit dem Wechsel der organischen Veränderung ebenfalls wechselt, wieder zurücktritt oder andere Gebiete des geistigen Lebens befällt (Gemütsreizbarkeit, ethische Schwäche). Dabei finden sich fast immer keine Krankheiteinsicht, leichte Ermüdbarkeit (bis zum Einschlafen im Gespräch), Empfindlichkeit gegen Alkohol, häufig auch Überschätzungsideen, blödsinnige Euphorie und wirklicher Größenwahn. In diesen Verlauf schieben sich nun ganz gewöhnlich epileptische oder apoplektische Anfälle ein, die übrigens auch aus der einleitenden Verstimmung heraus das Bild der schwereren Erscheinungen eröffnen und der Entwicklung des Schwachsinnes vorausgehen können. An die Anfälle, die im ganzen den paralytischen (S. 243) gleichen, schließen sich zuweilen manische Erregung und eigentümliche Zustände von rauschartiger Verwirrtheit an, die auch den Charakter des akuten Deliriums (S. 80) tragen können.

Die den ganzen Verlauf begleitenden motorischen Störungen sind im ganzen gröber als die der Dementia paralytica und bestehen in Lähmungen der Gehirnnerven (Ptosis, Schielen, Zungen- und Gesichtlähmungen), Monoplegien, Kontrakturen und Koordinationstörungen der Glieder, Sprachstörungen allerart usw. Auch ihnen ist, ebensowie den epileptiformen und apoplektiformen Anfällen, eine eigentümliche Flüchtigkeit und der sprunghafte Wechsel zwischen schwersten Erscheinungen und anscheinender Gesundheit eigentümlich. In vielen Fällen treten sie übrigens sehr zurück.

Die Krankheit setzt häufig schon im Beginn der zwanziger Jahre ein, wo die Dementia paralytica noch zu den großen Seltenheiten gehört, und dauert häufig zehn, fünfzehn und mehr Jahre in wechselvollstem Verlauf, aber gewöhnlich ohne so lange und ausgeprägte Remissionen wie die paralytische Demenz. Die Behandlung besteht in Quecksilber- und Jodkuren, besonders hat sich auch hier das Jodipin (vgl. S. 260) bewährt. Bei bedrohlichen Erscheinungen dürfte es sich empfehlen, mit den schnellwirkenden Injektionen von Quecksilbersalzen (Salizylquecksilber usw.) zu beginnen und nötigenfalls eine Schmierkur folgen zu lassen. Daneben sind Bäder usw. notwendig, wie die innere Medizin es lehrt.

3. Arteriosklerotische Psychosen.

Die Arteriosklerose der Gehirnarterien erscheint wesentlich in zwei sehr verschiedenen klinischen Formen, erstens als verhältnismäßig gutartige Erkrankung nur mit nervösen Störungen, und zweitens als progressive Hirnerkrankung mit psychotischen Folgen.

a) Die gutartige Gehirnarteriosklerose äußert sich gewöhnlich zuerst in Kopfdruck, Schwindelgefühl oder Gefühl von Blutandrang zum Kopf, Benommenheitsempfindungen, geistiger und körperlicher Ermüdbarkeit und meist auch in großer Reizbarkeit. Die Kranken haben selbst ein sehr unangenehmes Bewußtsein ihrer Krankheit, sie fühlen, daß sie nicht mehr arbeiten können wie früher, schämen sich ihrer übermäßigen, nicht selten bei geringem Anlaß zu Wutanfällen führenden Reizbarkeit und fürchten geisteskrank oder blödsinnig zu werden oder einen Schlaganfall zu bekommen. Oft besteht eine deutliche Gedächtnisschwäche, insbesondere für Namen und Zahlen, oder eine Erschwerung der Auffassung, so daß der Kranke einen Brief mehrmals lesen muß, um ihn zu verstehen, oder sich das Gesagte noch wiederholen lassen muß: psychische Schwerhörigkeit. Alle Erscheinungen steigern sich oder erneuern sich bei der geringsten Aufregung, ferner werden sie leicht durch Genuß kleiner Mengen von Alkohol oder auch wohl von Kaffee hervorgerufen.

Die beschriebenen Erscheinungen entstehen meist zwischen dem 50. und 60. Jahre, selten schon 10 Jahre früher. Manchmal sind gar keine weiteren Zeichen von Arteriosklerose vorhanden, nur die vermehrte Spannung des Pulses fehlt wohl nie. Manchmal besteht eine auffallende Rötung des Gesichtes andauernd. In anderen Fällen deuten Atemnot bei geringen Anstrengungen, immer wiederkehrende Katarrhe der Luftwege, Verstopfung und Blähungen auf die sich entwickelnde Arteriosklerose hin. Meist besteht eine Verstärkung des zweiten Aortentones; die beginnende Vergrößerung des linken Herzens ist oft wegen leichten Emphysems nicht nachweisbar. Nicht immer sind Härte und Schlängelung der Radialis, verstärkte Pulsation der Karotis, Schlängelung der Temporalis nachweisbar. Auch die Veränderung der Netzhautarterien kann fehlen. Ohne weiteres ergibt sich die Diagnose, wenn Angina pectoris, Asthma cardiacum, Schrumpfniere hinzutreten. Aber wie gesagt, die Arteriosklerose der Gehirnarterien kann das erste und lange Zeit das einzige Zeichen der Krankheit sein. Der beschriebene Zustand kann jahrelang, auch über ein Jahrzehnt, auf derselben Stufe stehen bleiben, aber auch wesentliche Nachlässe erfahren, namentlich unter dem Einflusse einer geeigneten Behandlung. Diese besteht in einer großen Zahl der Fälle in gründlicher antisyphilitischer Kur, zunächst mit Jodnatrium und noch besser mit subkutanen Einspritzungen von Jodipin Merck, darnach mit einer Quecksilberkur. Auch in den syphilisfreien Fällen ist das Jod in den genannten Formen das beste Heilmittel. Immer muß es monatelang angewendet werden. Zweckmäßig ist es, eine gründliche Jodipinkur, die einen Monat dauert, mit Pausen von einem bis zwei Monaten wiederholen zu lassen. Gute, aber nicht übermäßige Ernährung, mit reichlicher Heranziehung von Gemüsen und Milch, Enthaltung von Alkohol und Aufregungen, körperliche Übung ohne Überanstrengung, kohlensaure Solbäder und milde nasse Abreibungen sind wertvoll. In den meisten Fällen wird schließlich durch die hinzutretende Allgemeinerkrankung oder durch Apoplexie der Tod herbeigeführt.

b) Die progressive Gehirnarteriosklerose ist 1891 von Klippel als arthritische Hirnatrophie, der französischen Auffassung von Arthritismus folgend — einer Krankheitsanlage, die Rheumatismus, Gicht, gewisse Formen von Migräne und Hautleiden, sowie Neuralgien, Fettsucht, Diabetes, Asthma umfassen soll —, und 1894 von Binswanger und Alzheimer beschrieben worden und seitdem besonders von dem letzteren genauer erforscht worden. Vorher wurde sie mit der Dementia paralytica zusammengeworfen oder als Pseudoparalyse bezeichnet.

Während die vorhin beschriebene Form mehr durch den Elastizitätsverlust der Arterien bedingt zu sein scheint, handelt es sich bei der schwereren Form jedenfalls mehr um Verdickungen der Intima, die zum Verschluß der Gefäße und damit zu Störung oder zur Aufhebung der Blutversorgung kleinerer oder größerer Bezirke führen. Soweit kleinste Gefäße betroffen sind, kommt es dabei nicht zu den bekannten

Erscheinungen der thrombotischen Erweichung, sondern zu einer unvollkommenen Zerstörung, zu einer allmählichen Auflösung des nervösen Gewebes, während zum Ersatz die Glia wuchert. Manchmal ist diese Veränderung nur mikroskopisch zu erkennen, in anderen Fällen stellen sich die Teile infolge der Gliawucherung als kleine Verhärtungen dar. Die Verbreitung der Vorgänge im Gehirn wechselt sehr. Die Arteriosklerose der höheren Jahre ist gewöhnlich ziemlich gleichmäßig durch das ganze Gehirn verbreitet, dagegen befällt die frühe Arteriosklerose, wie sie meistens durch Syphilis, seltener durch Alkoholismus oder durch ererbte Anlage hervorgerufen wird, oft einzelne Gehirnteile. Dann treten besonders gern Andeutungen von Herderscheinungen hervor, vorübergehende Sprachstörungen, Veränderungen des Gesichtsfeldes, z. B. Hemiopie, leichte Monoplegien, kortikale Störungen des Haut- und Muskelgefühls, apoplektiforme Anfälle. Andere Male kommt es nur zu Schwindelanfällen oder aber zu epileptiformen Anfällen. Zuweilen beginnt die Krankheit mit diesen Erscheinungen, häufiger schieben sie sich erst in ihren Verlauf ein, abwechselnd mit Anfällen von vorübergehender Benommenheit oder Verwirrtheit, Aufregung oder halluzinatorischen Delirien.

In den meisten Fällen ist das erste, was dem Kranken selbst und der Umgebung auffällt, eine Erschwerung der Auffassung und des Nachdenkens und eine Schwäche des Gedächtnisses. Namentlich die Merkfähigkeit ist sehr beeinträchtigt. Besonders, wenn der Kranke ermüdet ist, und das wird durch verhältnismäßig kurze Anstrengungen hervorgerufen, behält er gar nichts mehr. Zwischendurch kommt oft in überraschender Weise zum Vorschein, daß der Kranke vieles behalten hat, was man unbemerkt vorbeigegangen glaubte, und daß er tatsächliche Verhältnisse noch sehr gut zu beurteilen weiß. Der Zustand wechselt überhaupt sehr, zwischen annähernd freien Zeiten und anderen, wo die Kranken weinerlich, gereizt, unruhig, und wieder anderen, wo sie teilnahmlos sind. Sie machen sich selbst gewöhnlich viel Gedanken über ihren Zustand, sind traurig und hoffnungslos darüber. Zuweilen kommt es dauernd, manchmal nur zu Anfang der Krankheit, zu Angstzuständen, manchmal zu ausgeprägten Zwangsvorstellungen, auch bei Personen, die sonst nie daran gelitten hatten.

Die Unterscheidung der progressiven Gehirnarteriosklerose von der Dementia paralytica beruht, wie ALZHEIMER richtig hervorgehoben hat, auf den anatomischen Unterschieden beider Krankheiten. Die Dementia paralytica als völlig diffuse Rindenerkrankung zerstört regelmäßig die ganze Persönlichkeit und läßt den daran Leidenden als Geisteskranken erscheinen; die Arteriosklerose macht ihn zum Hirnkranken, verlangsamt und erschwert den Gedankenablauf, hemmt die Assoziationstätigkeit, erhält aber den Kern der Persönlichkeit und ein richtiges Selbsturteil. Die psychischen Defekte gehen oft sehr tief, aber sie sind nicht so über das ganze Geistesleben ausgedehnt wie bei der Paralyse. So kann man auch die atypische Paralyse LISSAUERS, eine Dementia paralytica mit gleichzeitigen anatomischen Veränderungen im Hirnstamm und entsprechenden organischen Zeichen, die an die arteriosklerotischen erinnern, doch durch das geistige Bild von der progressiven arteriosklerotischen Hirnatrophie unterscheiden. Weitere Unterscheidungszeichen geben die der Paralyse eigentümliche Pupillenstarre, die Sprachstörung, die Störung der Patellarreflexe usw.

Eine etwas besondere Stellung nehmen die von BINSWANGER als Encephalitis subcorticalis chronica bezeichneten Fälle von Gehirnarteriosklerose ein, wobei besonders die langen Gefäße des Gehirnmarkes betroffen sind und das Marklager stark atrophiert, während die Rinde ziemlich frei bleibt. Dementsprechend sind die Herderscheinungen besonders ausgeprägt: motorische oder sensorische Aphasie, Agraphie, Monoplegien, Asymbolie, Gesichtsfeldveränderungen, epileptiforme und apoplektiforme Anfälle, Störungen der Sprachartikulation, oft zahlreiche solche Herderscheinungen zugleich, die in ihrer Intensität sehr wechseln. Daneben besteht auch hier die erschwerte Assoziation, nicht selten deprimierte oder weinerliche Stimmung und trotz des geistigen Verfalles verhältnismäßig lange erhaltene Krankheitseinsicht. Zum Schluß erreicht die Verblödung allerdings oft die höchsten Grade und erinnert nach BINSWANGER an den Blödsinn der großhirnlosen Versuchstiere.

Verlauf und Ausgänge. Die arteriosklerotische Hirnatrophie kann sehr chronisch verlaufen, viele Jahre anhalten. In den meisten Fällen kommt es nicht zu den schweren Formen der Verblödung, weil vorher Apoplexien, Nieren- und Herzkrankheiten infolge des Allgemeinleidens zum Tode führen. Die Behandlung ist dieselbe wie für die leichteren Formen angegeben worden ist.

4. Dementia senilis, Altersblödsinn.

Das Greisenalter verändert in der Breite des Gesunden die Geistestätigkeit insofern, als die Fähigkeit zur Aufnahme neuer Eindrücke nachläßt, die eigenen Meinungen unerschütterlich werden, das Gedächtnis für die jüngste Zeit und namentlich die Merkfähigkeit schwinden — daher die Neigung zur Wiederholung derselben Erzählungen — und das Gemüt stumpfer wird, insbesondere die Teilnahme an fremdem Geschick sich verringert. Die geistigen Hemmungen treten mehr zurück, und dadurch entsteht einesteils die bekannte senile Geschwätzigkeit, andernteils oft eine merkliche Vernachlässigung des Anständigen in Gespräch und Benehmen.

Unter krankhaften Verhältnissen steigern sich alle diese Eigentümlichkeiten. Die Abnahme der Merkfähigkeit läßt die Gegenwart fast vergessen, Zeiten und Generationen werden verwechselt, Tag und Datum nicht beachtet, wichtige Geschäfte versäumt. Die Leiden der Umgebung erfahren keinerlei Rücksicht, nur die eigene Bequemlichkeit soll alles bestimmen. Dabei wird lebhaftes Mißtrauen gegen alle Personen und Vorgänge rege. Alles, was gegen die Erwartung oder gegen den Wunsch geht, bewirkt Zorn und Aufregung. Für die eigene Behaglichkeit ist nichts zu teuer, aber für die nächsten Angehörigen soll nichts aufgewendet werden. Hat der Kranke vergessen, wo er dies und jenes hingetan hat, so tritt alsbald der Gedanke auf, bestohlen zu sein; dagegen eignet er selbst sich gern an, was ihm in die Hände kommt. Nicht selten ist die Erotik deutlich gesteigert; schlüpfrige Unterhaltungen werden bevorzugt, junge Mädchen unter dem Scheine väterlicher Zärtlichkeit geliebkost; sehr häufig sind Eheversprechen und Heiraten mit Personen niederen Standes, ohne Rücksicht auf die vorhandenen Kinder. In anderen Fällen kommt es, der Impotenz entsprechend, zu unsittlichen Handlungen an Kindern (vgl. S. 182). Besonders gestört ist oft die Nachtruhe, es kommt nicht nur zu Schlaflosigkeit, sondern zu zwecklosem Umherirren im Zimmer, zum

Herumkramen in den Sachen usw. Häufig sind auch nächtliche Visionen und andere Sinnestäuschungen. Auch bei Tage kommen Illusionen und Personenverkennungen vor, noch häufiger werden die Erlebnisse in der Erinnerung verfälscht und Lücken des Gedächtnisses durch selbst geglaubte Erfindungen ausgefüllt. Oft kommt es zu einer wirklichen Gefräßigkeit, teils durch Schwinden des Sättigungsgefühles, teils, weil die vorige Mahlzeit schon dem Gedächtnis entschwunden ist, teils aus einer Art Mißgunst gegen die Tischgenossen.

Unter diesen Erscheinungen tritt bei vielen Kranken allmählich ein immer größeres Schwinden des Verstandes auf, sie werden, wie man so sagt, kindisch, und müssen schließlich wirklich wie kleine Kinder behandelt, gepflegt und gewartet werden. Namentlich die zunehmende Unsauberkeit macht oft große Schwierigkeiten. Oft besteht sehr hartnäckige Verstopfung, so daß der verhärtete Kot mit Werkzeugen entfernt werden muß.

In anderen Fällen kommt es zu Erregungszuständen. Teils werden die Kranken weinerlich, ängstlich, selbstmordsüchtig, teils führt die Erregung sie zu Streit und Gewalttätigkeiten oder zu geschlechtlichen Ausschweifungen, zum Umherirren, wobei sie wegen ihrer Gedächtnisschwäche sich verirren — vermögen sie doch oft sich im eigenen Hause nicht mehr zurechtzufinden —, zu allerlei unvernünftigen Handlungen.

5. Idiotie und Imbezillität.

Das Wesen der Idiotie und der Imbezillität besteht darin, daß sich durch angeborene oder in den ersten Lebensjahren erworbene Schädigungen der Gehirnentwicklung das geistige Leben gar nicht oder nur mangelhaft ausgebildet hat. Weil die im frühen Kindesalter erworbenen Störungen psychologisch und praktisch ziemlich auf dasselbe hinauskommen wie die angeborenen, faßt man beide unter die gemeinsamen Namen zusammen. Von dem schwereren Zustande, der Idiotie oder dem angeborenen Blödsinn, zu dem leichteren, der Imbezillität oder dem angeborenen Schwachsinn, gibt es fließende Übergänge, während sich zwischen die Imbezillität und die normale Geistesentwicklung die psychopathische Belastung mit ihren Parapsychien (vgl. Abschnitt V) als Bindeglied einschiebt.

Die Trennung der Idiotie und der Imbezillität hat man zuweilen nach der Entwicklung der Sprache vorgenommen, das ist aber unrichtig, weil nicht immer und ausschließlich in Sprachvorstellungen gedacht wird, und da außerdem Taubstummheit und motorische Aphasie den sprachlichen Ausdruck auch bei gutem Verstande sehr zurückhalten können. Den wirklichen Unterschied der beiden Gruppen muß man in dem Grade der geistigen Entwicklung suchen, die bei der Idiotie gar keine oder doch nur konkrete Begriffe zuläßt, während die Imbezillen vergleichen, urteilen und abstrakte Begriffe bilden.

Die Ursachen sind bei beiden Klassen dieselben, nur dem Grade nach verschieden. Für die angeborenen Entwicklungshemmungen sind die Erblichkeit (vgl. S. 5), namentlich Trunksucht und Syphilis der Eltern, ferner schwere Ernährungstörungen und vielleicht auch Gemütsbewegungen der Mutter während der Schwangerschaft, fötale Gehirnkrankheiten einschließlich Rachitis, Kopfverletzungen während der Geburt (durch relative Beckenenge, Zangendruck usw.), für die erworbenen namentlich Gehirnerkrankungen (Meningitis, Störungen der Gehirnernährung bei Scharlach, Masern, Rachitis, Enkephalitis), Kopfverletzungen und Branntweindarreichung (als Beruhigungsmittel!) am meisten anzuschuldigen. Vorzeitige Nahtverknöcherung ist wenigstens in der großen Mehrzahl der Fälle die Folge, nicht die Ursache des Zurückbleibens der Gehirnentwicklung.

Die angeborenen Erkrankungen pflegen für die äußere Erscheinung der Kranken weit größere Abweichungen mit sich zu bringen als die erworbenen, deren Träger häufig ganz wohlgebildet sind und vielleicht nur durch leeren Blick und die direkten Folgen der Gehirnveränderungen (einseitige spastische Parese oder Lähmung mit Atrophie nach Polioenkephalitis, bei Porenkephalie usw., vgl. Fig. 20) von gesunden Kindern abweichen. Geistig unterscheiden sie sich, wenigstens bei dem gegenwärtigen Stande des Wissens, nicht scharf von den Idioten und Imbezillen mit Hydrokephalie, Mikrokephalie usw. und von den Kretinen, die körperlich die kennzeichnenden Folgen der Schilddrüsenentartung, den sog. myxödematösen Habitus darbieten (vgl. Fig. 21): Zwergwuchs, großen Kopf, kurzen Hals, dicke Weichteile besonders um den Mund, breite Sattelnase, Schlitzaugen u. dgl. Die Idioten und Imbezillen aus fötalen Einwirkungen zeigen häufig die körperlichen Entartungszeichen (vgl. S. 7) in so großer Entwicklung, daß man sie schon von weitem daran erkennt, und in Verbindung mit allerlei funktionellen oder organischen Störungen: Grimassieren, Schielen, Chorea, Athetose, Ataxie, Tics (vgl. S. 34) usw. Zuweilen erinnern sie an das Aussehen fremder Volksstämme: Mongolen- oder Aztekentypus, oder an die menschenähnlichen Affen, ohne daß man darin einen Atavismus zu erblicken berechtigt wäre.

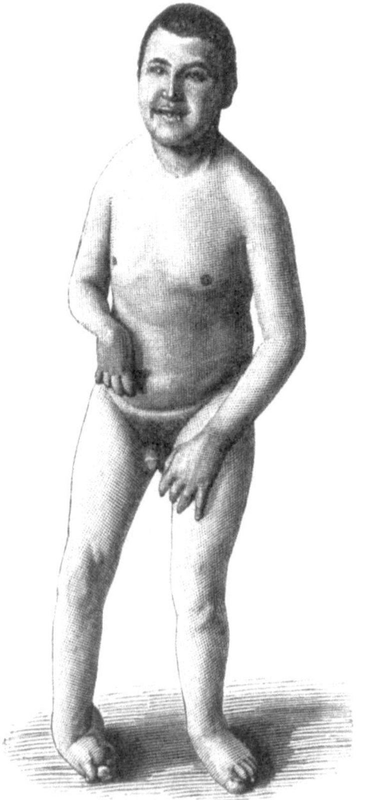

Fig. 20. Idiotismus mit zebraler Kinderlähmung.

Die tiefstehenden Idioten sind vollkommen automatische Wesen, ohne bewußte Wahrnehmung, mit dunklem Triebleben, häufig ohne deutliche Unterscheidung von Lust- und Unlustgefühlen, freundlichen oder feindlichen Einwirkungen. In manchen Fällen sind die Rindenorgane der Sinneswahrnehmungen ganz unausgebildet, in anderen fehlen nur die Aufmerksamkeit, d. h. die verbindende Leistung der Assoziationen, und das Gedächtnis, die Dauer der Erinnerungsbilder. Nichts aus der Umgebung wird erkannt und wiedererkannt. Auch die Nahrung wird automatisch verschlungen, ebenso bereitwillig wie Speisen werden auch ungenießbare Gegenstände in den Mund gebracht und verschluckt. In diesen schwersten Fällen fehlt häufig die willkürliche Bewegung ganz; die Kranken wiegen automatisch den Oberkörper vor- und rückwärts oder seitwärts oder drehen den Kopf hin und her, aber sie können weder gehen noch stehen und lernen es auch bei sorgfältiger Anleitung nicht. Unartikulierte Schreie werden unterschiedlos für alle Stimmungen als Äußerung verwendet.

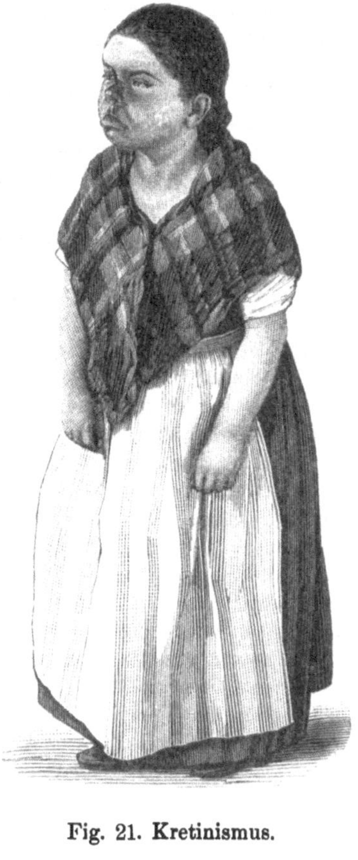

Fig. 21. Kretinismus.

Auf einer etwas höheren Stufe werden wenigstens Wahrnehmungen gemacht. Der Kranke äußert namentlich seinen Hunger und merkt, daß ihm Speisen zur Stillung desselben gegeben werden. Aber schon in den ersten Lebensmonaten weichen solche Kinder von den normalen ab; sie finden die Mutterbrust nicht von selbst, schreien gar nicht oder viel, jedenfalls ohne Unterschied für die verschiedenen Stimmungen; sie folgen mit dem Blick nicht den Bewegungen ihrer Umgebung und äußern weder Freude noch Schmerz. Ihre Bewegungen sind ungeordnet und zwecklos; sie unterrichten sich nicht über die persönliche Zusammengehörigkeit der einzelnen Teile des Körpers.

Einen wesentlichen Fortschritt bedeutet eine nächste, die beste Stufe der Idiotie, wo wenigstens das Gefühl der körperlichen Persönlichkeit, das enge Ich, auftaucht, und zu der Umgebung in einen gewissen Gegensatz und in Beziehung gebracht wird. Es sind also Erinnerungsbilder und Assoziationen in geringer Ausdehnung vorhanden. Die Sprache bleibt meist noch lange aus, bis in das vierte, fünfte Jahr hinein und noch länger, oder sie besteht in unvollkommenen, schlecht artikulierten Äußerungen, die nur der nächsten Umgebung verständlich sind. Eine Erziehung zur Reinlichkeit ist undurchführbar, obwohl strafende Eingriffe unangenehm empfunden werden. Nicht selten erfolgt in diesen Fällen, namentlich unter geeigneter Anstaltspflege, noch in der zweiten Hälfte des ersten Jahrzehnts eine Weiterentwicklung zum Guten, die den Kranken den tiefstehenden Imbezillen nahebringt und eine unvollkommene Teilnahme am Volksschulunterricht ermöglicht. Immer aber bleibt der Vorstellungschatz auf das Greifbare beschränkt, das Gedächtnis schwach; vom Rechnen wird höchstens das Addieren und das Subtrahieren begriffen, soweit direkt an den Fingern abgezählt werden kann, Multiplizieren und Dividieren gehen über den Horizont, die Anwendung der Addition auf praktische Beispiele versagt meistens. Die Sprache bleibt trotz der Schulhilfe unvollkommen, es werden Konsonanten verwechselt oder schlecht ausgesprochen, die Silben schlecht artikuliert, gestammelt, ihre Buchstaben verstellt usw. Die Redeweise bleibt kindlich ungrammatisch, Schreiben und Lesen sind höchst unvollkommen, mehr mechanische als verstandene Fertigkeiten. Nur die Gegenstände des täglichen Gebrauchs wissen sie zu benennen; was ihnen nicht immer in der Hand und im Auge liegt, beachten sie nicht, für die Farben haben sie keine richtigen Namen, die Abbildungen bekannter Gegenstände werden nicht mit diesen geistig vereinigt. Die Stimmung zeigt vielfache Schwankungen ohne äußeren Anlaß, und geringfügige Reizungen führen zu heftigen Affektäußerungen, zu Schelten und rachsüchtigen Gewalttaten. Zuweilen kommen vorzeitige oder perverse Erregungen des Geschlechtstriebes mit deutlichem, spezifischem Wollustgefühl vor, häufiger findet sich Masturbation als Ausdruck unbestimmter Lustgefühle oder als Folge örtlicher Reizungen. Die Anhänglichkeit an Eltern und Versorger ist meist recht äußerlich, wer zuletzt Gutes gegeben hat, iss der Beste, beim Besuch der Eltern in der Anstalt wird ohne weiteres an ihnen vorbei nach den mitgebrachten Gaben gegriffen, der Abschied wird sehr leicht verschmerzt. In einzelnen Fällen stellt sich dagegen lebhaftes Heimweh ein, in der Anstalt gebrauchen die Kranken Wochen, um sich einzugewöhnen, sie sitzen weinend oder in dumpfem Schmerz da und machen gelegentlich ernstliche Selbstmordversuche, teils im Affekt, teils aus mehr instinktivem Antriebe.

Die meisten Idioten zeigen ein Verhalten von mittlerer Regsamkeit; weit seltener sind die Extreme: die apathische Form oder Torpidität, wo Wahrnehmungen, Vorstellungen und Handlungen deutlich gehemmt sind, und die versatile Form oder der Erethismus, wo Flüchtigkeit der Eindrücke und Vorstellungen neben unruhiger Beweglichkeit des Körpers bestehen. Häufig ist ein automatischer Nachahmungstrieb vorhanden, so daß irgendwelche Bewegungen (z. B. Händereiben) unwillkürlich und kaum bewußt nachgeahmt werden, dagegen fehlt die von der Einbildungskraft geleitete Nachahmung, die den normalen Kindern eigen ist.

Ungemein häufig finden sich auch bei den besseren Idioten körperliche Zeichen der in ihren Folgen fortbestehenden Gehirnerkrankung. In etwa einem Fünftel der Fälle treten häufig epileptische Anfälle auf, oft kommt es auch nur zu vereinzelten Krampfanfällen bei besonderen Anlässen (Infektionskrankheiten, Hitze, Schreck); bei den Kranken mit einseitiger spastischer Parese usw. weisen die Krämpfe nicht selten deutlich auf den bestehenden Gehirnherd hin. Außerdem findet man hier besonders häufig Schielen, Nystagmus, Chorea, Athetose, Speichelfluß, Enuresis, unfreiwilligen Kotabgang usw.

Bei den Imbezillen ist, wie bereits gesagt, die Fähigkeit vorhanden, geistige Vergleiche zu ziehen, zu urteilen und abstrakte Begriffe zu bilden. Die Abweichung von der normalen Geistesbeschaffenheit besteht entweder in einem gleichmäßigen Zurückbleiben hinter der normalen Entwicklung, so daß die Betreffenden ihr Leben lang auf kindlicher Stufe verbleiben, oder die Störung ist in den verschiedenen Geistesgebieten verschieden stark ausgeprägt, so daß sich sehr wechselnde Bilder ergeben. Häufig kann man die geistig Zurückgebliebenen ziemlich genau mit Kindern einer bestimmten Alterstufe vergleichen, etwa mit solchen von 6—8 Jahren oder mit solchen, die kurz vor dem Übergange in das Jugendalter stehen, wo also noch die Reife des Charakters fehlt; in anderen Fällen wird diese Vergleichung durch einzelne hervorstechende Begabungen oder Lücken erschwert. Oft ist auch die körperliche Entwicklung zurückgeblieben, die Kranken sehen zart und unfertig aus, ihr Alter läßt sich nach dem Aussehen schwer oder gar nicht abschätzen, Imbezille von 40—50 Jahren können wie Leute in den Zwanzigern aussehen. Die Gesichtszüge behalten etwas Weiches und Unbestimmtes, die Bartentwicklung ist oft mangelhaft, bei Männern bleibt die Sprache auf der jugendlichen Stufe, Gang und Haltung verraten mangelndes Selbstgefühl und geringe Bestimmtheit. Auch nach Neigungen und Wünschen behalten die Kranken etwas Knabenhaftes.

Bei den ungleichmäßig entwickelten Imbezillen kann die Störung zunächst vorzugsweise das Gemütsleben betreffen. Die Stimmung ist schwankend, oft weniger von äußeren Einflüssen als von unbewußten, inneren Regungen abhängig, häufig in periodischem Wechsel (vgl. S. 174). Dadurch erscheinen die Kranken launenhaft, bald mehr nach der körperlichen Seite, durch das Hervortreten hypochondrischer Züge (vgl. S. 110) oder durch abnorme Begierden, wechselnden Nahrungs- und Geschlechtstrieb oft in halb instinktiver Form usw., bald nach der affektiven Seite, indem trübe oder alberne Stimmungen oder große Reizbarkeit vorherrschen. Geringe unliebe Eindrücke, das Versagen eines Wunsches, ein milder Verweis, vermeintliche Bevorzugung anderer u. dgl. erregen trotz vorsichtiger Begründung schwere und lange anhaltende Verstimmung, die sich sehr gewöhnlich in kräftigen Zornausbrüchen, Schimpfreden, Abreißen der Kleidung, Umwerfen von Stühlen, Zerschlagen von Fensterscheiben, Selbstmorddrohungen u. dgl. Luft macht, nicht selten auch zu Angriffen und zu Selbstbeschädigungen führt. Zwangsmaßregeln, die von den Angehörigen meist sehr reichlich angewendet werden, sind bei der krankhaften Stärke des Affekts ganz nutzlos, aber auch gutes Zureden versagt namentlich auf der Höhe der Erregung sehr oft, Ablenkung erreicht häufig am meisten.

Sehr vielseitig sind die intellektuellen Störungen. Die Wahrnehmungen sind oberflächlich und ungenau und verändern sich in der Erinnerung nicht selten zu ausgesprochenen Fälschungen (vgl. S. 27 u. 173). Am schwächsten ist das Urteil da, wo die eigene Persönlichkeit ins Spiel kommt, die gewöhnlich an Leistungen und Beziehungen sehr überschätzt wird. Eigene Vergehen und Versehen werden schnell vergessen oder entschuldigt, fremde um so schwerer und dauernder aufgefaßt. Bei Streitigkeiten hat stets der andere Schuld. Ähnlich entsteht oft der Gedanke, zurückgesetzt oder beeinträchtigt zu werden. Wo ein gewisses ursprüngliches oder durch Belehrung erworbenes Gefühl verminderter Leistungsfähigkeit besteht, wird Schonung und Nachsicht in großer Ausdehnung beansprucht, während andere, die auf derselben Stufe stehen, rücksichtslos verantwortlich gemacht werden. Kranke, die für ihre eigenen Zornausbrüche alle Verantwortung ihrer „Reizbarkeit" zuschieben, wünschen bei ihren Genossen in der Anstalt jede Neckerei streng bestraft zu sehen. Der Egoismus nimmt ihnen völlig das Verständnis und das Mitgefühl für andere und die Achtung für deren Rechte. In diesem Sinne sind viele Imbezille durchaus antisozial. Auch die übrigen ethischen Gefühle zeigen eine geringe Entwicklung, der Kreis des sekundären, erweiterten Ich (vgl. S. 198) bleibt eng. Die Familie, die Gesellschaft, der Staat erfüllen die Gedanken nur so weit, wie der eigene Vorteil und die eigenen Wünsche davon abhängen. Häufig kann man von einer wahren Gefühlsentartung, einem Gemütsdefekt sprechen, wobei auch die eingelernten Gebote und Verbote nur so lange gültig erscheinen, als die eigenen Wünsche damit zufrieden sind. Besteht daneben eine gewisse Logik, so schaffen die Kranken für sich gewissermaßen Ausnahmegesetze, wie z. B. ein mir bekannter Schwachsinniger seine wiederholten Pferdediebstähle damit begründete, daß er von jeher eine so große Vorliebe für Pferde gehabt hätte! Auf diese Art fallen viele Imbezille unter den Begriff der *moral insanity*, aus dem man fälschlich eine eigene Krankheitform hat bilden wollen (vgl. S. 189).

Teils auf der Urteilschwäche, teils auf der ethischen Mangelhaftigkeit beruht der häufige Hang dieser Kranken zum Lügen. Namentlich Vergehen werden trotz aller Beweise einfach in Abrede gestellt; auch um Vorteile zu erreichen, wird gern von Täuschung und Betrug, oft in sehr durchsichtiger Weise, Gebrauch gemacht, und die Überführung erzeugt wohl Bedauern, aber keine Scham und Reue.

Die formelle Intelligenz zeigt Störungen aller Grade. Die Denkvorgänge sind meist verlangsamt, namentlich die Merkfähigkeit ist gestört, neue Eindrücke verden sehr mühsam aufgefaßt und verarbeitet. Die leichte Ermüdbarkeit tritt dabei außerordentlich hervor. Deshalb haften auch die Eindrücke vielfach sehr schlecht, die Kranken bewahren einen gewissen Bestand erworbener Kenntnisse, das kleine Einmaleins, die zehn Gebote u. dgl., aber sie lernen nichts dazu, und namentlich versagen sie, wenn neue Anwendungen davon gemacht werden sollen. Sie können z. B. richtig zählen, die Wochentage hersagen und ihre Gesamtzahl angeben, kommen aber nicht mit der Aufgabe zustande, der wievielte Wochentag der Freitag sei. Ihre Sprache ist zuweilen wortreich und gewandt, aber dabei auf alltägliche Dinge beschränkt und namentlich reich an Schlagworten und aufgeschnappten Redensarten. Vielfach läßt sie in der grammatischen Form zu wünschen übrig. Bei dem Bericht über ein bestimmtes Ereignis überwuchern zufällige Nebengedanken den eigentlichen Zug der Vorstellungen, so daß oft der Faden völlig verloren geht; eine kurze, sachliche Schilderung ist nicht zu erreichen. Daneben finden sich oft gewisse Eigentümlichkeiten der Sprechweise, die geradezu kennzeichnend sind, von den gröberen Sprachstörungen, wie sie bei den Idioten regelmäßig sind, bis zu verwaschener Aussprache, Auslassen von Silben, Umstellen von Buchstaben u. dgl. Da auch die Imbezillität durch organische Gehirnveränderungen bedingt sein kann, kommt natürlich auch echte Aphasie vor. Ganz gewöhnlich ist es, daß wie das Gehen so auch das Sprechen verspätet, erst in der zweiten Hälfte des ersten Jahrzehntes gelernt wird. Der Grund dieser Schwierigkeit und weiterhin der Undeutlichkeit des Sprechens liegt vielfach in den angeborenen Formveränderungen des Gaumens, der Kiefer, der Zähne und der Zunge. Sehr wichtig sind auch die Störungen der Schrift. Da werden Buchstaben und Silben verwechselt, verstellt: Schreibstammeln, weggelassen oder hinzugefügt, bis zur Unleserlichkeit; die Schrift ist ungleich groß, der Zeilenabstand sehr wechselnd usw. Neben diesen Störungen gibt der nachfolgende Teil eines Briefes einer etwa 30jährigen Schwachsinnigen auch von den häufigen Wiederholungen ein gutes Bild:

„Liebe Marıie und leibe Anna Ich Läse euh sehr schön grıüssen und ih teile dir mit liebe Marıie und leibe Anna den ich weis schon nih mehr wes ih hir schon mahen sol da möchte ih mir schon gleih mein liäben mir abnem aber ih denke mir noh auf liben Gott den ih denke mir wen ih auf den leiben Gott nih vergese da wirnd der liebe Gott mih auh nih verlasen den wen ih solte nah Freiburg schon varen. Da hatzi mir schon alles gesprochen wie wert hier schon sein die Schwägerim und ih nähte dih liebe Marıie sehr schöm bieten wen du möchst so gut sein und dem Paul sagen das ih läse im sehr schöm bieten wen er möhte so gut sein und auf die Polizei gen den es tut mih Füße so wej und auf dem Pukel auh und alles tut mih so wej und du weistja liebe Marıie wie lange lebc ih schon auf den Erde da hates mih noh nih so wej getan“ usw.

Einseitige Begabungen, zumal für Musik, seltener im Zeichnen oder im Zahlengedächtnis kommen vor. Ein Imbeziller, den ich kennen lernte, wußte von zahlreichen Angestellten und Kranken seiner Anstalt die Geburtstage und -jahre und viele andere Lebensdaten, von den Kühen im Stall den Tag der Geburt und des Ankaufs, ferner konnte er auf viele Jahre zurück beim Nennen eines beliebigen Datums ohne Zögern den Wochentag angeben, auf den dieses gefallen war — eine Erklärung für die höchst überraschende Fertigkeit war nicht zu erlangen, weil er den Sinn meiner Fragen auf keine Weise verstehen konnte. Im ganzen sind einseitige Begabungen jedenfalls selten, ebenso wie umschriebene Ausfälle, z. B. völliges Fehlen des Zahlensinns. Die Angabe, dass Idioten und Imbezille im allgemeinen bedeutenden Sinn für Musik und besonders für Rhythmus hätten, stimmt mit meinen Erfahrungen nicht; z. B. können sie fast alle nicht ordentlich tanzen, auch wo die Übung und das körperliche Geschick dafür vorhanden ist.

Zuweilen wird eine gewisse Begabung durch ihre Unstetigkeit vorgetäuscht. Sie nehmen neue Eindrücke begierig auf und zeigen für alles große Aufmerksamkeit, aber sie bleiben dabei auf der Oberfläche hängen und gehen ebenso schnell auf anderes über. Derartige Kranke sind auch gewöhnlich sehr leichtgläubig, was von ihrer Umgebung recht oft zu Neckereien, Unfug und Verbrechen ausgenutzt wird.

Je nachdem sich nun diese verschiedenen Eigentümlichkeiten

des Imbezillen im Einzelfalle zusammenmischen, entstehen natürlich sehr wechselnde Bilder, deren klinische Zerlegung nach dem S. 45ff. angegebenen Verfahren die einzelnen krankhaften Teile klarlegt. Dem Laien ist die Beurteilung namentlich in den Fällen erschwert, wo der eigentliche Verstand weniger beeinträchtigt ist als das Gleichgewicht der Stimmung und die ethischen Gefühle. Verhältnismäßig selten kommt es bei Idioten und Imbezillen zu ausgesprochenen Geistesstörungen. Auch deutliche krankhafte Triebe sind bei ihnen viel seltener als bei hereditär Irren (S. 188), aber verbrecherische Handlungen kommen aus Urteilschwäche oder ethischen Mängeln, aus Zornmütigkeit und andern Affekten und unter dem Druck der eigenen Unfähigkeit häufig vor. Daher ist für den Gerichtsarzt das genaue Kennenlernen dieser Kranken von großem Wert. Die Unterscheidung vom „geborenen Verbrecher", der ihnen körperlich und geistig nahe steht, ist vielfach nur durch die geringen Defekte der Intelligenz herbeizuführen, um so schwerer, weil diese bei jedem Einzelnen und bei jedem Stande so ungemein wechselt. Die Aufdeckung der Entwicklung im Kindes- und Jugendalter ist hier von der größten Wichtigkeit, aber auch sie ist nicht immer entscheidend, weil bei manchen Imbezillen die Schwäche im Gegensatz zu dem sonst meist gleichbleibenden Zustande erst mit der Pubertät oder später zunimmt, oder aber erst dann hervortritt, wenn der Eintritt ins Leben, die Lehrzeit, der Militärdienst, die Begründung des eigenen Haushalts größere Anforderungen stellen. Unter den Fahnenflüchtigen und Ungehorsamen im Heere sind zahlreiche Imbezille, die oft erst nach vieljährigen Kämpfen und Strafen erkannt und einer Irrenanstalt zugeführt werden. Zahllose Schwachsinnige werden durch die Not, als Unterliegende im Kampfe ums Dasein, zu Verbrechern oder zu Vagabunden, und was sie geworden sind, bleiben sie um so mehr, weil sie jeder Verführung leicht nachgeben und noch weniger als andere imstande sind, sich den Weg zum geordneten Leben wieder zu erkämpfen.

Die pathologische Anatomie der Idiotie und der Imbezillität ist bei der großen Zahl der Ursachen und der Grade erklärlicherweise sehr mannigfaltig. Außer der Hydrokephalie und der Mikrokephalie findet man alle Arten von Hemmungsbildung des Gehirns (Balkenmangel, unvollkommene Entwicklung der Windungen, Asymmetrie usw.), allgemeine Veränderungen der Gehirnhäute und des Gehirns (multiple tuberöse Sklerose, chagrinartige Atrophie, *état criblé*, der Rinde usw.), Herderkrankungen (Polioenkephalitis, Porenkephalie, Narben, sulzige Entartungen), zuweilen nur mikroskopisch das Fehlen der Rindenfasern und abnorme Stellung der Pyramidenzellen usw. bei normalem grobanatomischen Aussehen. Der Grad der Veränderungen steht nicht selten in einem gewissen Gegensatz zu dem klinischen Bilde.

Die Erziehung der Idioten kann nur in einer eigens dazu eingerichteten Anstalt erfolgen. Die Notwendigkeit besonders vorgebildeter Lehrer und Erzieher ebensowohl wie die günstige Einwirkung des Zusammenlebens mit andern Kindern, die geistig nicht allzuviel höher stehen, sprechen gleichermaßen dafür. Derartige Anstalten haben bisher fast ganz in den Händen von Pädagogen und von Geistlichen gelegen, obwohl historisch die Begründung der Idiotenpflege Ärzten zu verdanken ist. In neuerer Zeit ist durch die staatliche Fürsorge für Idioten die Frage brennend geworden, wem die Leitung derartiger Anstalten zuzufallen habe. Wegen der großen Bedeutung der Gesundheitspflege für die Idioten und bei der Häufigkeit körperlicher Nebenkrankheiten scheint mir die ärztliche Leitung und die medizinische Grundlage der Anstalt allgemein vorzuziehen zu sein, dagegen kann man ohne weiteres den Bruchteil der Idioten, der bei geringen körperlichen Störungen gut bildungsfähig erscheint, dem Pädagogen anvertrauen. Zu wünschen wäre nur, daß diese sich mehr psychologische und psychiatrische Kenntnis verschafften und der Ausbildung der willkürlichen Bewegungen und der Sinne mehr Aufmerksamkeit zuwendeten, als das bisher — von glänzenden Ausnahmen abgesehen — durchschnittlich der Fall ist. Eine wissenschaftliche, umfassende und eingehende geistige Untersuchung und Würdigung der Kranken sucht man bisher allzu oft vergebens, um so mehr wird mit allgemeinen Redensarten gefochten. Die Ärzte, die an solchen Anstalten wirken, sind von Schuld insofern nicht freizusprechen, als sie mangels psychiatrischer Kenntnisse häufig ihre Aufgabe auf die Behandlung zwischenlaufender Krankheiten beschränken. — Die Imbezillen werden vielfach in den Volksschulen mit durchgeschleppt und scheitern dann während der Lehrzeit. Für ihren Unterricht sind die in vielen Städten Deutschlands eingerichteten Klassen für Schwachbefähigte von größtem Wert, die uneingeschränktes Lob verdienen, soweit sie nicht etwa Idioten und Imbezille festhalten, die eigentlich in Anstalten gehörten. Von den Imbezillen sind schon im Schulalter alle die anstaltsbedürftig, die lebhaftere krankhafte Affekte, auffallende und verbrecherische Neigungen und gröbere Denkstörungen zeigen. Auch späterhin ist, wenn nicht die häuslichen Verhältnisse sehr günstig liegen, die Anstaltspflege meist vorzuziehen, schon im Interesse der Kranken, die überall so lange umhergestoßen zu werden pflegen, bis sie dem Vagabundenleben oder dem Verbrechen in die Arme getrieben werden, oder den Arbeits- und den Armenhäusern zur Last fallen. Im Jugendalter finden sie in guten Anstalten die Ausbildung in einem ihnen entsprechenden Fache, ordentliche Gewöhnung, Fernhaltung von dem ihnen besonders gefährlichen Alkohol usw. — nicht selten können sie weiterhin als minderwertige, aber leidlich brauchbare Glieder in das Leben zurückkehren; in späterer Zeit gibt die Anstalt ihnen Beschäftigung geeigneter Art, erhält sie in menschenwürdigem, auch der Freuden nicht barem Dasein und schützt die Gesellschaft vor ihren antisozialen Handlungen. Im Geleise der ruhigen Gewohnheit sind sie, soweit das Leben sie nicht verdorben hat, meist harmlose, freundliche Menschen und wie Kinder zu lenken.

Register.

Druck von August Pries in Leipzig.

FSC
www.fsc.org
MIX
Papier | Fördert
gute Waldnutzung
FSC® C083411

Zeitfracht Medien GmbH
Ferdinand-Jühlke-Straße 7
99095 Erfurt, Deutschland
produktsicherheit@kolibri360.de